改訂新版

知らなかったではすまされない！

有病高齢者歯科治療のガイドライン 上

西田 百代 [監修]
椙山 加綱 [著]

クインテッセンス出版株式会社　2013

Tokyo, Berlin, Chicago, London, Paris, Barcelona, Istanbul, Milano, São Paulo, Moscow, Prague,
Warsaw, Delhi, Bucharest, and Singapore

監修のことば

はじめに―「有病者歯科」の最初の本ができる下地となった臨床経験

　私は大阪大学歯学部卒後11年目に，身体障害者施設の病院歯科に，重度障害患者の治療を専門に行う常勤医として赴任しました．当初は脳性麻痺や知的障害，自閉症など内科的合併症のない患者ばかりでしたが，2年目にリハ科病棟ができ脳卒中患者も引き受けることになりました．

　リハ科から最初に送られてきたのは脳梗塞の患者で，病棟カルテに高血圧と心筋梗塞，糖尿病の既往の記録がありましたので，血圧を測定しました．局所麻酔を打ったとたんに，血圧は140mmHgから160mmHg以上に上昇しました．口腔治療出身の私は大学時代，一度も治療中に血圧測定などしたことがありませんでした．水銀柱の上がるのを見て，私の心臓はパクパク速打ちしました．今後，リハ科からの脳卒中患者が増えることが予測されましたので，全身管理の知識も技術も持たない私が，一人で治療することはあまりにも危険だと考え，母校の歯科麻酔科の教授にお願いしたところ，週1日非常勤で医局員の方が来てくださることになりました．その先生こそが，今回，改訂新版をご執筆くださった椙山加綱先生（現 鹿児島大学大学院医歯学総合研究科 歯科麻酔全身管理学分野 教授）です．歯科麻酔の認定医をもたれた先生だけに，内科疾患についての知識は実に豊富でした．それに比べて私は，10年以上歯科医師をしていながら，内科学の知識をほとんど持っていないことに大きなショックを受けました．

　大学時代口腔病理を教わった寺崎太郎教授が，講義中に何度も言われた「将来，あなたたちは単なる歯掘り職人であってはいけません．体全体のことがわかる歯の"医者"であるべきです」という説教の重みを改めて感じました．口腔治療出身の私には，気管内挿管や血管確保など緊急時処置ができなくても，"患者の患っている○○○病はどういう病態であるのか，どの程度の病状なのか，リスクがあるとすればそれを未然に防ぐには歯科治療に際してどんな点に注意をすればいいのか"がわかる歯科医師にならねば……と，その時強く思いました．

　そんなわけで，それ以後私は内科学の専門書を片っ端から読んで勉強しました．ノートに書き綴って蓄えた医学知識を整理して，1986年『障害者の歯科での対応の仕方（Ⅱ）―内科疾患を合併する患者―』というテキストを自費出版しました．その本を，新入局員の研修用テキストとして使ってくださっていた某病院の口腔外科部長が「出版社から正式に本を出したら……」と，私の背中を強く押してくれました．

『有病高齢者歯科治療のガイドライン』出版まで

　1990年秋に母校で行われた「高齢者の歯科治療を考える」という国際臨床セミナーで，初めてクインテッセンス出版の故 吉田隆 編集長にお会いした時，これは絶好の機会だと考え，テキストをお渡しして「今後，人口の高齢化に伴い有病高齢者の歯科治療の問題はますます重要になってきますから，有病者歯科について是非私に執筆させてくださいませんか」とお願いしました．

しかし，その後吉田さんから何の連絡もありませんでしたので，（もうだめだろう）と諦めていたところ，それから2年後の1992年秋に突然吉田さんから，月刊「the Quintessence」誌に12回シリーズで有病高齢者歯科について執筆してほしいとの電話がありました．吉田さんの希望は，「有病高齢患者の症例」の連載でしたが，その当時私はまだ12疾患もの実例を持っていませんでしたので，さまざまな内科疾患を合併する患者の歯科治療について基礎医学から歯科治療のことまで，一般臨床医の現場で役立つ内容になるよう心掛けて1年間執筆しました．この12回分の連載をまとめて1冊の本として1994年に出版されたのが，『有病高齢者歯科治療のガイドライン』（絶版）です．

『イラストで学ぶ有病高齢者歯科治療の実例集』から『イラストでわかる有病高齢者歯科治療のガイドライン』へ

　吉田さんとの約束もありましたので，その後他科から紹介されたさまざまな疾患を有する症例を少しずつ集めて，1996年に再び14疾患・50症例について同誌に連載しました．このシリーズでは，各症例について治療中に実際に起こった問題とその対処方法，予測される問題とその予防方法について，さらに各症例を理解しやすいように，各疾患に関する医学知識を豊富なイラスト入りで解説しました．この14回の連載をまとめて，1998年に出版されたのが『イラストで学ぶ有病高齢者歯科治療の実例集』です．

　2002年には，1冊目の"ガイドライン"にイラストを加え解説した本として『イラストでわかる有病高齢者歯科治療のガイドライン』の初版が出版されました．

おわりに—改訂新版としての復活

　そして同書の改訂版である本書では，これまでの本になかった「緊急時の対応方法」という内容が新たに加えられました．今回の改訂新版が，フルカラー刷りの新しい本として復活されたことを喜んでおります．そして，本書を多くの一般臨床医や研修医の方々に読んでいただいて，有病高齢者の歯科治療に活用していただけることを願っております．

　最後に，有病高齢者歯科に深いご理解を示され，本書の出版にご尽力くださったクインテッセンス出版の畑めぐみ編集部長と，編集担当の鵜川征代さんに深く感謝します．

2013年 初秋
西田 百代

改訂新版の序

はじめに

　本書の初版が出版されたのは平成14年（2002年）7月であった．あれから11年の歳月が経過したが，幸いにも関連図書の中では今でもベストセラーのひとつと言えるほどの好評を博している．その間，わが国の高齢化率は上昇の一途を辿っている．これからもしばらくはこの傾向が続くだろう．

　高齢者は種々の内科的基礎疾患を有している．歯科治療に対する不安感や恐怖心などの精神的ストレス，注射刺入時や治療中の疼痛刺激，さらに歯科用局所麻酔薬に添加されているアドレナリンの作用などにより循環動態は著しく変動し，基礎疾患が増悪ないしは再発する危険性がある．本書はこのような高齢の有病歯科患者が歯科医院に来院した際，われわれ歯科医師は何に注意したらよいのかという疑問に答えている．これからの高齢社会の進展を考えると，本書の内容は今まで以上に重要になるだろう．

イラストの多用

　本書が多くの読者を魅了している要素のひとつは，イラストが多用されていることであろう．難しい専門用語を羅列して詳しく説明されるよりも，視覚的に把握できる方がはるかに理解しやすい．まさに「百聞は一見にしかず」である．今回の改訂に際しては，イラストを刷新し，すべてカラー化したので，より一層立体的でビジュアルな「有病高齢者歯科治療のガイドライン」になったと自負している．ただ，ガイドラインという用語は厳密に言えば適切ではないかもしれない．最近，いろいろな分野において診療ガイドラインが作成されているが，本書は「歯科診療ガイドラインのあり方について」（平成20年7月：厚生労働省）に準拠して執筆されたわけではないからである．しかし，本書のタイトルはすでに社会に浸透し，多くの読者に親しまれているので，本改訂新版においても敢えて変更しないことにした．この点はご理解願いたいと思う．

科学的根拠

　ただし，各学会等が編集している「科学的根拠に基づく診療ガイドライン」に記載されている内容や，最新のデータをできるだけ多く盛り込んだことは強調しておきたい．参考文献にも列記したが，記載内容の信頼性と最新の知見を網羅するために，ほとんど全ての章において，最近発表されたエビデンスに基づくガイドラインを引用した．歯科医療の進歩は日進月歩である．新しい技術が導入され，新しい基準が発表され，新しい医薬品が発売され，薬品名も変更された．AEDも普及した．一次救命処置法も5年ごとに見直されている．今回の改訂では，新しい知見をできるだけ豊富に取り入れることに主眼を置いた．

項目の統一化

改訂新版の執筆に際して配慮したことが2つある．一つは科学的根拠に基づく診療ガイドラインの内容を盛り込むことであるが，もうひとつは各章の項目を統一することである．

初版同様，大項目では基礎疾患の医学的知識と，基礎疾患と歯科治療との関連性について記載したが，疾患ごとに医学的知識では定義，分類，症状，検査，治療について，歯科治療との関連性においては問診方法，重症度評価，服用薬，注意点，モニタリング，救急処置法などの中項目や小項目を可及的に統一した．

さらに，必要に応じて各疾患に必要な解剖学や生理学についても記した．第三次医療機関へ紹介すべきか否かの判断基準についても，できるだけ具体的に記述した．

ONE POINT CORNER

各章の最後に「ワンポイント・コーナー」を設けて，各疾患において注意すべき「要点」を記載した．患者が急に来院したとき分厚い本を開いて読もうとしても，どこに要点が書いてあるのか急に探し出せないことがある．そのようなときには，とりあえず，この「ワンポイント・コーナー」だけを見てもらえばよい．

俳句で覚える基礎疾患

さらに，「俳句で覚える基礎疾患」と題して，各疾患において注意すべき要点の「覚え方」を書いた．これは著者が今まで歯科医師会などの講演や，セミナーで披露してきたオリジナルの俳句である．不適切な表現があればお許し願いたいが，あくまでも「覚え方」である．基礎疾患と歯科治療との関連性はなかなか覚えられない．そういうときは「覚えやすい方法で覚える」と，覚えやすいと思う．「基礎疾患，俳句で覚えりゃ，怖くない」

おわりに

以上のように，本書は第1章から順番に読むような堅苦しい本ではない．基礎疾患をもった患者が来院したとき，そっと取り出して「歯科治療に際しての注意点」から読んでもらえればよい．時間がなければ，とりあえず「ワンポイント・コーナー」に目を通してもらえればよい．「俳句で覚える基礎疾患」は1日の歯科診療を終えたあと，ゆっくりコーヒーを飲みながら口ずさんでいただければ幸いである．

初版同様，改訂新版も広く臨床の場に活用され，歯科医療における安全性の向上に役立てていただきたい．

2013年 盛夏

椙山 加綱

目次 CONTENTS

疾患名目次
疾患名索引

第1章 高齢社会における歯科治療

I 歯科医療を取り巻く社会情勢の変化 14
1 高齢社会の進展 14
2 団塊世代の高齢化 15
3 8020運動の推進 15
4 インプラントの普及 17

第2章 高血圧患者の歯科治療

I 血圧の生理 20
1 血圧を規定する因子 20
2 血圧の調節 21
3 収縮期・拡張期・平均血圧 23

II 高血圧の基礎医学 24
1 定義 24
2 分類 24
3 臨床症状 27
4 合併症 27
5 リスクの層別化 28
6 治療 29

III 高血圧と歯科治療 33
1 高血圧患者の問診の取り方 33
2 高血圧患者の歯科治療に際しての注意点 36

第3章 狭心症患者の歯科治療

I 冠循環の生理 46
1 冠循環の調節 46
2 動脈硬化と冠予備能 46

II 狭心症の基礎医学 47
1 定義 47
2 分類 47
3 急性冠症候群 51
4 臨床症状 51
5 検査 51
6 治療 54

III 狭心症と歯科治療 57
1 狭心症患者の問診の取り方 58
2 狭心症患者の歯科治療に際しての注意点 60

第4章 心筋梗塞患者の歯科治療

I 心筋梗塞の基礎医学 68
1 定義 68
2 分類 68
3 臨床症状 69
4 合併症 69
5 検査 71
6 治療 72

II 心筋梗塞と歯科治療 75
1 心筋梗塞患者の問診の取り方 76
2 心筋梗塞患者の歯科治療に際しての注意点 77

目次 CONTENTS

第5章 心不全患者の歯科治療

I 心不全の基礎医学 ... 86
1. 定義 ... 86
2. 分類 ... 86
3. 病態生理と臨床症状 ... 87
4. 原因 ... 90
5. 検査 ... 90
6. 治療 ... 92

II 心不全と歯科治療 ... 94
1. 心不全患者の問診の取り方 ... 94
2. 心不全患者の歯科治療に際しての注意点 ... 98

第6章 不整脈患者の歯科治療

I 刺激伝導系の生理 ... 104
1. 心臓の電気的活動 ... 104
2. 自動能と刺激伝導系 ... 104
3. 電気的興奮の発生頻度 ... 104
4. 電気的興奮と心電図 ... 105

II 不整脈の基礎医学 ... 108
1. 原因疾患 ... 108
2. 分類 ... 109
3. 種類 ... 111
4. 治療 ... 121

III 不整脈と歯科治療 ... 124
1. 不整脈患者の問診の取り方 ... 125
2. 不整脈患者の歯科治療に際しての注意点 ... 126

第7章 心臓弁膜症患者の歯科治療

I 心臓弁膜症の基礎医学 ... 132
1. 定義 ... 132
2. 成因 ... 134
3. 病態生理と臨床症状 ... 134
4. 検査 ... 137
5. 治療 ... 139

II 心臓弁膜症と歯科治療 ... 139
1. 心臓弁膜症患者の問診の取り方 ... 140
2. 心臓弁膜症患者の歯科治療に際しての注意点 ... 143

第8章 脳卒中患者の歯科治療

I 脳卒中の基礎医学 ... 156
1. 定義 ... 156
2. 分類 ... 156
3. 病態生理と臨床症状 ... 157
4. 危険因子 ... 160
5. 後遺症 ... 161
6. 検査 ... 163
7. 治療 ... 163

II 脳卒中と歯科治療 ... 164
1. 脳卒中患者の問診の取り方 ... 165
2. 脳卒中患者の歯科治療に際しての注意点 ... 167

第9章 糖尿病患者の歯科治療

I 糖尿病の基礎医学 … 176
1. 定義 … 176
2. 分類 … 176
3. 病態生理 … 177
4. 臨床症状 … 180
5. 合併症 … 181
6. 検査 … 187
7. 治療 … 189

II 糖尿病と歯科治療 … 192
1. 糖尿病患者の問診の取り方 … 192
2. 糖尿病患者の歯科治療に際しての注意点 … 196

第10章 ステロイド療法患者の歯科治療

I 副腎皮質の生理 … 204
1. 副腎皮質とステロイドホルモン … 204
2. 糖質コルチコイドの分泌調節 … 204
3. 糖質コルチコイドの作用 … 205

II ステロイド療法の基礎医学 … 207
1. リウマチ性疾患, 自己免疫疾患, 膠原病 … 207
2. 関節リウマチ … 208
3. 全身性エリテマトーデス … 210
4. ステロイド療法による副腎皮質機能低下症 … 210
5. ステロイド薬の副作用 … 213

III ステロイド療法と歯科治療 … 214
1. ステロイド療法患者の問診の取り方 … 215
2. ステロイド療法患者の歯科治療に際しての注意点 … 220

第11章 慢性腎臓病患者の歯科治療

I 腎臓の解剖生理 … 228
1. 尿細管の構成 … 228
2. 尿細管の機能 … 229

II 腎不全の基礎医学 … 230
1. 定義 … 230
2. 分類 … 230
3. 病態生理と臨床症状 … 231
4. 治療 … 232

III 慢性腎臓病の基礎医学 … 234
1. 定義 … 234
2. 重症度分類 … 235
3. 臨床症状 … 236
4. 検査 … 236
5. 治療 … 237

IV 慢性腎臓病と歯科治療 … 240
1. 慢性腎臓病患者の問診の取り方 … 240
2. 慢性腎臓病患者の歯科治療に際しての注意点 … 241

第12章 慢性閉塞性肺疾患患者の歯科治療

I 呼吸の生理 ... 250
1. 気道の解剖 ... 250
2. 肺気量分画 ... 251
3. 呼吸機能検査 ... 252
4. 酸素解離曲線 ... 253

II 慢性閉塞性肺疾患の基礎医学 ... 255
1. 定義 ... 255
2. 疫学 ... 256
3. 危険因子 ... 256
4. 全身的合併疾患 ... 256
5. 診断基準 ... 257
6. 病期分類 ... 257
7. 臨床症状 ... 258
8. 検査 ... 259
9. 治療 ... 261

III 慢性閉塞性肺疾患と歯科治療 ... 264
1. 慢性閉塞性肺疾患患者の問診の取り方 ... 265
2. 慢性閉塞性肺疾患患者の歯科治療に際しての注意点 ... 266

第13章 喘息患者の歯科治療

I 喘息の基礎医学 ... 274
1. 定義 ... 274
2. 分類 ... 274
3. 疫学 ... 276
4. 危険因子 ... 276
5. 病態生理 ... 278
6. 臨床症状 ... 279
7. 検査 ... 279
8. 治療 ... 282

II 喘息と歯科治療 ... 285
1. 喘息患者の問診の取り方 ... 286
2. 喘息患者の歯科治療に際しての注意点 ... 289

索引 ... 294

疾患名目次

高血圧	24
狭心症	47
心筋梗塞	68
心不全	86
不整脈	108
洞不全症候群	112
上室性期外収縮	112
発作性上室性頻拍	113
心房細動	114
心室性期外収縮	114
心室細動	117
房室ブロック	118
脚ブロック	119
WPW症候群	120
心臓弁膜症	132
僧帽弁狭窄症	134
僧帽弁閉鎖不全症	136
大動脈弁狭窄症	136
大動脈弁閉鎖不全症	137
感染性心内膜炎	144
脳卒中	156
脳血管障害	156
脳梗塞	157
脳血栓	157
脳塞栓	158
一過性脳虚血発作	158
脳出血	159
くも膜下出血	160
糖尿病	176
リウマチ性疾患	207
自己免疫疾患	207
膠原病	207
関節リウマチ	208
全身性エリテマトーデス	210
副腎皮質機能低下症	210
急性副腎皮質機能不全	212
副腎クリーゼ	212
腎不全	230
尿毒症	232
慢性腎臓病	234
慢性閉塞性肺疾患	255
慢性気管支炎	255
肺気腫	255
呼吸不全	260
喘息	274
気管支喘息	274
アスピリン喘息	276

疾患名索引

あ〜お
アスピリン喘息	276
一過性脳虚血発作	158

か〜こ
関節リウマチ	208
感染性心内膜炎	144
気管支喘息	274
脚ブロック	119
急性副腎皮質機能不全	212
狭心症	47
くも膜下出血	160
呼吸不全	260
高血圧	24
膠原病	207

さ〜そ
自己免疫疾患	207
上室性期外収縮	112
心筋梗塞	68
心室細動	117
心室性期外収縮	114
心臓弁膜症	132
心不全	86
心房細動	114
腎不全	230
全身性エリテマトーデス	210
喘息	274
僧帽弁狭窄症	134
僧帽弁閉鎖不全症	136

た〜と
WPW症候群	120
大動脈弁狭窄症	136
大動脈弁閉鎖不全症	137
糖尿病	176
洞不全症候群	112

な〜の
尿毒症	232
脳血管障害	156
脳血栓	157
脳梗塞	157
脳出血	159
脳塞栓	158
脳卒中	156

は〜ほ
肺気腫	255
不整脈	108
副腎クリーゼ	212
副腎皮質機能低下症	210
房室ブロック	118
発作性上室性頻拍	113

ま〜ろ
慢性気管支炎	255
慢性腎臓病	234
慢性閉塞性肺疾患	255
リウマチ性疾患	207

第1章

高齢社会における歯科治療

I 歯科医療を取り巻く社会情勢の変化

今後，基礎疾患を有する高齢の歯科患者に安全な歯科医療を行っていくためには，高齢社会の進展，団塊世代の高齢化，8020運動の推進，インプラントの普及という4つの問題点を考慮に入れなければならない．

I-1 高齢社会の進展

わが国の高齢化率は毎年過去最高を更新中である．「平成24年度版高齢社会白書」によると，平成23年の高齢者人口は過去最高の2,975万人（前年2,925万人）となり，高齢化率は23.3％（前年23.0％）に達した．高齢化率は今後ますます上昇し続け，2035年には33.7％，3人に1人が65歳以上という高齢社会が到来するという．歯科医院を受診する患者にも高齢化の波が押し寄せている．高齢者に歯科治療を行う際には，高齢者の生理学的特徴を理解していなければならない．

1）加齢にともなう循環器系の変化

循環器系では，大動脈の伸展性の低下や，細動脈の血管抵抗の増大により血圧が上昇して高血圧を合併しやすい．高血圧患者では，脳血流の自己調節能が右方移動しているので，軽度な血圧低下でも意識喪失が起こりやすい．大動脈弓や頸動脈洞の圧受容体の機能低下により血圧変動時の神経性調節が障害され，上昇した血圧は元のレベルに戻りにくい．冠動脈の動脈硬化により冠血流量が減少しやすく，心室肥大にともなって狭心症や心筋梗塞が起こりやすい．刺激伝導系に線維化が起こり，特殊心筋細胞の数の減少や虚血により伝導障害や不整脈が起こりやすい．

2）加齢にともなう呼吸器系の変化

呼吸器系では，肺活量の減少やクロージングボリューム（closing volume）の増加によるシャントの増大，間質の線維化によるガス拡散能の低下などにより動脈血中の酸素分圧や酸素飽和度が低下しやすい．肺組織の器質的変化により慢性閉塞性肺疾患を合併しやすく，末梢気道抵抗の増大により低酸素血症が起こりやすい．とくに在宅寝たきりの高齢者では心肺予備力の低下は著しい．

3）高齢社会の全身的偶発症

このように高齢社会の進展により，歯科治療中に血圧が上昇しやすく，上昇した血圧が持続しやすく，軽度な血圧低下でも意識が消失しやすく，狭心症や心筋梗塞などの心筋虚血発作，心房性や心室性の不整脈，伝導障害，さらには低酸素血症が起こりやすくなる．

I -2 ■ 団塊世代の高齢化

　これからの高齢社会のキーワードは「団塊の世代」である．内閣府の発表によると，高齢者人口は団塊の世代が65歳以上となる平成27（2015）年には3,395万人となり，団塊の世代が75歳以上となる平成37（2025）年には3,657万人に達するという（「平成24年度版高齢社会白書」）．

1）団塊世代の基礎疾患

　歯科医療の面においても，高齢化率の上昇に及ぼす団塊の世代の影響を無視することはできない．平成25年現在の80歳は昭和8年生まれで，10～20歳の頃の成長期は戦争中から終戦後，食生活も質素で栄養も十分ではなかった時代を懸命に生きてこられた方々である．それに対して，昭和22～24年生まれの団塊の世代は，わが国のまさに高度成長時代に成長期を過ごした方たちである．食生活も大いに欧米化した．欧米化した食生活にどっぷり浸かった団塊の世代は血中コレステロール値が上昇し，中性脂肪も増加傾向にある．1日の塩分摂取量も全国平均を上回っている．これでは虚血性心疾患や高血圧症が増加しても不思議ではない．生活習慣の変化も重なってメタボリック症候群の有病率は加齢とともに上昇する傾向がみられる．

2）団塊世代と歯科医療

　しかも，団塊の世代は戦後のベビーブームといわれるように人口が非常に多い．この団塊の世代が今年（平成25年）66歳を迎えた．14年後にはいよいよ80歳になる．このように考えると，現在の80歳よりも14年後の80歳のほうが高血圧症，虚血性心疾患，脳卒中，狭心症，糖尿病などの内科的基礎疾患の罹患率は高くなると思われる．

　このように団塊世代の高齢化により，歯科患者においても今後ますます内科的基礎疾患を合併した高齢者が増加すると予想される．

I -3 ■ 8020運動の推進

1）歯科治療内容の変化

　現在，80歳以上の高齢者はほとんどの歯が喪失している．したがって，歯科医院を受診する80歳以上の高齢者の歯科治療内容は義歯の印象採得や，咬合採得といった非観血的処置が主である．当然ながら局所麻酔注射は要らない．しかし将来8020運動が達成されると，80歳で20本以上の歯が残存していることになる．十分なブラッシングが維持され，これらの歯牙が一生涯ずっと健全であれば問題ないが，80歳を過ぎてから脳梗塞が発症して片麻痺になったら歯ブラシがうまく使えなくなるだろう．認知症になり寝たきりになって要介護状態になったら，毎食後，だれがブラッシングをしてくれるのだろうか．口腔清掃状態はしだいに悪化するだろう．多くの歯が残っていればいるほどプラークや歯石は付着しやすくなるし，プラークや歯石が付着すれば，う蝕，歯髄炎，

歯周病が起こりやすくなる．う蝕，歯髄炎，歯周病が起これば，抜歯や抜髄といった観血的処置が必要になる．当然局所麻酔の注射が必要となる(**図1-1**)．

図1-1 高齢歯科患者と歯科用局所麻酔薬

たとえば，アルツハイマー，パーキンソン病，認知症，脳卒中，右片麻痺，寝たきり，要介護になった高齢者

- 十分なブラッシングができない
- 口腔内清掃が不十分
- でも，歯は20本残っている
- プラーク，歯石が付着する
- う蝕，歯髄炎，歯周病になる
- 「先生，歯が痛い」と言う
- 抜歯，抜髄が必要になる
- 局所麻酔注射が必要になる

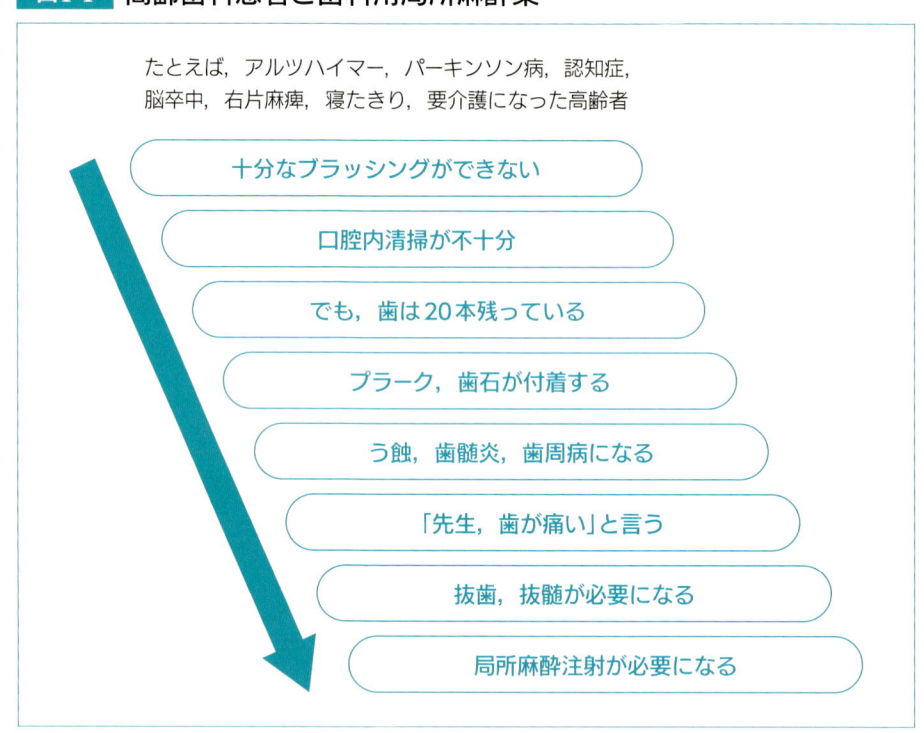

表1-1 8020運動にともなう歯科治療内容の変化

	年齢	残存歯数	歯科治療内容	局所麻酔注射
現在	80歳	ほとんどなし	義歯製作, 修理（非観血的処置）	不要
将来	80歳	20本以上	抜歯, 抜髄（観血的処置）	必要

2) 超高齢者の歯科治療

したがって8020運動が達成されると，歯科医師は80歳以上の超高齢患者に対して局所麻酔注射をして抜髄や抜歯などの観血的処置を行わなければならなくなる．膿瘍切開や根端切除術などの外科的処置が必要になるかもしれない(**表1-1**)．しかも，その頃には丁度メタボリック症候群を合併した大勢の団塊の世代が80歳以上になっていて，その多くは高血圧，脳卒中，狭心症，心筋梗塞，糖尿病を合併している．歯科治療時の全身的偶発症は局所麻酔注射をともなう観血的処置時に発生しやすいといわれている．抜歯や抜髄時に心臓発作や脳出血などの重篤な全身的合併症が起こりやすくなるのではないだろうか．歯科治療中の死亡原因の32％は心不全であり，24％は脳血管障害であるという．

このように8020運動が達成された暁には，80歳以上の超高齢者に局所麻酔注射をともなう抜歯や抜髄などの観血的処置を行う機会が増加して，心不全や脳血管障害などの重篤な全身的偶発症が起こりやすくなると考えられる．

I-4 ■ インプラントの普及

1）インプラント除去時の年齢

さらに問題となるのはインプラントの普及である．インプラントを埋入した後，10年，20年，30年経てば患者は10歳，20歳，30歳，歳をとる．インプラントが10年，20年，30年と長持ちすれば患者は10歳，20歳，30歳，高齢になる．その間に脳梗塞，右片麻痺，認知症，寝たきり，要介護状態になればブラッシングが不十分となり，口腔清掃状態は悪化するだろう．口腔清掃状態が悪化すればインプラント周囲炎が起こりやすくなる．そうなると，歯科医師は仕方なくインプラントを除去しなければならなくなる．そのとき患者は超高齢者になっていて，高血圧症，脳卒中，狭心症，心筋梗塞，糖尿病などの基礎疾患を合併しているかもしれない．つまりインプラント埋入時よりもインプラント除去時のほうが，心臓発作や脳血管障害などの重篤な全身的偶発症が起こりやすくなるのではないか**(図1-2)**．

図1-2 **インプラント埋入術と除去術の時期**

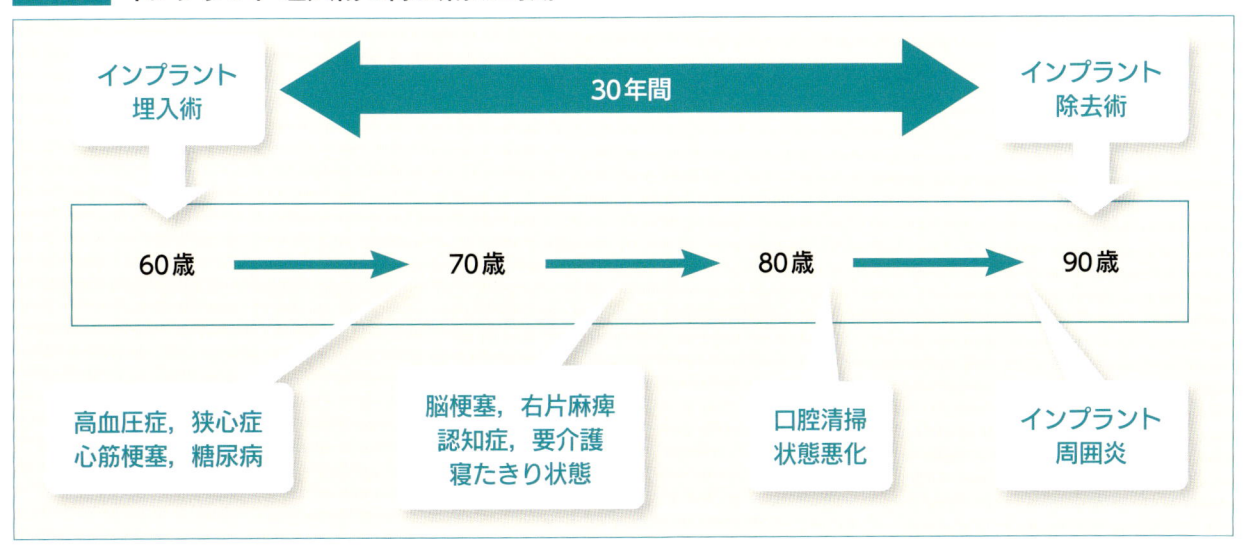

インプラント埋入術	← 30年間 →	インプラント除去術
60歳 →	70歳 → 80歳 →	90歳
高血圧症，狭心症，心筋梗塞，糖尿病	脳梗塞，右片麻痺，認知症，要介護，寝たきり状態	口腔清掃状態悪化	インプラント周囲炎

2）インプラント除去時のリスク

一生涯絶対大丈夫なインプラントなら問題ない．しかし，はたして現実はどうだろうか．もちろんインプラントの材質も埋入技術も今後ますます進歩するだろう．しかし，一方で平均寿命は確実に延びている．1963年に153人であった100歳以上の高齢者は1998年に1万人を突破し，2009年には4万人を超えた．2011年中には，さらに24,952人増加すると報じられている．つまり実に

皮肉なことなのだが，インプラントが長持ちすればするほど，そしてそれ以上に長生きすればするほど患者は超高齢者になり，合併する基礎疾患が増えてインプラント除去術中のリスクは増加するということになる．

3) インプラント除去時の全身管理

もしも除去術中に心不全や脳血管障害が起こったら，いったい誰の責任なのか．除去しなければならないようなインプラントを埋入した前の歯科医師の責任か，除去術中に全身管理を怠った今の歯科医師の責任か，それともブラッシングが十分できなかった寝たきり高齢者の責任か．

最近インプラントを希望する中高年が増加している．10年後，20年後，30年後，もしもインプラント除去術が必要になったら，歯科医師は今まで以上に注意深い全身管理が求められるだろう．

このようにインプラントの普及により，将来，種々の基礎疾患を合併した超高齢者にインプラント除去術を行わなければならなくなると予想される．

今後，安全な歯科医療を行っていくためには高齢社会の進展，団塊世代の高齢化，8020運動の推進，インプラントの普及という4つの問題点に取り組まなければならない．「今まで何も起こらなかったから，これからも大丈夫だろう」とはいえない時代になった．これら歯科医療を取り巻く社会情勢の変化に対応するためには，歯科治療中の全身管理と救急処置に関する知識と技術がますます必要になるだろう．

〈参考文献〉
1. 椙山加綱. 今後の社会情勢からみた歯科用局所麻酔薬の再検討(1). 日歯評論 2005；749：151-157.
2. 椙山加綱. 全身管理からみた「8020運動」への提言. 歯界展望 1998；92(4)：910-911.
3. 椙山加綱. 全身管理からみたインプラント除去術. 歯界展望 2009；114(5)：979-985.
4. 椙山加綱. 在宅高齢者歯科治療時の全身管理と救急処置. In：鹿児島県歯科医師会. 医療管理委員会だより. 2008；2.
5. 椙山加綱. Emergency!! Part Ⅷ. 逆説の救急歯科医学. 大阪大学歯学部同窓会報 2012；109：75.
6. 椙山加綱. 歯科医療過誤を防ぐ. 歯科治療時の全身的偶発症. アポロニア21 1999；9：40-43.

第2章

高血圧患者の歯科治療

I 血圧の生理

I-1 ▪ 血圧を規定する因子

　血圧は主に心拍出量と全末梢血管抵抗によって規定される**(図2-1)**．心拍出量が増加あるいは全末梢血管抵抗が増大すれば血圧は上昇し，心拍出量が減少あるいは全末梢血管抵抗が低下すれば血圧は低下する．

1) 心拍出量

　心拍出量は1回拍出量と心拍数の積であり，1回拍出量は循環血液量や心筋収縮力などによって影響される．急速輸液や輸血により循環血液量が増加して，全身の静脈から心臓へ還ってくる血液量（これを静脈還流量という）が増えると，1回拍出量が増加して心拍出量が増加する．逆に出血や利尿薬の投与により循環血液量が減少すると，心拍出量が減少する**(図2-2)**．

2) 全末梢血管抵抗

　全末梢血管抵抗は血管の収縮状態により決まるが，細動脈の収縮状態がもっとも大きく影響する．これは細動脈の中膜が平滑筋に富んでいるからで，細動脈が収縮すれば全末梢血管抵抗は増大し，細動脈が拡張すれば全末梢血管抵抗は減少する**(図2-2)**．

図2-1　血圧を規定する因子

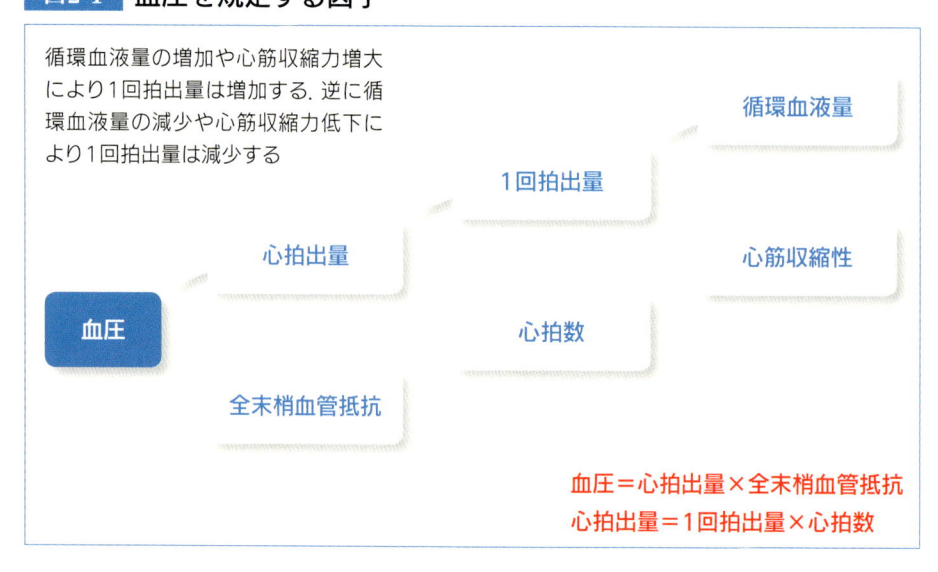

循環血液量の増加や心筋収縮力増大により1回拍出量は増加する．逆に循環血液量の減少や心筋収縮力低下により1回拍出量は減少する

血圧 ─ 心拍出量 ─ 1回拍出量 ─ 循環血液量
　　　　　　　　　　　　　　　　　心筋収縮性
　　　　　　　　　　　　心拍数
　　　全末梢血管抵抗

血圧＝心拍出量×全末梢血管抵抗
心拍出量＝1回拍出量×心拍数

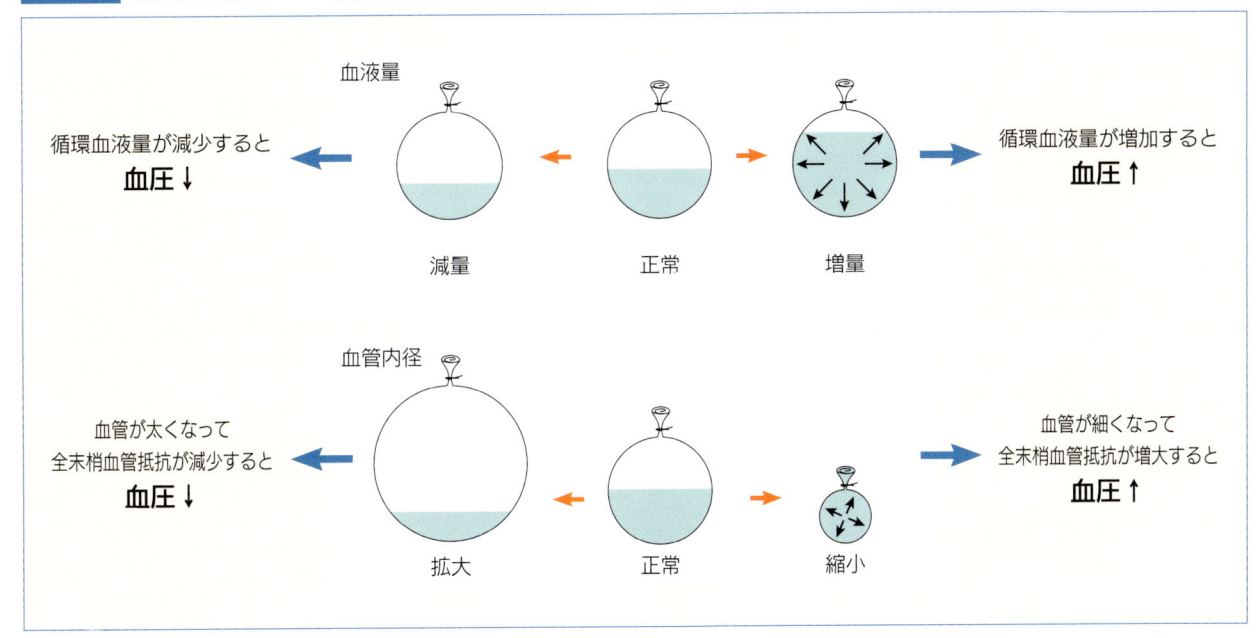

図2-2 循環血液量と全末梢血管抵抗

循環血液量が減少すると
血圧↓

減量　正常　増量

循環血液量が増加すると
血圧↑

血管が太くなって
全末梢血管抵抗が減少すると
血圧↓

拡大　正常　縮小

血管が細くなって
全末梢血管抵抗が増大すると
血圧↑

　加齢にともなう動脈硬化性変化により細動脈の内径が細くなれば，末梢血管抵抗は増大するし，カルシウム拮抗薬により血管平滑筋が弛緩すれば末梢血管抵抗は低下する．

3) 血管弾性, 血液粘性

　そのほか，血圧は大動脈壁の弾性や血液の粘性によっても影響される．動脈硬化の進展により大動脈壁の弾性が低下すれば，心臓から駆出された血液が大動脈壁を十分に伸展させることができないので血圧は上昇するし，長期の喫煙や低酸素血症により赤血球の産生が亢進して多血症（赤血球増加症ともいう）になれば，血液の粘稠度が増大して血流抵抗が大きくなるので血圧は上昇する．

I-2 ■ 血圧の調節

　血圧の調節機序には神経性調節と体液性調節がある**(図2-3)**．

1) 神経性調節

(1) 圧受容体反射 (baroreceptor reflex)

　血圧が上昇すると，頸動脈洞と大動脈弓に存在する圧受容体が刺激されて，舌咽神経と迷走神経を介して延髄の心臓抑制中枢が興奮し，血管運動中枢が抑制されて，迷走神経（副交感神経）の緊張が亢進し，交感神経の緊張が低下するので心拍数が減少し，末梢血管が拡張して血圧が元のレベルに戻る．血圧が低下した場合には，逆に心拍数が増加する．

(2) ベインブリッジ反射 (Bainbridge reflex)

　心臓への静脈還流量が増加して右房内圧が上昇すると，心房内の伸展受容器

図2-3 血圧の調節

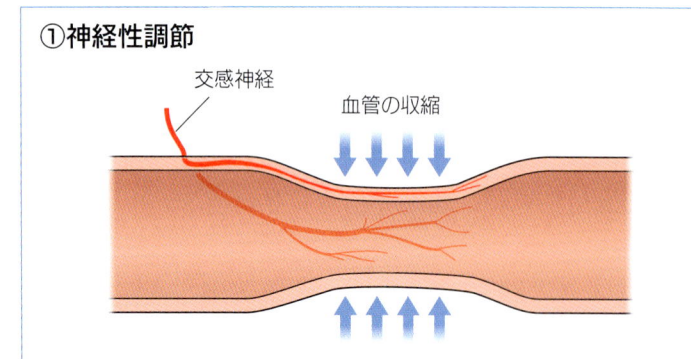

①神経性調節

交感神経の刺激により神経末端からノルアドレナリン（NA）が分泌され，血管平滑筋のα₁受容体に作用して血管を収縮して血圧を上昇させる

②体液性調節（カテコラミン）

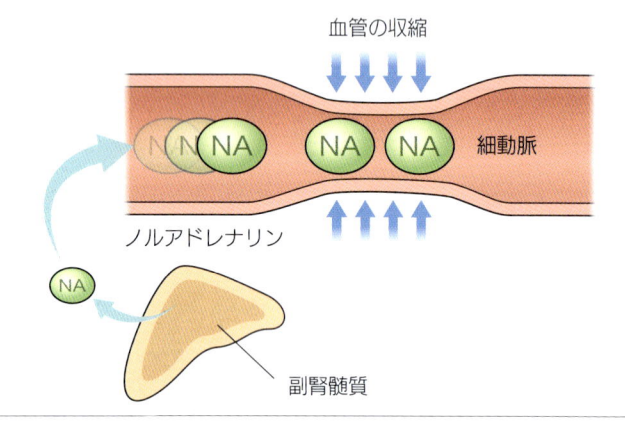

交感神経の刺激により副腎髄質からカテコラミン（ノルアドレナリン，アドレナリン）が分泌される．ノルアドレナリン（NA）は，血管平滑筋を収縮させ，血圧を上昇させる．
一方，アドレナリンは心臓のβ₁受容体に作用し，心拍数，心収縮力の増大から心拍出量を増加させ，血圧上昇を起こす

③体液性調節（レニン・アンジオテンシン・アルドステロン）

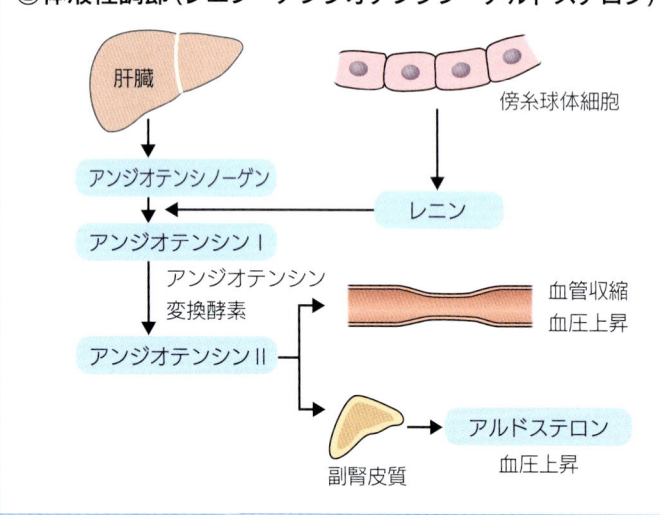

腎動脈圧が低下すると，腎の傍糸球体細胞からレニンという酵素が分泌される．肝臓で作られたアンジオテンシノーゲンはレニンにより分解されて，アンジオテンシンⅠとなり，さらに変換酵素によってアンジオテンシンⅡとなる．
アンジオテンシンⅡは強力な昇圧物質で，血管平滑筋に直接作用し，血管を収縮させて血圧を上昇させる．さらにアンジオテンシンⅡは副腎皮質に働いてアルドステロンの分泌を促進させ，アルドステロンは腎におけるNaと水の再吸収を促し循環血液量が増し，結果として血圧上昇を起こす

が刺激され，迷走神経を介して延髄の心臓促進中枢が興奮し，交感神経を介して心拍数が増加する．この反射は肺内の血液貯留を防ぐという意義がある．

2）体液性調節

（1）交感神経–副腎髄質系

交感神経が刺激されると，副腎髄質からアドレナリンとノルアドレナリンの分泌が増加して，心筋収縮力が増大し，末梢血管が収縮して血圧は上昇する．

(2) レニン・アンジオテンシン系

血圧低下により腎動脈圧が低下すると，傍糸球体細胞からレニンが分泌される．レニンによりアンジオテンシノーゲンからアンジオテンシンⅠが産生され，さらにアンジオテンシン変換酵素（angiotensin converting enzyme：ACE）によりアンジオテンシンⅡに変わる．

アンジオテンシンⅡは細動脈の血管平滑筋細胞内へCa^{2+}を流入させることにより強力な血管収縮作用を発揮するとともに，副腎皮質球状層からのアルドステロン分泌を促し，腎尿細管におけるNa^+と水の再吸収を促進するので循環血液量が増加する．さらに交感神経活性亢進作用などもあり，これらの作用により血圧が上昇する．レニン・アンジオテンシン・アルドステロン（renin-angiotensin-aldosterone system：RAA）系とも呼ばれる．

Ⅰ-3 ■ 収縮期・拡張期・平均血圧

心臓（厳密には左室）の収縮にともなって血圧は最大となる．これを収縮期血圧（最大血圧，最高血圧ともいう）という．逆に心臓の拡張にともなって血圧は最小となる．これを拡張期血圧（最小血圧，最低血圧ともいう）という．収縮期血圧と拡張期血圧の差を脈圧という．

平均血圧という言葉がある．拡張期血圧に脈圧の1/3を加えた値である（**図2-4**）．日常生活ではあまり耳にしないが，実は非常に重要で，臓器の血流量を反映している．収縮期血圧が正常でも，平均血圧が低ければ臓器血流量は減少する．平均血圧を維持するには，拡張期血圧が低下しすぎないように注意しなければならない．

図2-4 収縮期・拡張期・平均血圧

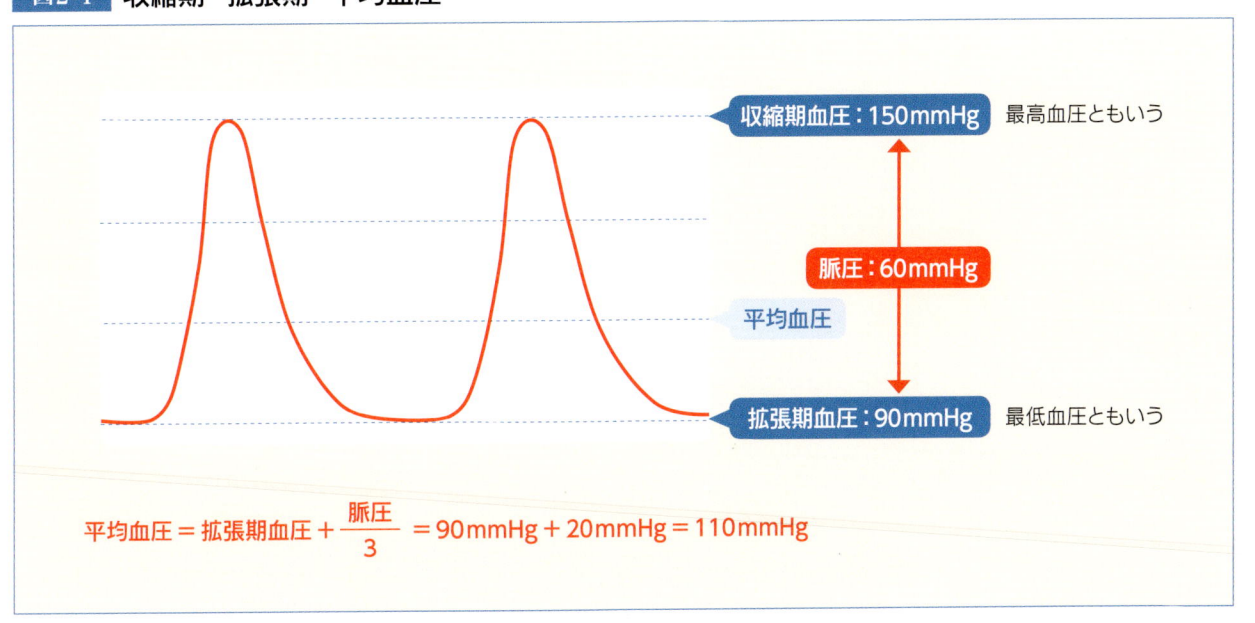

収縮期血圧：150mmHg　最高血圧ともいう
脈圧：60mmHg
平均血圧
拡張期血圧：90mmHg　最低血圧ともいう

$$平均血圧 = 拡張期血圧 + \frac{脈圧}{3} = 90\,\text{mmHg} + 20\,\text{mmHg} = 110\,\text{mmHg}$$

II 高血圧の基礎医学

II-1 定 義

成人では収縮期血圧＜130mmHgかつ拡張期血圧＜85mmHgを正常血圧とし，収縮期血圧≧140mmHgまたは拡張期血圧≧90mmHgを高血圧としている(**表2-1**)．

表2-1　成人における血圧値の分類(mmHg)

分　類	収縮期血圧		拡張期血圧
至適血圧	＜120	かつ	＜80
正常血圧	＜130	かつ	＜85
正常高値血圧	130-139	または	85-89
Ⅰ度高血圧	140-159	または	90-99
Ⅱ度高血圧	160-179	または	100-109
Ⅲ度高血圧	≧180	または	≧110
(孤立性)収縮期高血圧	≧140	かつ	＜90

(日本高血圧学会．高血圧治療ガイドライン2009．東京：ライフサイエンス出版．より)

II-2 分 類

1) 血圧値による分類

高血圧は血圧値によりⅠ度，Ⅱ度，Ⅲ度に分類される．Ⅰ度高血圧は収縮期血圧が140～159mmHgまたは拡張期血圧が90～99mmHg，Ⅱ度高血圧は収縮期血圧が160～179mmHgまたは拡張期血圧が100～109mmHg，Ⅲ度高血圧は収縮期血圧が180mmHg以上または拡張期血圧110mmHg以上である(**図2-5**)．

また収縮期血圧のみが高値を示し，収縮期血圧140mmHg以上かつ拡張期血圧90mmHg未満を収縮期高血圧としている(**表2-1**)．

図2-5 成人における血圧値の分類

```
収縮期血圧
mmHg
180 ─────────────────── III度高血圧
160 ─────────── II度高血圧
140 ──── I度高血圧
130  正常高値血圧
120  正常血圧
     至適血圧
        80  85  90  100  110  mmHg
                              拡張期血圧
```

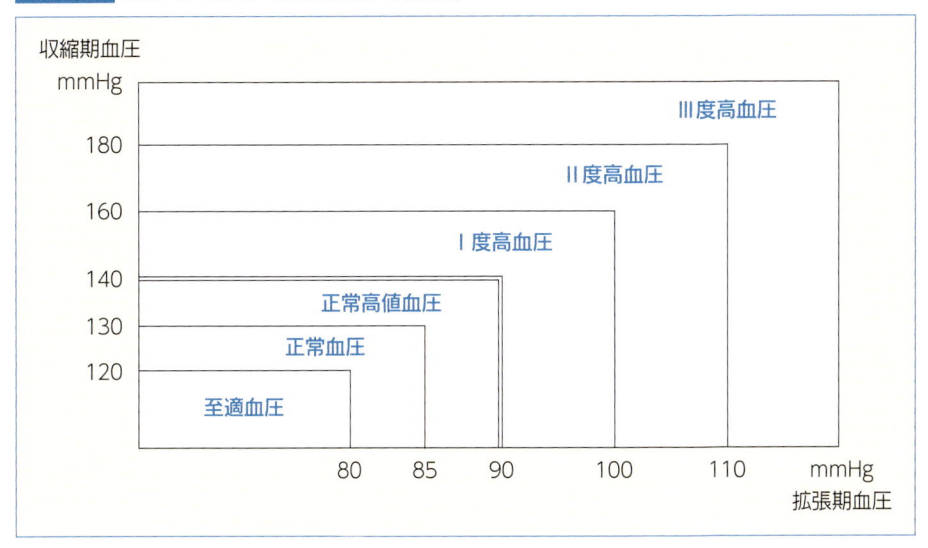

表2-2 二次性高血圧の分類

腎実質性高血圧	慢性糸球体腎炎, 糖尿病腎症, 多発性囊胞腎など, 糸球体濾過機能の低下により発症する
腎血管性高血圧	動脈硬化, 線維筋性異形成などにより腎動脈の一部に狭窄が生じたために発症する
内分泌性高血圧	原発性アルドステロン症, 褐色細胞腫, クッシング症候群, 甲状腺機能亢進症　など
その他	大動脈炎症候群, 大動脈弁閉鎖不全症, 薬剤(物)性高血圧　など

2) 原因による分類

高血圧は原因により本態性高血圧と二次性高血圧に分けられる．

(1) 本態性高血圧

高血圧の約90％は本態性高血圧で，二次性高血圧を除外することにより診断される．本態性高血圧の成因としては，食塩の過剰摂取，肥満，運動不足，ストレスなどの環境因子や遺伝因子などが考えられている．

(2) 二次性高血圧

二次性高血圧は腎実質性，腎血管性，内分泌性，その他に分類される(**表2-2**).
①腎実質性は慢性糸球体腎炎，糖尿病腎症，多発性囊胞腎など，糸球体濾過機能が低下したことにより発症する高血圧症である．
②腎血管性は動脈硬化などにより，腎動脈の一部に狭窄が生じたために発症する高血圧症である．
③内分泌性は原発性アルドステロン症，褐色細胞腫，クッシング症候群，甲状腺機能亢進症など，内分泌機能の異常により発症する高血圧症である．それぞれアルドステロン，カテコラミン，コルチゾール，甲状腺ホルモンなど血圧上昇作用のあるホルモンの分泌過剰による．

④そのほか大動脈弁閉鎖不全症，大動脈炎症候群，薬剤（物）性高血圧症などがある．

3）日内変動に基づく高血圧
（1）白衣高血圧
　家庭で測定した血圧は正常なのに，診療室で測定すると高血圧という状態をいう．具体的には，家庭血圧の平均が135/85mmHg未満で，診療室血圧の平均が140/90mmHg以上の場合である．白衣高血圧は高齢者で増加するので，高齢の歯科患者では日頃の血圧が正常でも歯科治療中は血圧をモニタリングすべきであろう（図2-6）．

（2）仮面高血圧
　白衣高血圧の逆の状態で，診療室血圧の平均が140/90mmHg未満で，家庭血圧の平均が135/85mmHg以上の場合をいう．診療室では日頃の高血圧がマスクされているという意味で，masked hypertension（仮面高血圧と訳す）と呼ばれる．仮面高血圧は白衣高血圧に比べて高血圧にともなう臓器障害のリスクが高い．

図2-6　白衣高血圧と仮面高血圧の診断

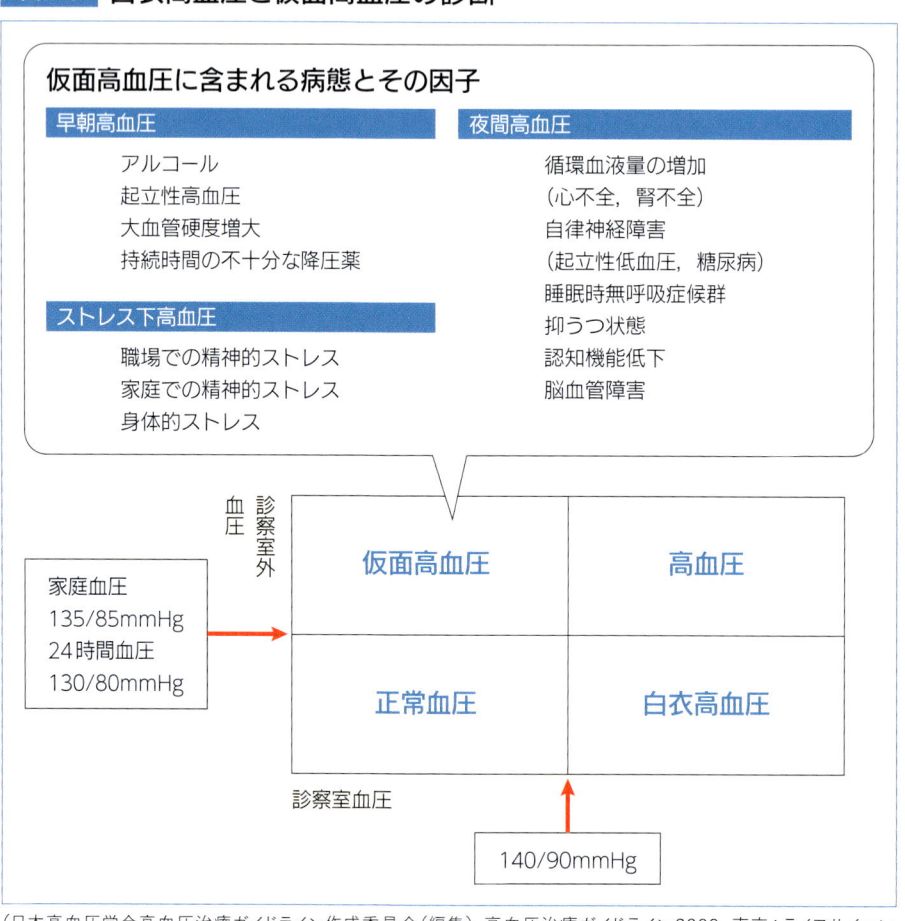

仮面高血圧に含まれる病態とその因子

早朝高血圧	夜間高血圧
アルコール 起立性高血圧 大血管硬度増大 持続時間の不十分な降圧薬	循環血液量の増加 （心不全，腎不全） 自律神経障害 （起立性低血圧，糖尿病） 睡眠時無呼吸症候群 抑うつ状態 認知機能低下 脳血管障害
ストレス下高血圧	
職場での精神的ストレス 家庭での精神的ストレス 身体的ストレス	

	診察室外血圧	
家庭血圧 135/85mmHg 24時間血圧 130/80mmHg →	仮面高血圧	高血圧
	正常血圧	白衣高血圧

診察室血圧　　↑ 140/90mmHg

（日本高血圧学会高血圧治療ガイドライン作成委員会（編集）．高血圧治療ガイドライン2009．東京：ライフサイエンス出版，2009．より）

図2-7　高血圧の臨床症状

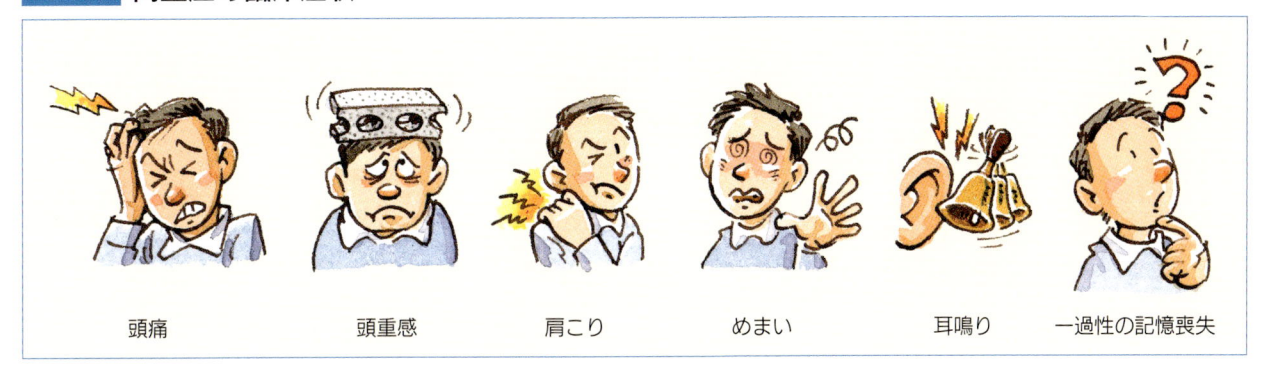

頭痛　　頭重感　　肩こり　　めまい　　耳鳴り　　一過性の記憶喪失

II-3 ■ 臨床症状

　高血圧の人は多くの場合，慢性経過をたどり，自覚症状がなく本人が気づかないことが多い．高血圧によく出現する症状としては，頭痛，頭重感，肩こり，めまい，耳鳴り，一過性の記憶喪失などが挙げられる**(図2-7)**．

II-4 ■ 合併症

　高血圧状態が持続すると，小動脈や細動脈の内膜肥厚と細動脈硬化を特徴とする高血圧性血管病変が起こる．高血圧性血管病変により脳，心臓，腎臓などの臓器が障害される．

1) 脳血管障害
　高血圧により脳出血，脳梗塞，高血圧性脳症が起こりやすくなる．高血圧により脳の細動脈に壊死が生じ，小動脈瘤が形成されて破綻すると脳出血が起こる．壊死の生じた動脈が血栓により閉塞されるとラクナ梗塞が起こる．著しい血圧上昇により脳血流量が増加して血管透過性が亢進すると，脳浮腫が生じ高血圧性脳症が起こる**(P.156，表8-1参照)**．

2) 心疾患
　高血圧により左室に圧負荷が加わると心筋は代償性に肥大し，やがて左室内腔が拡大して代償不全に陥る．また高血圧は冠動脈の粥状硬化を促進するので，高血圧性心肥大と相まって狭心症や心筋梗塞などの虚血性心疾患が起こる**(第3章，第4章参照)**．

3) 腎障害
　腎臓は腎動脈の血管病変により腎硬化症をきたす．高血圧性腎硬化症の発生機序は，腎の自動調節能の障害により糸球体高血圧が起こり，糸球体硬化から進行性腎障害に至ると考えられている**(第11章，P.231参照)**．

II-5 ■ リスクの層別化

高血圧の評価には，血圧値のほかに血圧以外の危険因子（高齢，喫煙，糖尿病，脂質異常症，肥満，メタボリック症候群など），高血圧に基づく臓器障害，心血管病の有無も評価する**(表2-3)**．とくに，糖尿病と慢性腎臓病を合併した高血圧はリスクが高い．

たとえば，血圧値が150/95mmHgの危険因子のないⅠ度高血圧は低リスクだが，高齢，喫煙，肥満などの危険因子があれば中等リスク，糖尿病，慢性腎臓病などを合併していれば高リスクになる**(表2-4)**．

表2-3 高血圧管理計画のためのリスク層別化に用いる予後影響因子

A. 心血管病の危険因子
高齢（65歳以上） 喫煙 収縮期血圧，拡張期血圧レベル 脂質異常症 　　低HDLコレステロール血症（<40mg/dL） 　　高LDLコレステロール血症（≧140mg/dL） 　　高トリグリセライド血症（≧150mg/dL） 肥満（BMI≧25）（とくに腹部肥満） メタボリックシンドローム[*1] 若年（50歳未満）発症の心血管病の家族歴
糖尿病 　　空腹時血糖≧126mg/dL 　　あるいは 　　負荷後血糖　2時間値≧200mg/dL

B. 臓器障害／心血管病	
脳	脳出血・脳梗塞 無症候性脳血管障害 一過性脳虚血発作
心臓	左室肥大（心電図，心エコー） 狭心症・心筋梗塞・冠動脈再建 心不全
腎臓	タンパク尿（尿微量アルブミン排泄を含む） 低いeGFR[*2]（<60mL/分/1.73m^2） 慢性腎臓病（CKD）・確立された腎疾患 （糖尿病腎症・腎不全など）
血管	動脈硬化性プラーク 頸動脈内膜・中膜壁厚　>1.0mm 大血管疾患 閉塞性動脈疾患 （低い足関節上腕血圧比：ABI<0.9）
眼底	高血圧性網膜症

[*1] メタボリックシンドローム：
予防的な観点から以下のように定義する．
正常高値以上の血圧レベルと腹部肥満（男性85cm以上，女性90cm以上）に加え，血糖値異常（空腹時血糖110-125mg/dL，かつ/または糖尿病に至らない耐糖能異常），あるいは脂質代謝異常のどちらかを有するもの

[*2] eGFR（推算糸球体濾過量）は日本人のための推算式，
eGFR = 194 × Cr$^{-1.094}$ × 年齢$^{-0.287}$（女性は×0.739）
より得る

（日本高血圧学会．高血圧治療ガイドライン2009．東京：ライフサイエンス出版．より）

表2-4 血圧に基づいた脳心血管リスク層別化

収縮期血圧 （mmHg）	130未満	130～139	140～159	160～179	180以上
拡張期血圧 （mmHg）	85未満	85～89	90～99	100～109	110以上
高血圧の分類	正常血圧	正常高値血圧	Ⅰ度高血圧	Ⅱ度高血圧	Ⅲ度高血圧
リスク第一層 （危険因子なし）		付加リスクなし	低リスク	中等リスク	高リスク
リスク第二層 （糖尿病以外の1～2個の危険因子，メタボリック症候群がある）		中等リスク	中等リスク	高リスク	高リスク
リスク第三層 （糖尿病，慢性腎臓病，臓器障害／心血管病，3個以上の危険因子のいずれかがある）		高リスク	高リスク	高リスク	高リスク

（日本高血圧学会．高血圧治療ガイドライン2009．東京：ライフサイエンス出版．より）

Ⅱ-6 治療

1) 降圧薬の投与方法

　高血圧治療の目的は，高血圧の持続にともなう心血管病変の発症を予防することである．降圧治療は第一段階が生活習慣病の修正で，第二段階が降圧薬の投与である．

　降圧薬の投与に際しては，合併症のないⅠ度高血圧の場合は主要降圧薬から1剤の少量投与から開始して，降圧効果が十分でない場合は増量するか，あるいは他の降圧薬を併用する．

　Ⅱ度以上の高血圧では1剤を通常量投与するか，あるいは少量の2剤投与から始め，降圧効果が不十分なら各薬剤を通常量まで増量するか，併用の組み合わせを変えるか，あるいは3剤の併用投与に切り替える．必要なら4剤を併用投与する．

　2剤併用としては，（ARBあるいはACE）＋Ca拮抗薬，（ARBあるいはACE）＋利尿薬，Ca拮抗薬＋利尿薬，Ca拮抗薬＋β遮断薬が推奨される（図2-8）．

　「高血圧治療ガイドライン2009」（日本高血圧学会）における降圧目標は，若年者・中年者は130/85mmHg未満，高齢者は140/90mmHg未満，糖尿病，慢性腎臓病，心筋梗塞後患者は130/80mmHg未満，脳血管障害患者は140/90mmHg未満としている（表2-5）．

図2-8　2剤の併用

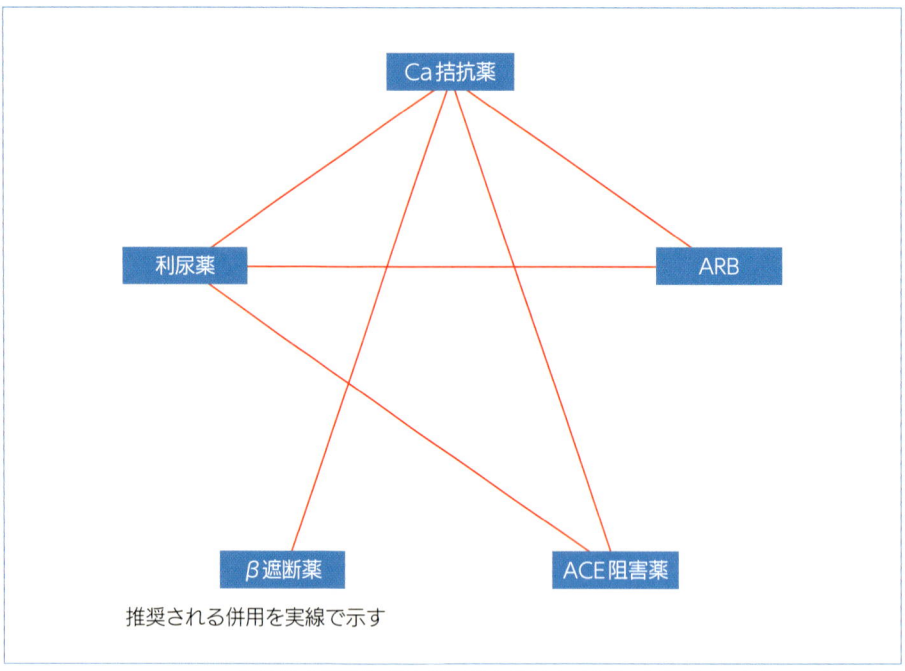

推奨される併用を実線で示す

（日本高血圧学会．高血圧治療ガイドライン2009．東京：ライフサイエンス出版．より）

表2-5　降圧目標

若年者・中年者	130/85mmHg未満
高齢者	140/90mmHg未満
糖尿病患者 慢性腎臓病患者 心筋梗塞後患者	130/80mmHg未満
脳血管障害患者	140/90mmHg未満

（日本高血圧学会．高血圧治療ガイドライン2009．東京：ライフサイエンス出版．より）

2）各種降圧薬の作用機序

現在使用されている主な降圧薬は，カルシウム（Ca）拮抗薬，アンジオテンシンⅡ受容体拮抗薬（angiotensin Ⅱ receptor blocker：ARB），アンジオテンシン変換酵素（angiotensin converting enzyme：ACE）阻害薬，利尿薬，β遮断薬（αβ遮断薬を含む），α遮断薬の6種類である**（表2-6，図2-9）**．

①Ca拮抗薬は，カルシウムチャネルを阻害することにより血管平滑筋を弛緩し，末梢血管抵抗を低下して降圧作用を発揮する．多くの症例で第一選択薬として使用される．

②ARBは，アンジオテンシンⅡタイプ1（AT$_1$）受容体に特異的に結合して，アンジオテンシンⅡの有する強力な血管収縮作用，循環血液量増加作用，交感神経活性亢進作用を抑制することにより血圧を低下させる．単独あるいはCa拮抗薬と併用して投与され，Ca拮抗薬に次いでよく用いられる降圧薬である．ACE阻害薬の投与により乾性咳がみられる患者にはARBが選択される．

表2-6 主な降圧薬

		一般名	商品名
Ca拮抗薬	ジヒドロピリジン系	アムロジピン ニフェジピン ニソルジピン ニカルジピン ニルバジピン アゼルニジピン マニジピン ベニジピン	ノルバスク, アムロジン アダラート バイミカード ペルジピン ニバジール カルブロック カルスロット コニール
	ベンゾチアゼピン系	ジルチアゼム	ヘルベッサー
ARB		ロサルタン カンデサルタン バルサルタン テルミサルタン オルメサルタン イルベサルタン	ニューロタン ブロプレス ディオバン ミカルディス オルメテック アバプロ, イルベタン
ACE阻害薬		カプトプリル エナラプリル ペリンドプリル リシノプリル デラプリル シラザプリル イミダプリル	カプトリル レニベース コバシル ロンゲス, ゼストリル アデカット インヒベース タナトリル
利尿薬	サイアザイド系	トリクロルメチアジド ヒドロクロロチアジド	フルイトラン ニュートライド
	カリウム保持性	トリアムテレン	トリテレン
	ループ系	フロセミド	ラシックス
	アルドステロン拮抗薬	エプレレノン スピロノラクトン	セララ アルダクトンA
β遮断薬	β₁選択性	アテノロール ビソプロロール ベタキソロール メトプロロール	テノーミン メインテート ケルロング セロケン, ロプレソール
		アセブトロール セリプロロール	アセタノール セレクトール
	非選択性	プロプラノロール ニプラジロール	インデラル ハイパジール
		カルテオロール ピンドロール	ミケラン カルビスケン
αβ遮断薬		カルベジロール ラベタロール	アーチスト トランデート
α遮断薬		ドキサゾシン ブナゾシン プラゾシン	カルデナリン デタントール ミニプレス

図2-9 各種降圧薬の作用機序

Ca拮抗薬

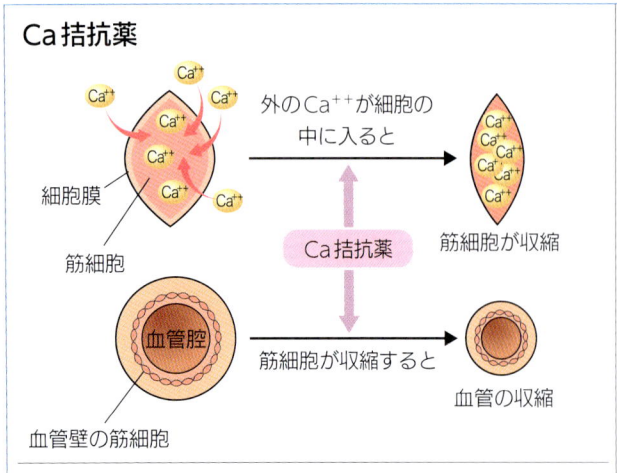

Caイオンが筋肉の細胞外から細胞の中に流入することによって筋細胞の収縮が起こる．この薬剤はCaイオンの細胞内への流入を阻害することにより血管平滑筋の緊張を低下させ，血圧を下げる

アンジオテンシン変換酵素阻害薬（ACE阻害薬）

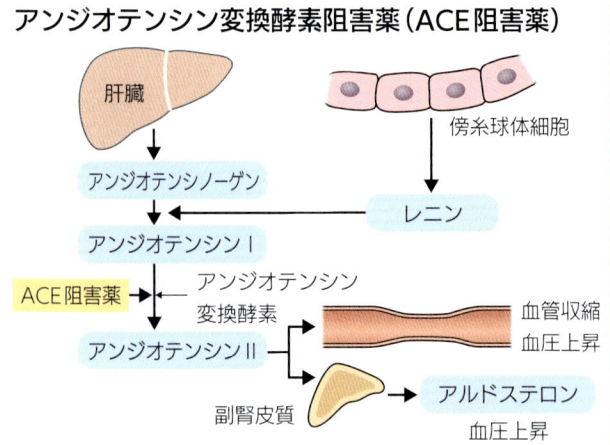

アンジオテンシンIからアンジオテンシンII（強力な昇圧物質）への変換を促進する酵素を阻害することにより，血圧を下げる

利尿薬

体内の水分を減らして血圧を下げる

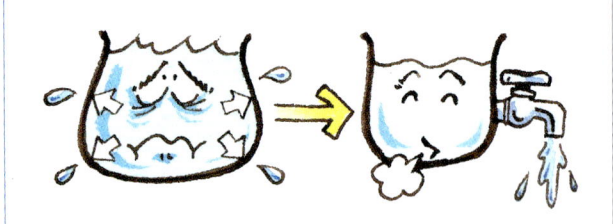

利尿作用によって循環血液量を減少させ血圧を下げる

α遮断薬とβ遮断薬

血管の収縮を阻止するα遮断薬／心臓の働きを楽にするβ遮断薬

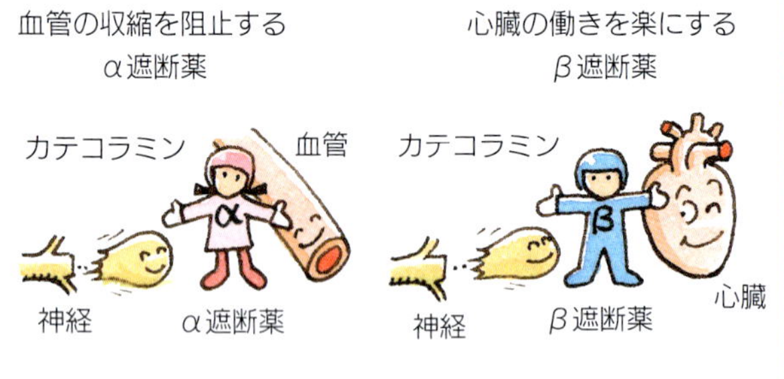

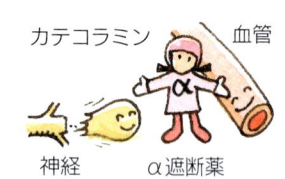

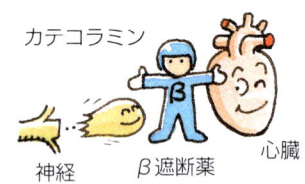

α遮断薬：α₁受容体（刺激により血管が収縮する）の遮断による降圧作用
β遮断薬：β₁受容体（刺激により心拍数が増え，心収縮力が増強する）の遮断による降圧作用

---

③ACE阻害薬は，レニン・アンジオテンシン系においてアンジオテンシンIをアンジオテンシンIIに変換する酵素（ACE）を阻害して，アンジオテンシンIIの産生を抑制することにより血圧を下げる．副作用として乾性咳が認められる．なおARBとACE阻害薬はともにレニン・アンジオテンシン（renin-angiotensin：RA）系を抑制するので，RA系阻害薬と呼ばれる．

④利尿薬は，腎尿細管においてNaと水の再吸収を抑制して，循環血液量を減少することにより降圧効果をもたらす．サイアザイド系利尿薬が主に選択される．ループ系利尿薬はサイアザイド系に比べて利尿作用は強いが降圧作用は弱い．

⑤β遮断薬は，心拍出量の減少，レニン産生の抑制，中枢性交感神経抑制作用などにより血圧を下げる．なお中枢性交感神経抑制とは，延髄の血管運動中枢を抑制することにより交感神経活動を抑制することである．

⑥α遮断薬は，交感神経の節後線維末端の血管平滑筋に存在するα₁受容体を選択的に遮断して血管拡張作用を示す．

III 高血圧と歯科治療

　わが国は世界でも例をみないスピードで人口の高齢化が進んでいる．平成23年の高齢化率は23.3％に達した．4人に1人が65歳以上という超高齢社会の到来もそう遠くない．人口の高齢化にともない歯科臨床の現場においても循環器疾患，なかでも高血圧を合併する高齢患者が今後ますます多くなることが予想される．

　歯科治療時には，歯科治療に対する不安感や恐怖心などの精神的ストレス，注射刺入時や治療中の痛みといった身体的ストレス，さらに歯科用局所麻酔薬に添加されているアドレナリンの投与などにより循環動態が変動しやすい．とくに高血圧患者では血圧が著しく上昇して，高血圧性脳症や脳出血など重篤な全身的偶発症の起こる危険性がある．

　生体に種々のストレスが加わると，そのストレッサーは大脳辺縁系で感受され視床下部へ伝えられ，ここから2つの経路，交感神経―副腎髄質系と視床下部―下垂体―副腎皮質系に分かれる．交感神経―副腎髄質系では，交感神経末端からノルアドレナリンが遊離するとともに副腎髄質からアドレナリンとノルアドレナリンが分泌される．視床下部―下垂体―副腎皮質系では，視床下部から副腎皮質刺激ホルモン放出ホルモンが分泌され，これが下垂体前葉から副腎皮質刺激ホルモンの分泌を促し，副腎皮質刺激ホルモンは副腎皮質に作用してグルココルチコイドの分泌が促進される．これらストレスによって分泌が促進されるノルアドレナリン，アドレナリン，グルココルチコイドはいずれも血圧上昇作用があり，高血圧が惹起される．

　高血圧患者における歯科治療上の問題点は，著しい血圧上昇である．それをいかに防ぐか，上昇した場合はどうすればよいのかを知らなければならない．

III-1 高血圧患者の問診の取り方

1) 高血圧患者を発見する

　初診時に患者が記入する問診票を見れば高血圧の既往がわかるし，薬剤手帳を見れば降圧薬の種類を知ることができる．

　高血圧患者では脳血管障害，狭心症，心筋梗塞，心不全，糖尿病，慢性腎臓病などの臓器障害を合併していることがあるし，二次性高血圧では原因疾患として原発性アルドステロン症，大動脈弁閉鎖不全症，甲状腺機能亢進症などを合併していることがある（**表2-2，図2-10**）．このような疾患の既往があれば，初診時に血圧を測定して高血圧の合併を調べる．また65歳以上の高齢者では，基礎疾患がなくても初診時に必ず血圧を測定して高血圧の有無を知る．

図2-10 高血圧の原因疾患，あるいは合併症

心肥大　心不全　慢性腎臓病　脳卒中　狭心症　心筋梗塞　高アルドステロン症　甲状腺機能亢進症

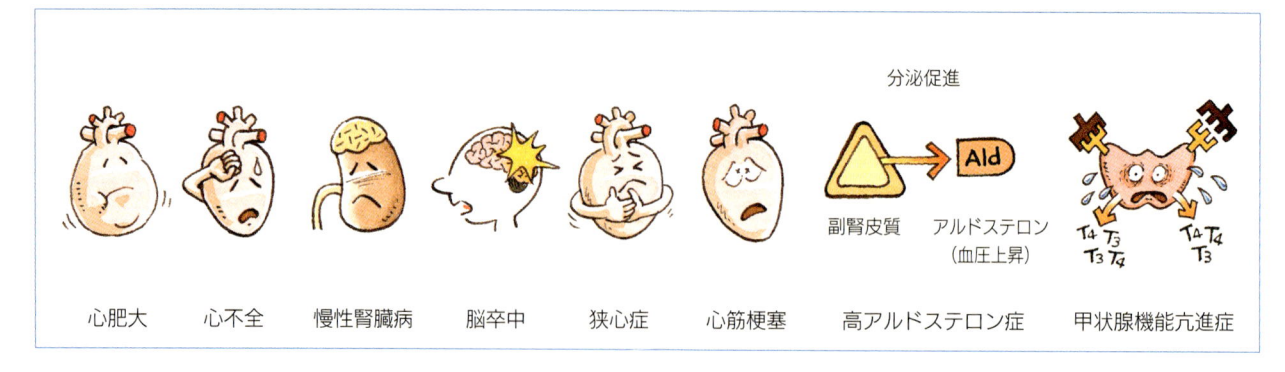

副腎皮質 → Ald アルドステロン（血圧上昇）　分泌促進

表2-7 高血圧患者のリスク評価と対応方法

患者の分類	高血圧の既往	高血圧症状	内科治療	対応方法
歯科で血圧が高いことを初めて知った	(−)	(−)	(−)	内科受診させて，血圧がコントロールされてから歯科治療を始める
血圧が高いことは知っていたが，放置していた	(+)	(+ or −)	(−)	
高血圧による症状のある時だけ内科治療を受け，症状がなくなると放置する	(+)	(+)	(±)	
定期的に内科治療を受け，降圧薬をずっと服用している	(+)	(−)	(+)	日頃の血圧がコントロールされていることを確認してから歯科治療を始める

2）高血圧の重症度を評価する

（1）リスク評価と対応方法（表2-7）

①歯科で血圧が高いことを初めて知った患者，高血圧は知っていたが放置していた患者は，内科医による血圧のコントロールが行われていないので歯科治療は危険である．歯科治療の前に内科を受診させ，血圧がコントロールされてから歯科治療を行う．

②頭痛，めまいなどの高血圧症状のあるときだけ内科で薬をもらって服用し，1～2週間で症状がおさまれば通院をやめてしまった患者も，歯科治療の前に内科を受診させる．

③内科治療が行われている患者は比較的血圧がよくコントロールされている場合が多いが，歯科治療前に日頃の血圧値がどのくらいかを確認しておく．

（2）高血圧症状の有無

日頃から血圧の高い患者の多くは頭痛，めまい，肩こり，耳鳴りなどの高血圧症状を自覚しているが，逆に血圧が相当高くても何ら症状もなく，普段と変わらない生活をしている患者もいる．自覚症状の有無と高血圧の重症度とは必ずしも一致しないので注意しなければならない．

（3）合併症の有無

血圧の高い状態が長期間続いていれば，心血管系に二次的な障害を引き起こしている可能性がある．脳血管障害，狭心症，心筋梗塞，慢性腎臓病などの合併症を有する患者は，血圧だけが高くて臓器障害のない患者に比べてリスクが高く，歯科治療中に全身的偶発症が起こりやすい．

(4) 最近の血圧変動

最近の血圧の値とその変動幅を知ることは大切である．血圧手帳に記録している患者もいる．日頃の血圧の変動幅が大きい患者やときどき160mmHg以上を示す患者は，歯科初診時の血圧が比較的低い値を示しても，歯科治療中に血圧が急上昇することがある．

3) 主治医から情報を得る

高血圧のために内科治療を受けているのに初診時の収縮期血圧が160mmHg以上を示すような患者については，内科主治医とコンタクトをとり，血圧のコントロール状態に関する情報を得る．

また合併症のある場合には，基礎疾患の発症時期，症状の経過，最近の症状および重症度について情報を得る．

4) どのような薬を服用しているか

高血圧患者はCa拮抗薬，ARB，ACE阻害薬などを服用していることが多いが，高血圧が重症になるほど，作用の異なる降圧薬を2種，あるいはそれ以上組み合わせて処方されるので，処方されている降圧薬によって重症度をある程度推測することができる．

たとえば初診時150/90mmHgという血圧を示す患者でも，Ca拮抗薬のみを服用している場合は比較的リスクが低いが，複数の降圧薬をあわせて服用している場合は，より重症な高血圧患者といえる．

ただ降圧薬は高血圧以外の疾患においても処方されるので，降圧薬を服用しているからといって必ずしも高血圧があるとは限らない(**表2-8**)．

表2-8 主要降圧薬の積極的適応

	Ca拮抗薬	ARB/ACE阻害薬	利尿薬	β遮断薬
左室肥大	●	●		
心不全		●*1	●	●*1
心房細動(予防)		●		
頻脈	●*2			●
狭心症	●			●*3
心筋梗塞後		●		●
タンパク尿		●		
腎不全		●	●*4	
脳血管障害慢性期	●	●	●	
糖尿病/MetS*5		●		
高齢者	●*6	●	●	

*1 少量から開始し，注意深く漸増する　*2 非ジヒドロピリジン系Ca拮抗薬　*3 冠攣縮性狭心症には注意
*4 ループ利尿薬　*5 メタボリックシンドローム　*6 ジヒドロピリジン系Ca拮抗薬

(日本高血圧学会．高血圧治療ガイドライン2009．東京：ライフサイエンス出版．より)

III-2 ■ 高血圧患者の歯科治療に際しての注意点

1) 重症度に基づいた歯科治療

(1) 高血圧の重症度と歯科治療内容

①高血圧分類のⅠ度の患者（収縮期血圧140〜159 mmHg）は通常の歯科治療ができる．

②Ⅱ度の患者（収縮期血圧160〜179 mmHg）は歯科治療のリスクが高いので短時間（30分以内）の歯科処置にとどめるか，あるいは約30分ごとに休憩を入れるようにする．埋伏歯の抜去などの口腔外科処置は，大学病院か大きな病院に依頼したほうがよいだろう．

③脳血管障害，狭心症，心筋梗塞，慢性腎臓病などを合併したⅡ度の患者およびⅢ度の患者（収縮期血圧≧180 mmHg）は非常にリスクが高いので歯科治療は危険である（表2-9）．歯科治療の前に内科医にコンサルトすべきである．

(2) 歯科治療中の血圧変動の予測

歯科治療中の血圧変動は，患者の高血圧の重症度以外に歯科治療が患者に与える身体的，精神的ストレスによっても左右される．ストレスの大きさは，一般的に言って保存処置よりも口腔外科手術のほうが大きい．しかし，歯科治療に対して非常に強い不安感や恐怖心をもっている患者では，たとえ簡単な処置であっても大きなストレスとなりうる．

歯科治療中の血圧の動向をあらかじめ把握するために，本格的な歯科治療を始める前に短時間ですむ簡単な処置を1〜3回行ってみるとよい．そうすることによって，

①どの程度血圧が上昇するのか
②回復にどのくらいの時間を要するか
③血圧の変動幅はどのくらいか
④どのような処置で血圧が上がりやすいのか

など，個々の患者における歯科治療中の血圧変動に関する情報を得ることができるだろう．

表2-9 高血圧の重症度と歯科治療内容

	Ⅰ度高血圧 収縮期血圧140〜159 mmHg または 拡張期血圧90〜99 mmHg	Ⅱ度高血圧 収縮期血圧160〜179 mmHg または 拡張期血圧100〜109 mmHg	Ⅲ度高血圧 収縮期血圧≧180 mmHg または 拡張期血圧≧110 mmHg
基礎疾患の合併なし	通常の歯科治療可能	短時間の歯科治療可能	歯科治療は危険
脳血管障害，狭心症，心筋梗塞，慢性腎臓病の合併あり	通常の歯科治療可能	歯科治療は危険	歯科治療は危険

(3) 抜歯の時期
①初診日の抜歯は避ける
　初診の日に抜歯するのは好ましくない．抜歯は患者に与えるストレスが大きいばかりでなく，途中で処置を中断することができない．それに比べて根管治療や保存処置などはストレスが小さいだけでなく，万一治療中に血圧が急上昇しても，歯科処置を中止して次回にまわすことができる．初めは簡単な処置から始めて，徐々に患者を歯科治療に慣れさせるようにする．

②信頼関係を確立する
　初診から間もない頃は治療中に血圧が大きく変動した患者でも，何度か治療して歯科医師と親しくなり信頼感が生まれてくると血圧変動が少なくなる傾向がある．そうなれば治療時間を長くすることができるうえに，より難しい処置をしてもそれほど血圧が上がらなくなる．つまり慣れてくると，患者自身が歯科治療に耐えられるだけの精神的余裕がでてくる．また歯科医師にとっても，その患者においてどのような処置をすればどの程度血圧が上がるかの見当がつくので，安心して抜歯できるようになる．

③不安感や恐怖心を理解する
　抜歯に対する患者の不安感や恐怖心の強さは歯科医師が考えている以上に大きく，また抜歯の難易度とは必ずしも一致しない．たとえば歯周病で動揺も大きく簡単に抜けそうな歯であっても，恐怖心の強い患者ではかなりのストレスとなり，著しい血圧上昇をまねくことがある．患者の不安感や恐怖心を理解して可及的にストレスを軽減しなければならない．

④当日に体調をたずねる
　何度か歯科治療を行い比較的血圧が安定していた患者でも，前夜歯が痛くて眠れなかったり，風邪をひいて体調が悪いと歯科治療中に血圧が急上昇することがある．歯科治療を始める前に体調をたずね，調子が悪いようならその日は抜歯しないほうがよい．

2) 降圧薬服用患者に対する注意
①血圧は午後よりも午前中のほうが安定しているし，降圧薬は朝食後に服用することが多いので，効果発現時間も考慮して，歯科治療は朝食1時間以後が望ましいといえる．
②降圧薬は処方どおりに服用しない（飲み忘れ，勝手に量を減らすなど）と血圧が上昇しやすいので，歯科治療前に降圧薬の服用を確認する必要がある．
③降圧薬を複数服用している高齢患者は起立性低血圧を起こしやすく，治療後にデンタルチェアの背板を急に起こすと，めまい，ふらつき，立ちくらみを訴えることがある．背板はゆっくりと起こし，患者がチェアから立ち上がる際は，まず足を床につけてから立ち上がるようにする．あるいはバランスを崩さないようにアシスタントが患者の身体を支えるようにする．

3) 著しい血圧上昇に対する注意
(1) 高血圧性脳症
　血圧が著しく上昇して，平均血圧が150 mmHg以上になると，脳血流の自己調節能が破綻して脳血流量の増加と脳圧亢進により脳浮腫が起こる．長期の

高血圧患者では血圧が220/110mmHg（平均血圧147mmHg）以上，正常血圧患者では160/100mmHg（平均血圧120mmHg）以上に上昇すると発症しやすいといわれている．

臨床症状としては激しい頭痛，悪心・嘔吐，意識障害，痙攣などがみられ，脳動脈の破裂，脳出血，昏睡状態から死に至る．

急激な降圧は脳虚血になりやすいので，とりあえず血圧が180/120mmHg程度になるように，Ca拮抗薬を持続投与しながら緩徐な降圧を図る．

（2）高血圧緊急症

高血圧緊急症という言葉がある．これは血圧の著しい上昇（収縮期血圧180～200mmHg以上，拡張期血圧120～140mmHg以上）により脳，心臓，腎臓，大血管などの標的臓器に急性の障害が生じている病態で，高血圧性脳症のほかに，急性大動脈解離を合併した高血圧，肺水腫をともなう高血圧性急性左心不全，高度の高血圧をともなう急性冠症候群などを含む概念である．

（3）歯科治療時の血圧

歯科治療時の血圧に関しては日頃の血圧にもよるが，一般に収縮期血圧が200mmHg以上に上昇すると脳血管障害を有意に発症しやすいといわれているので，収縮期血圧が200mmHgに上昇したら「危険」と考える．

しかし，歯科治療を中断してすぐに血圧が低下するわけではない．中断後も上昇傾向が続く場合もある．歯科治療内容やストレスの程度にもよるだろう．もちろん患者の個人差もある．このようなことを考慮すれば，歯科治療の中断と安静は余裕をもって行うべきである．収縮期血圧が180mmHgになったら，とりあえず歯科治療を中断して安静を図るべきであると考える．拡張期血圧に関しては高血圧緊急症で記載したように120mmHg以上は「危険」と考える．

4）歯科治療中のストレス軽減

高血圧患者において，歯科治療中の血圧上昇を引き起こす主な要因は，歯科治療に対する不安感や恐怖心といった精神的ストレス，注射時や治療中の疼痛刺激，アドレナリンの大量投与の3種類である．これらの要因は高血圧患者に限らずすべての高齢有病者にあてはまる．

（1）精神的ストレスの軽減

歯科治療に対して恐怖心を抱いている患者に「歯科治療は怖くないですよ」といくら言ってもあまり効果はない．「怖いものは怖い」からである．不安感や恐怖心を軽減するには少し薬の力を借りて，笑気吸入鎮静法や静脈内鎮静法を行うのが効果的である．

著者はこれらの精神鎮静法に加えて「お気に入りのCD」を持参してもらってヘッドフォンで楽しむ「リラックス歯科」という方法を実践している．有線放送と違ってヘッドフォンを使うので，タービンの音や金属器具の摩擦音が気にならず大変好評である．

（2）確実な局所麻酔効果

局所麻酔注射時の穿刺痛は表面麻酔薬の使用により軽減できるし，薬液注入時の痛みはゆっくり注入することで軽減できる．治療中の疼痛刺激は，治療前に十分量の局所麻酔薬を投与することにより回避できる．要するに「確実に麻酔を効かせること」が重要である．

中毒やアレルギーを恐れて少量しか投与しないと，治療中に痛みを訴える．痛みの訴えに応じて局所麻酔注射を何度も繰り返すうちに，いつの間にかアドレナリンの投与量が増加してしまう．疼痛刺激により副腎髄質から分泌される内因性のアドレナリンと，局所麻酔注射の繰り返しにより投与された外因性のアドレナリンにより，アドレナリンの血中濃度はますます上昇してしまう．

(3) アドレナリンの投与量

アドレナリンの投与量を少なくするには2通りの方法がある．1つは低濃度アドレナリンを使用する方法であり，もう1つはフェリプレシンを併用する方法である．

低濃度アドレナリンは市販されていないので，歯科医師自らが希釈して1/20万アドレナリン添加2％リドカイン溶液を作らなければならない．

一方，フェリプレシンを併用する方法は，市販の1/8万アドレナリン添加2％リドカインを投与して，もしも血圧と脈拍数が増加するようならシタネスト-オクタプレシン®を追加投与する方法で，これはアドレナリンを希釈するよりも手間がかからない．

5) 歯科用局所麻酔薬に対する注意

(1) アドレナリン添加局所麻酔薬

①添付文書の記述

一般名「リドカイン塩酸塩・アドレナリン注射液」の添付文書には，原則禁忌として高血圧，動脈硬化，心不全，甲状腺機能亢進症，糖尿病が列記されている．原則禁忌とは「基本的には使用してはいけないが，どうしても使用しないと治療に差し支えると主治医が判断した場合のみ，主治医の責任において使用することが認められている」という意味である．高齢者に関しては「慎重投与」と記されているので患者のリスク判定を行い，種々のモニタリング機器を装着して注意深い全身管理の下に慎重に投与しなければならない．

②抜歯時の使用方法

このような添付文書の記載を考慮すると，高血圧を合併していて，しかも高齢者の場合には，精神鎮静法により精神的・身体的ストレスの軽減を図りながら，自動血圧計を用いて血圧，脈拍数，SpO_2などをモニタしてその変動に注意しながら，歯科医師の責任において慎重に使用しなければならないということになる．

けっしてアドレナリンを使用するなと言っているわけではなく，注意深いモニタリングの下にアドレナリンの投与量をなるべく少なくする方法，つまり低濃度アドレナリン（たとえば1/20万や1/16万）の使用，あるいはシタネスト-オクタプレシン®との併用により歯科治療を行うということである．

(2) シタネスト-オクタプレシン®（一般名：プロピトカイン-フェリプレシン）

一般にシタネスト-オクタプレシン®は「効かない」と思われているが，それは誤解である．確かに麻酔効果増強作用と局所止血作用という点において，リドカイン-アドレナリンに勝るものはない．フェリプレシンはアドレナリンに比べると，麻酔効果増強作用も局所止血作用も弱い．

①アドレナリンとの比較

シタネスト-オクタプレシン®はリドカイン-アドレナリンに比べて「効きに

くい」麻酔薬であるが,「効かない」麻酔薬ではない.プロピトカイン（プリロカインともいう）とリドカインは非常によく似た局所麻酔薬であるが,効果発現はプロピトカインのほうが少し遅い.麻酔効力もプロピトカインのほうがやや弱い.持続時間もやや短い.それに加えて,フェリプレシンの血管収縮作用はアドレナリンほど強くない.だから「効きにくい」ということになる.

②抜歯時の使用方法

解決方法は少し多めに投与して,少し長めに待つ.具体的に言えば,少なくともカートリッジ1本以上は投与して注射後3分間待つ.さらにアドレナリンと併用すれば,両薬剤のもつ長所が互いに生かせる.

要するに,シタネスト-オクタプレシン®という歯科用局所麻酔薬の麻酔効力や止血効果は1/30万アドレナリン添加2%リドカインにほぼ相当すると考えればわかりやすい.

(3) スキャンドネスト®（一般名：メピバカイン）

メピバカインもリドカインと非常によく似た局所麻酔薬である.著者はリドカイン,プロピトカイン,メピバカインを「局麻の三羽がらす」と呼んでいる.

①メピバカインの特徴

麻酔効力はリドカインとほぼ同程度で,作用発現もほとんど等しい.作用持続時間はむしろ少し長い.相違点は血管拡張作用で,3%メピバカイン溶液は弱いながらも血管収縮作用があるので,血管収縮薬を添加せずに単味で使用することができるといわれている.

しかし血管収縮薬を添加しないで投与すると,やはり血管収縮作用が弱く,麻酔持続時間が短いことは否定できない.歯科治療時間は30分以内に限られる.歯科治療中に痛みを訴え,追加投与を繰り返すうちに局所麻酔薬の投与量が多くなってしまうし,痛み刺激により内因性アドレナリンの分泌量が増加してしまう.

②抜歯時の使用方法

したがって,30分以上の歯科処置では上述のように低濃度アドレナリンを使用するか,あるいはリドカイン-アドレナリンにシタネスト-オクタプレシン®を併用する方法がよいだろう.それなら,リドカイン-アドレナリンにスキャンドネスト®を併用する方法はどうだろうかという疑問が生じるかもしれないが,これははっきりしている.麻酔持続時間がスキャンドネスト®よりもシタネスト-オクタプレシン®のほうがずっと長いので,やはりリドカイン-アドレナリンにシタネスト-オクタプレシン®を併用する方法がよいという結論になる.

6) 歯科治療中のモニタリング

(1) 自動血圧計による血圧測定

①デンタルチェアに患者を座らせ処置前の血圧を測定する.処置前の血圧値は治療中に異常な反応が起こった場合や,緊急処置を行う場合の基となるので大切な情報である.

②血圧測定には自動血圧計を使用する.自動血圧計は血圧だけではなく,脈拍数や経皮的動脈血酸素飽和度（SpO$_2$）も同時にモニタできるので便利である.マンシェット（カフ）はパルスオキシメータのプローブと反対側の上腕に巻く.

③上腕動脈を心臓と同じ高さにする.心臓より高いと低値,低いと高値を示す.

表2-10 血圧変動と歯科治療

収縮期血圧	歯科治療
200mmHg	歯科治療の続行は危険である
180mmHg	歯科治療を中断して，安静にする
160mmHg	要注意，いつでも中断できる体制をとる
	歯科治療を開始，継続してもよい

表2-11 血圧変動と歯科用局所麻酔薬

収縮期血圧	歯科用局所麻酔薬
180mmHg	歯科治療を中断して，安静にする
	1/8万アドレナリン添加2％リドカイン1/2カートリッジ投与（必要ならシタネスト-オクタプレシン3カートリッジ以内）
160mmHg	1/8万アドレナリン添加2％リドカイン1カートリッジ投与（必要ならシタネスト-オクタプレシン3カートリッジ以内）
140mmHg	1/8万アドレナリン添加2％リドカイン2カートリッジ投与

④カフの幅は12〜15cm（成人用13cm）とする．狭すぎると高値，広すぎると低値を示す．
⑤カフはパルスオキシメータのプローブと反対側の上腕に巻く．
⑥巻く強さは指が1〜2本入る程度とする．ゆるすぎると高値，きつすぎると低値を示す．
⑦歯科治療中は5〜10分間隔で血圧を測定する．自動血圧計では測定間隔を任意に設定することができる．血圧が大きく変動する場合には測定間隔を短くする．
⑧血圧を気にしている神経質な患者はディスプレイに表示された測定値を見て，かえって不安になり，血圧の上がることがあるので見えないように注意する．

（2）血圧変動と歯科治療の進め方

治療中は血圧を測定しながら，**表2-10**を参考に治療の継続と中断を決定する．
①収縮期血圧が160mmHg以下なら，青信号と判断して歯科治療を開始してもよいし，そのまま継続することができる．
②収縮期血圧が160〜180mmHgになったら黄色の信号と考える．要注意である．いつでも中断できる体制をとる．すぐに抜けるような歯なら抜いてしまうし，これから抜歯するのなら少し待つ．
③収縮期血圧が180mmHg以上に上昇したら赤信号である．ただちに歯科治療を中断して安静にする．しばらくして血圧が安定して青信号になったら治療を再開する．

(3) 血圧変動と局所麻酔薬の使い方

　局所麻酔注射を行うときは，**表2-11**を参考に局所麻酔薬の種類と投与量を決定する．

①収縮期血圧が140mmHg以下なら，1/8万アドレナリン添加2％リドカインを2カートリッジ（3.6mL）まで投与できる．

②収縮期血圧が140～160mmHgなら，1/8万アドレナリン添加2％リドカインを1カートリッジ（1.8mL）投与して1～2分間，血圧と脈拍数をモニタする．変化がなければさらに同量を追加投与できる．もし血圧と脈拍数が増加するようなら，シタネスト-オクタプレシン®に変更する．シタネスト-オクタプレシン®はカートリッジ3本（5.4mL）まで投与できる．

③収縮期血圧が160～180mmHgなら，1/8万アドレナリン添加2％リドカインを1/2カートリッジ投与して1～2分間，血圧と脈拍数をモニタする．変化がなければさらに同量を追加投与できる．もし血圧と脈拍数が増加するようなら，シタネスト-オクタプレシン®に変更する．シタネスト-オクタプレシン®はカートリッジ3本まで投与できる．

④収縮期血圧が180mmHg以上に上昇したら，歯科治療を中断して安静にしなければならないので局所麻酔注射は必要ない．

7) 血圧上昇時の救急処置

　もしも歯科治療中に血圧が著しく上昇したら，ただちに歯科治療を中断して救急処置を行う．

①デンタルチェアの背板を挙上し，座位ないしは半座位にして安静を保つ．

②心筋酸素消費量の増加を考慮して，酸素吸入（約5L/分）を行ってもよい．

③収縮期血圧200mmHg以上が持続するとき，あるいは中枢神経症状が認められるときは内科主治医に連絡してその指示に従う．

④血圧上昇が持続して降圧薬を投与する場合には，ニフェジピン（アダラート®）5～10mgを経口投与する．効果発現には20～30分かかる．

⑤症状が激烈で，ただちに降圧を図りたいときは，ジルチアゼム（ヘルベッサー®）を5mgずつ，ないしはニカルジピン（ペルジピン®）を1mgずつ静注する．ただし急激な降圧は危険である．

8) 実際の歯科治療方法

　高血圧患者に歯科治療を行う際には，下記のような注意が必要である．

①当日は，いつもの降圧薬をいつもどおり服用したことを確認する．

②自動血圧計を使用して血圧，脈拍数，SpO_2をモニタする．

③精神鎮静法やリラックス歯科を利用して精神的ストレスを軽減する．

④歯科治療中は5～10分ごとに血圧を測定しながら，**表2-10**を参考に歯科治療の中断・継続を決定する．

⑤局所麻酔注射を行うときは，**表2-11**を参考に歯科用局所麻酔薬の種類と投与量を決定する．

⑥刺入時には表面麻酔を併用して穿刺痛を軽減し，局所麻酔薬はゆっくりかつ十分量を投与して確実に局所麻酔を効かせる．

⑦こうして「怖くない・痛くない」歯科治療を行う．

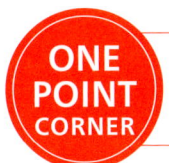

ONE POINT CORNER 高血圧患者では，血圧が180mmHgに上昇したら休憩しよう！

俳句で覚える基礎疾患

「高血圧」

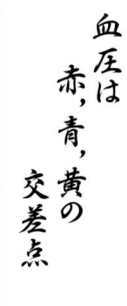

血圧は 赤，青，黄の 交差点

[解　説]

　収縮期血圧が160mmHg以下なら青信号と考えて，歯科治療を開始・続行できるが，血圧が160mmHg以上になれば黄色の信号と考える．要注意である．もう少しで抜けそうな歯なら抜いてしまうし，2本目を抜く前なら止めておく．イエローストップである．血圧が180mmHg以上になったら赤信号である．治療をただちに中断して安静にする．

　このように血圧変動を交差点の信号になぞらえて，歯科治療を開始・続行・中断すれば，著しい血圧上昇をきたすことなく，偶発症も防ぐことができる．

〈参考文献〉
1. 日本高血圧学会高血圧治療ガイドライン作成委員会(編集). 高血圧治療ガイドライン2009. 東京：ライフサイエンス出版, 2009.
2. 高久史麿, 尾形悦郎, 黒川清, 矢崎義雄(監修). 新臨床内科学. 第9版. 東京：医学書院, 2009.
3. 杉本恒明, 矢崎義雄(総編集). 内科学. 第9版. 東京：朝倉書店, 2008.
4. 浦部晶夫, 島田和幸, 川合眞一(編集). 今日の治療薬2012 解説と便覧. 第34版. 東京：南江堂, 2012.
5. 西田百代. イラストでわかる有病高齢者歯科治療のガイドライン. 東京：クインテッセンス出版, 2004.
6. 椙山加綱(編著). ヒヤリ・ハット こんなときどうする？ 歯科治療時の救急テクニック1. 第2版. 京都：永末書店, 2011.
7. 丹羽均, 澁谷徹, 城茂治, 椙山加綱, 深山治久(編集). 臨床歯科麻酔学. 第4版. 京都：永末書店, 2011.
8. 金子譲(監修), 福島和昭, 原田純, 嶋田昌彦, 一戸達也, 丹羽均(編). 歯科麻酔学. 第7版. 東京：医歯薬出版, 2011.
9. 椙山加綱. 今後の社会情勢からみた歯科用局所麻酔薬の再検討(2). 日歯評論　2005；750：155-163.
10. 椙山加綱. 新歯科全身管理学. 東京：日本歯科新聞社, 2004.
11. 真鍋庸三. 4. 基礎疾患に関連して起こる全身的偶発症(1). 特集：歯科治療時の全身的偶発症と全身管理法. 歯科医療　2011；25：29-40.
12. 嶋田昌彦, 宮脇卓也, 高田耕司, 吉村節, 大井久美子. 浸潤麻酔, 伝達麻酔における3％塩酸メピバカイン(NSY-101)の臨床的有用性. 日歯麻誌 2002；30(1)：48-61.

第3章

狭心症患者の歯科治療

I 冠循環の生理

I-1 ■ 冠循環の調節

　心臓は絶え間なく収縮と拡張を繰り返して全身に血液を送り出している．心臓がこのようなポンプ作用を続けていくためには，心筋そのものがかなりのエネルギーを必要とする．心筋の収縮に必要な酸素や栄養を含んだ血液を心筋に運ぶ血管を冠動脈という**(図3-1)**．心仕事量が増大して心筋の酸素消費量が増加すると，この増加した分の酸素は通常冠動脈を拡張して血液量を増加することによってまかなわれる．

I-2 ■ 動脈硬化と冠予備能

　正常な冠動脈は必要に応じて安静時の3～4倍の動脈血を供給することができる．最大冠血流量と安静時の冠血流量の差を冠予備能という．すなわち，冠血流量を増やす予備力のことである．

　正常な冠動脈はこの予備能が大きいが，動脈硬化性に内腔狭窄を起こしている場合には，冠予備能が小さくなる**(図3-2，3-3)**．ということは，心仕事量が増大して心筋酸素消費量が増加したとき，その増加した分の酸素を心筋に送ることができなくなるというわけである．

図3-1　冠動脈

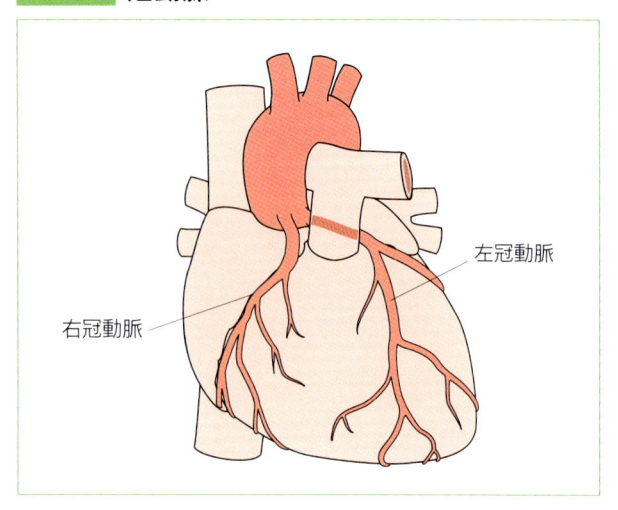

図3-2　動脈硬化の起こり方

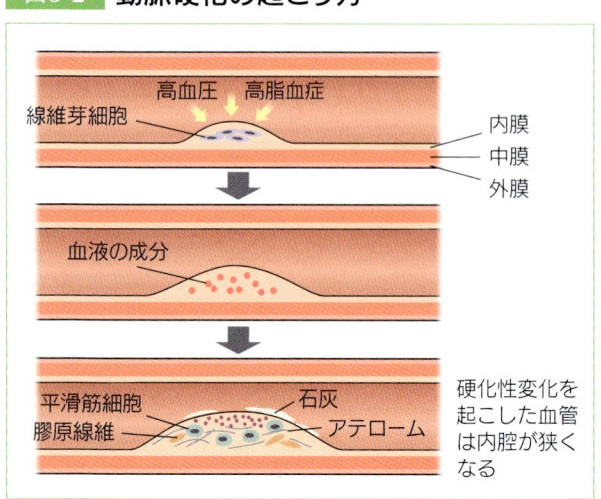

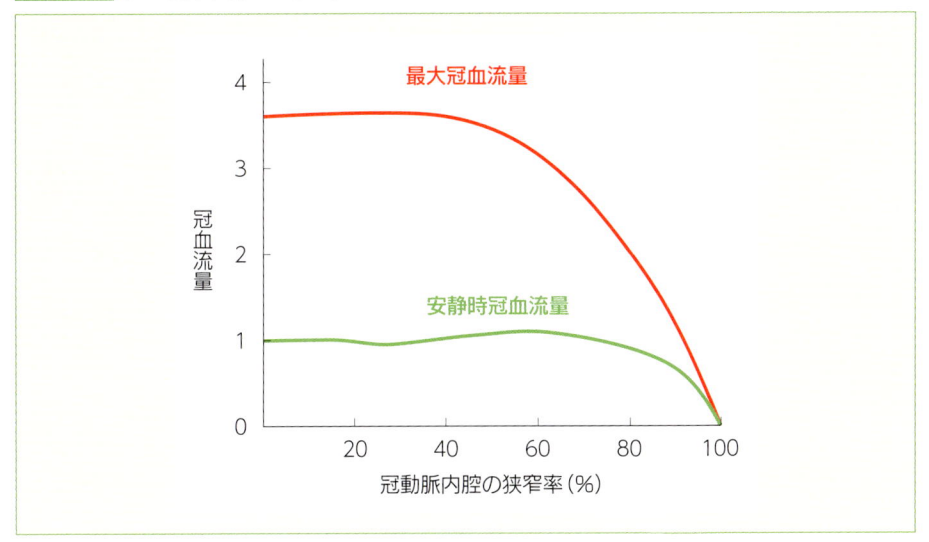

図3-3 冠動脈内腔の狭窄度と冠血流量

II 狭心症の基礎医学

II-1 定　義

狭心症とは，冠動脈の動脈硬化や攣縮により生じる一過性の心筋虚血（心筋の酸素不足）のために，胸痛や胸部圧迫感などの症状を呈する症候群をいう．

II-2 分　類

狭心症は誘因，発現機序，経過の観点から，次のように分類される（**表3-1**）．

表3-1 狭心症の分類

誘因の観点	
労作狭心症	身体・精神活動など心筋酸素消費量の増大により起こる
安静狭心症	心筋酸素消費量の増大などの誘因がない安静時に起こる
発現機序の観点	
器質性狭心症	冠動脈硬化による狭窄のため冠血流量の増加が制限される
冠攣縮性狭心症	冠動脈が攣縮することにより冠血流量が減少する
経過の観点	
安定狭心症	発作の経過や出現条件がほぼ一定で安定している
不安定狭心症　新規発症型　急性増悪型	狭心症のなかで，もっとも急性心筋梗塞に移行しやすい　発作が労作時や安静時に出現し始めて3週間以内の場合　頻度，強度，持続時間，硝酸薬反応性がしだいに増悪してきた場合

1）誘因による分類

狭心症は誘因の観点から労作狭心症，安静狭心症，労作兼安静狭心症に分けられる．

冠動脈が動脈硬化により狭窄した場合でも，安静時には心筋に必要な血液量はなんとか供給できている．しかし，運動（労作）などで心筋の酸素消費量が増加したときには，それに見合うだけの冠血流量を増加させることができなくなり，心筋が酸素不足に陥り，臨床的に胸痛が出現する．これを労作狭心症という（図3-4～3-6）．労作狭心症は運動時だけではなく，怒り，不安，恐怖といった情動変化，精神活動によっても誘発される（図3-7）．

図3-4 労作狭心症の発症メカニズム

冠動脈硬化
↓
血管内腔の狭窄
↓
冠血流量の減少

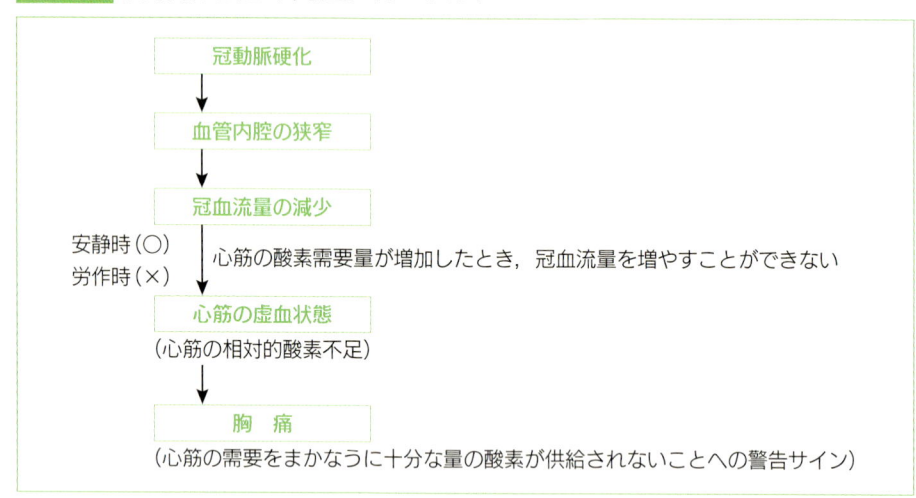

安静時（○）
労作時（×）　心筋の酸素需要量が増加したとき，冠血流量を増やすことができない

↓
心筋の虚血状態
（心筋の相対的酸素不足）
↓
胸痛
（心筋の需要をまかなうに十分な量の酸素が供給されないことへの警告サイン）

図3-5 冠動脈の動脈硬化と狭心症発作

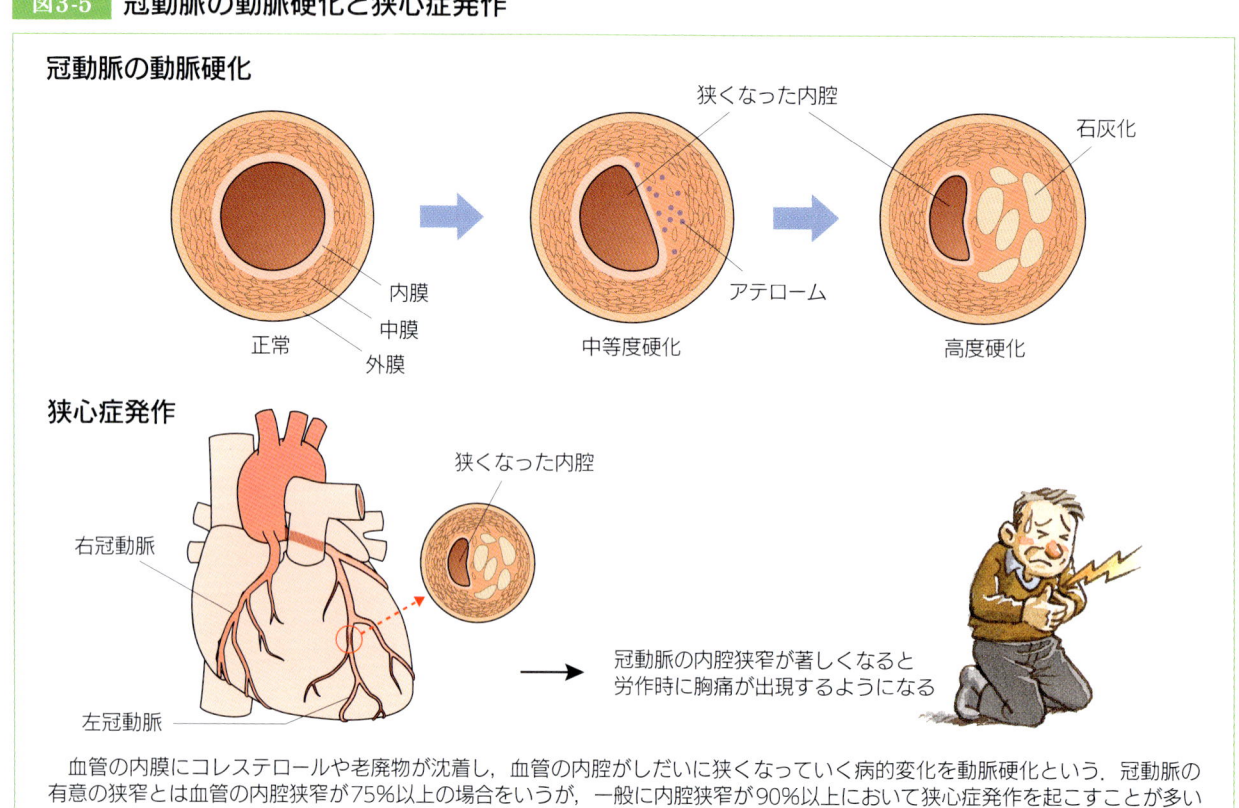

冠動脈の動脈硬化

正常（内膜／中膜／外膜）→ 中等度硬化（狭くなった内腔／アテローム）→ 高度硬化（石灰化）

狭心症発作

右冠動脈／左冠動脈／狭くなった内腔

→ 冠動脈の内腔狭窄が著しくなると労作時に胸痛が出現するようになる

血管の内膜にコレステロールや老廃物が沈着し，血管の内腔がしだいに狭くなっていく病的変化を動脈硬化という．冠動脈の有意の狭窄とは血管の内腔狭窄が75％以上の場合をいうが，一般に内腔狭窄が90％以上において狭心症発作を起こすことが多い

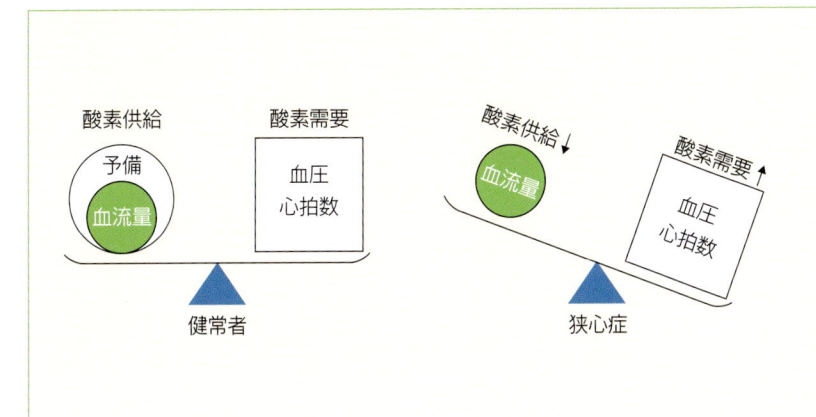

図3-6 労作狭心症と心筋酸素需給バランス

健常者の冠動脈は，拡張して通常の4倍程度の血液量まで供給できる予備力がある．血圧，心拍数が増えて心筋の酸素需要が増加すると，それに合わせて冠動脈の血液量を増やして，需要と供給のバランスを保つことができる．

動脈硬化性に冠動脈狭窄を起こしている狭心症患者では，冠動脈に血流量を増やす予備力がなくなり，心筋の血流量の需要と供給のバランスが崩れて心筋が酸素不足に陥り，胸痛が起こる

図3-7 労作狭心症の誘因

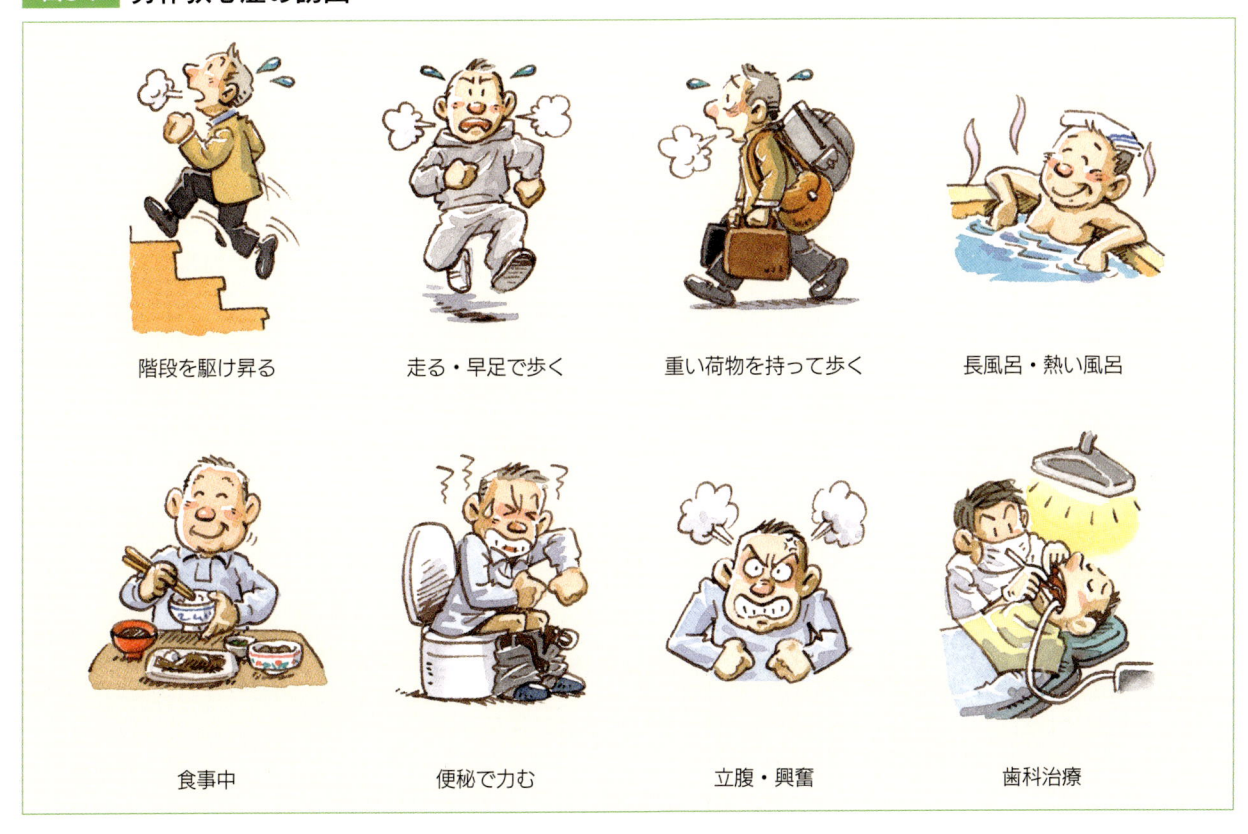

階段を駆け昇る　走る・早足で歩く　重い荷物を持って歩く　長風呂・熱い風呂

食事中　便秘で力む　立腹・興奮　歯科治療

　一方，安静狭心症とは心筋酸素消費量の増加がない安静時に起こるものをいう．これは冠動脈の攣縮により冠血流量が減少して心筋への酸素供給量が減少することによる．すなわち，心筋酸素消費量が変わらなくても酸素供給量が下回るために，心筋は相対的な酸素不足状態に陥り，胸痛が出現する．発作は夜間から早朝の安静時に起こりやすい．安静狭心症は労作狭心症よりも心筋梗塞に移行しやすいので注意が必要である．

　労作兼安静狭心症は両者が組み合わさって起こる場合である．

2）発現機序による分類

発現機序の観点から，器質性狭心症と冠攣縮性狭心症に分けられる**（図3-8）**．器質性狭心症では動脈硬化プラークにより冠動脈が狭窄して冠血流量が制限され，冠攣縮性狭心症では冠動脈の攣縮により冠血流量が減少する．冠攣縮性狭心症のうち発作時にST上昇をきたす場合を，とくに異型狭心症と呼んでいる．

図3-8 器質性狭心症と冠攣縮性狭心症

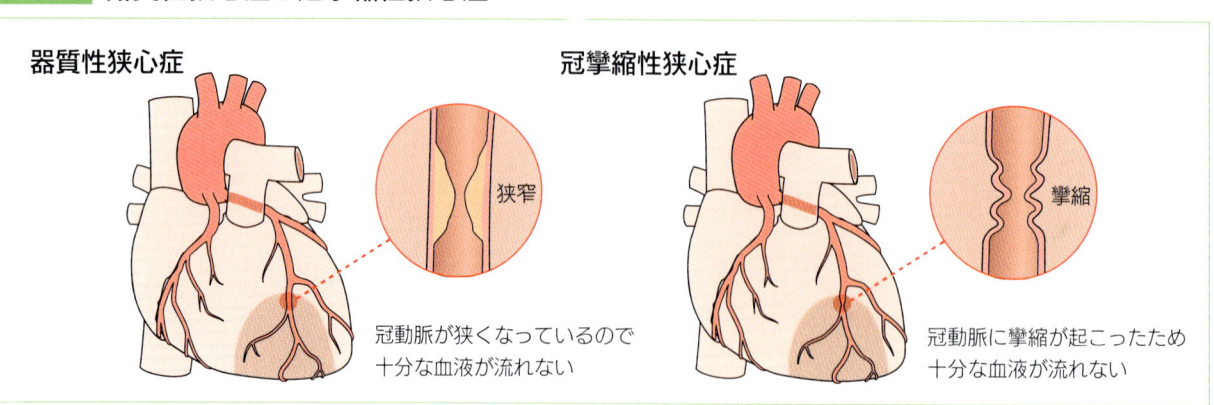

器質性狭心症
狭窄
冠動脈が狭くなっているので十分な血液が流れない

冠攣縮性狭心症
攣縮
冠動脈に攣縮が起こったため十分な血液が流れない

3）経過による分類

経過の観点から，安定狭心症と不安定狭心症に区別される．安定狭心症は発作の経過や出現する条件がほぼ一定で安定しているもので，不安定狭心症には新規発症型と急性増悪型がある．

新規発症型は発作が出現し始めて3週間以内の場合で，急性増悪型は発作の頻度，強度，持続時間の増加，亜硝酸薬頓用による発作軽減の効果の減弱などが，しだいに増悪してきたものをいう**（図3-9）**．

図3-9 不安定狭心症

	病　態
新しい労作狭心症	初めての労作狭心症または，半年以上なかった発作の再発が3週間以内に起こったもの
発作のパラメータの変化	発作の強度，頻度，持続時間の増加，以前よりも軽度の労作で発作が発現
新しく起こった安静狭心症	発作が初めて安静時に発現

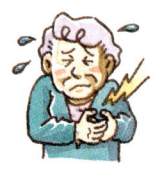

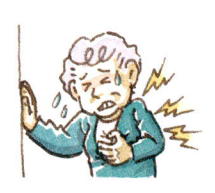

- 発作の胸痛が激しくなる
- 発作の回数が頻繁になる
- 発作の持続時間が長くなる
- ニトログリセリンの効き目が弱くなる
- 安静時にも発作が起こる

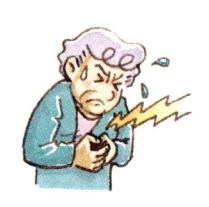

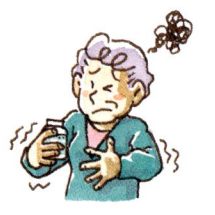

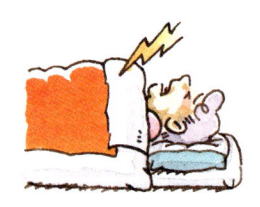

病態が安定した狭心症に対し，病態が悪化，進行して心筋梗塞に移行する危険性の高い狭心症を不安定狭心症という

II-3 ■ 急性冠症候群

不安定狭心症には，急性心筋梗塞の前駆症状や突然死に移行しやすいものも含まれ，これらは冠動脈内の不安定プラークが破綻して血栓が形成され，冠血流量が減少するという同一機序で起こるので，不安定狭心症，急性心筋梗塞，虚血性心臓突然死を包括して急性冠症候群（acute coronary syndrome：ACS）と呼んでいる．

II-4 ■ 臨床症状

狭心症発作時は，胸骨下部に圧迫感，重圧感，しめつけられるような痛みが現れ，ときに左側上肢，頸部，下顎臼歯部などに放散する（**図3-10**）．狭心痛の持続時間は数分から15分以内のことが多い．

図3-10 狭心症の症状

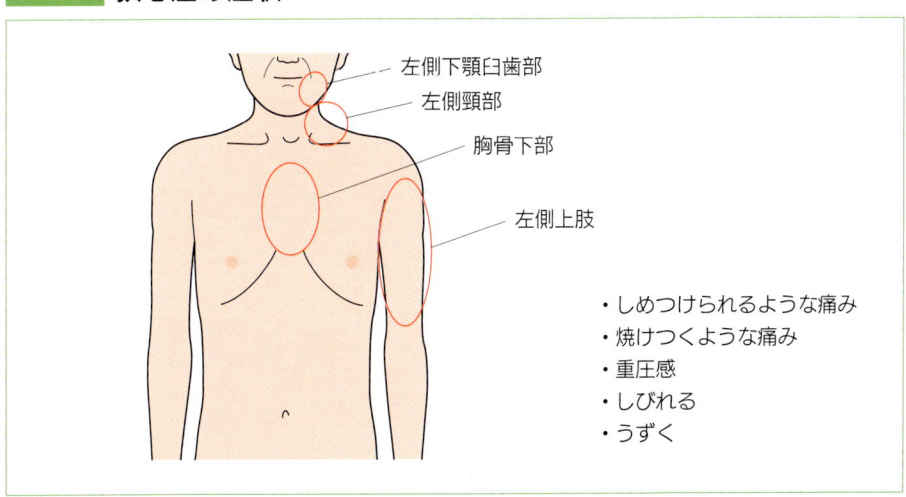

- 左側下顎臼歯部
- 左側頸部
- 胸骨下部
- 左側上肢

- しめつけられるような痛み
- 焼けつくような痛み
- 重圧感
- しびれる
- うずく

II-5 ■ 検　査

1）心電図検査

非発作時の約半数は正常所見を示すが，異常所見としてはT波の逆転が多く認められる．

発作時はST部分が基線より1mm以上（0.5～2mm）低下した所見がみられる．これをST低下という（**図3-11**）．一方，四肢誘導で1mm以上，胸部誘導で2mm以上上昇した場合をST上昇と呼ぶ．ST低下は心内膜下の虚血，ST上昇は貫壁性の虚血を意味する．

図3-11 心筋虚血時の心電図変化

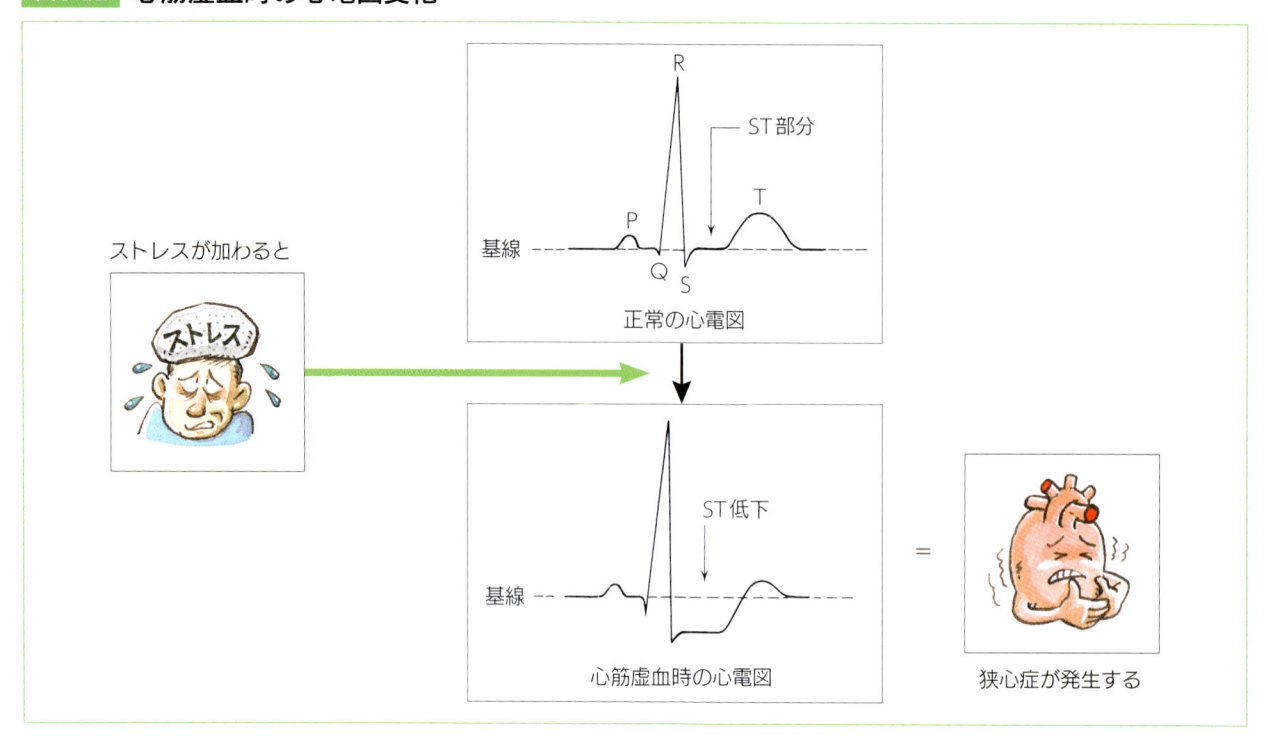

12誘導心電図においてST変化が認められる誘導を調べることによって，心臓のどの部分に心筋虚血性変化が起こっているかがわかる（**図3-12，表3-2**）．たとえば，$V_{5,6}$誘導でST低下が認められれば左室側壁に虚血があり，II，III，aV_Fなら下壁に心筋虚血が起こっていると推測できる．

図3-12 心電図の標準12誘導

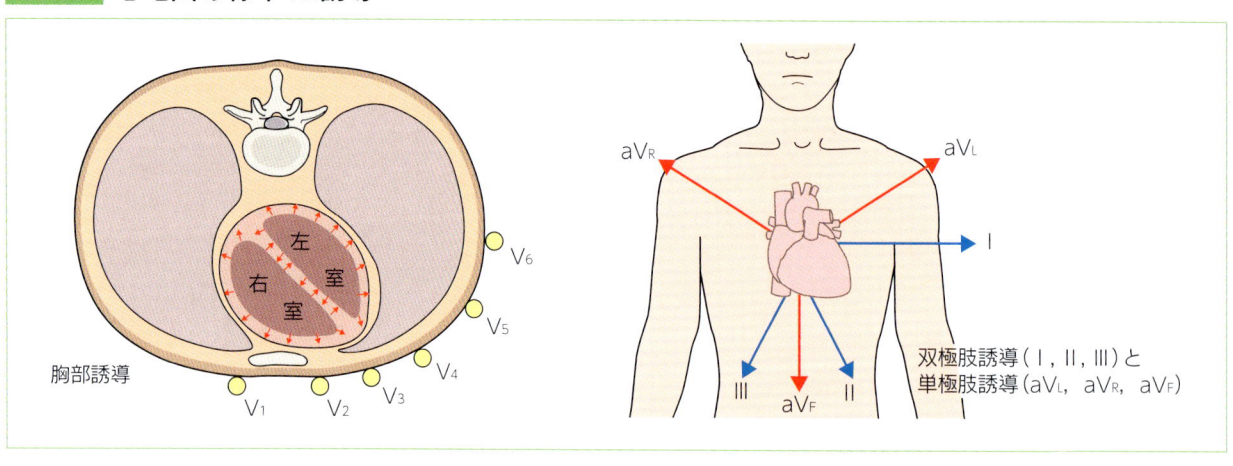

表3-2 心電図誘導と心臓の部位との関係

心臓の部位	中 隔	前 壁	前壁中隔	側 壁	下 壁
心電図の誘導	$V_{1,2}$	V_{2-4}	V_{1-4}	$V_{5,6}$	II, III, aV_F

2) 負荷心電図検査

労作狭心症の場合，心筋虚血は一過性で，安静によって心臓の仕事量が減少して心筋虚血状態が改善されると，症状は消失する．したがって，患者が激しい胸痛を覚えたときに狭心症を疑って心電図検査をオーダーしても，検査室で症状が消失すれば異常所見は認められない．このような場合に負荷心電図検査が行われる**（図3-13）**．運動負荷により心筋酸素消費量を増加させて心筋虚血発作を誘発して，ST変化を診る方法である．

3) ホルター心電図検査

狭心症発作時の心電図変化を記録する方法で，通常24時間の心電図を持続的に記録してコンピュータで解析する**（図3-14）**．食事，労作，睡眠など日常生活中のST変化をみることができ，労作狭心症では心拍数増加にともなうST低下，異型狭心症では早朝時にST上昇が記録される．

ホルター心電図検査は不整脈の種類や頻度を診るときにも使用される．ちなみに「ホルター」という名称は米国の物理学者Holter博士に由来する．

図3-13 負荷心電図検査

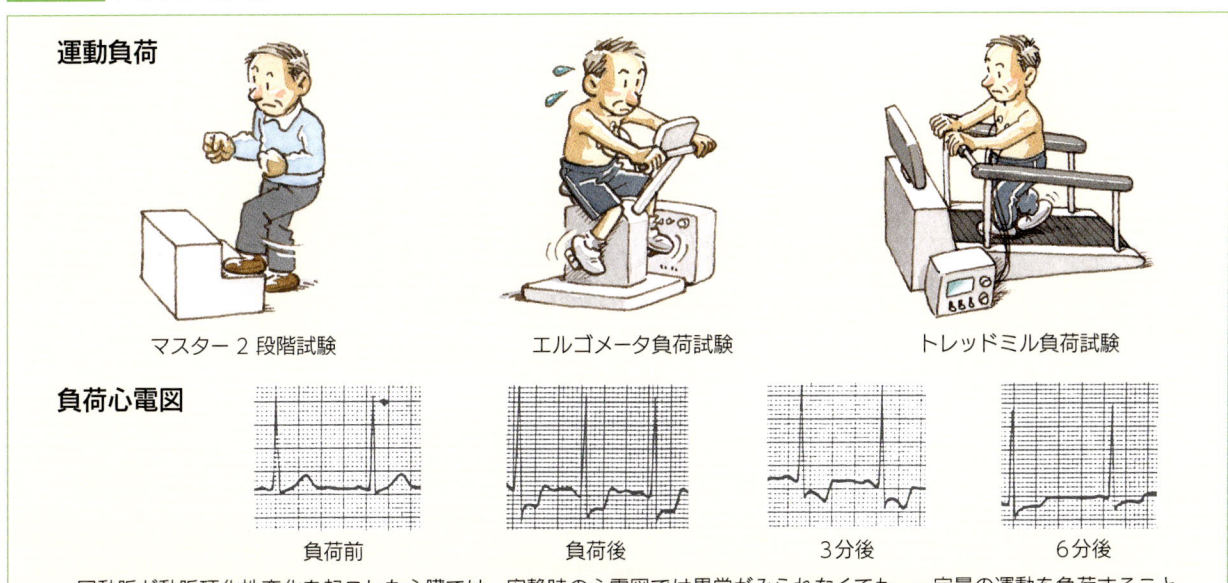

運動負荷

マスター2段階試験 　エルゴメータ負荷試験 　トレッドミル負荷試験

負荷心電図

負荷前 　負荷後 　3分後 　6分後

冠動脈が動脈硬化性変化を起こした心臓では，安静時の心電図では異常がみられなくても，一定量の運動を負荷することによって心臓の仕事量を増加させると心筋虚血が誘発されST低下，陰性T波などの心電図変化が現れる．
運動負荷試験にはマスター2段階試験，エルゴメータ負荷試験，トレッドミル負荷試験などがある．負荷心電図は狭心症の診断に用いられる．運動負荷によって心電図のST部分が1mm以上（0.5〜2mm）低下した場合を陽性と判定する

図3-14 ホルター心電図検査

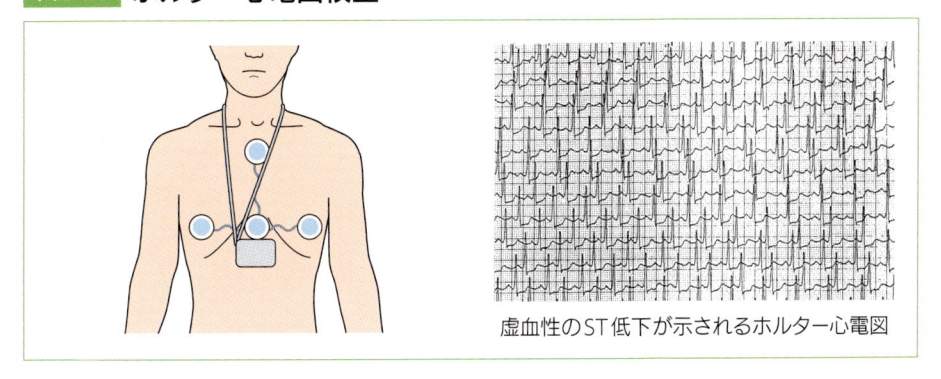

虚血性のST低下が示されるホルター心電図

4) 心臓超音波検査

発作時には虚血部位の心筋壁の動きに異常がみられ，低収縮ないしは無収縮が観察される．

5) 心筋シンチグラフィ

放射性同位元素タリウム201（^{201}Tl）を静脈注入して心筋内への取り込みをみる．冠動脈に狭窄があると，その支配領域の心筋はタリウムの取り込みが悪くなり，その部分だけが欠損する．

6) 冠動脈造影検査

動脈内を逆行性に進めたカテーテルを冠動脈入口部に挿入して，造影剤を注入しながらエックス線撮影を行う方法で，冠動脈の狭窄や閉塞の有無・部位・分布・程度がわかる．

II-6 ■ 治 療

虚血性心疾患の治療法には薬物療法と冠血行再建術がある．冠血行再建術には経皮的冠動脈インターベンション（percutaneous coronary intervention：PCI）と冠動脈バイパス手術（coronary artery bypass graft：CABG）がある．

1) 薬物療法

狭心症治療薬は硝酸薬，β遮断薬，Ca拮抗薬が中心である（**表3-3**）．発作時にはニトログリセリンの舌下投与（**図3-15**）やスプレーの噴霧によって，胸痛は1～2分で改善される．

2) 冠血行再建術

冠（動脈）血行再建術には経皮的冠動脈インターベンションと冠動脈バイパス手術があり，それぞれに長所と欠点がある．経皮的冠動脈インターベンションは局所麻酔で橈骨動脈か大腿動脈からカテーテルを挿入するので侵襲が少なく，入院期間も短いが，再狭窄を生じやすく，長期に抗血小板薬の投与が必要である．放射線被曝の問題もある．一方，冠動脈バイパス手術は侵襲が大きく全身麻酔が必要で，入院期間も長くなるが，同時に複数の病変を治療することができ，再狭窄の可能性が低い．

しかし，最近は医療技術の進歩によりこれらの欠点が克服されつつある．経皮的冠動脈インターベンションにおいては，薬剤溶出性ステント（drug-eluting stent：DES）の導入により再狭窄率が著しく低下しているし，冠動脈バイパス手術においては，人工心肺装置を使わないオフ・ポンプバイパス術の進歩により侵襲度が低下して合併症の発生が減少している．

表3-3 主な狭心症治療薬

	作用機序	一般名	商品名
硝酸薬	冠血管拡張作用 末梢血管拡張作用 →前・後負荷軽減 →心仕事量軽減	ニトログリセリン	ニトログリセリン ニトロペン バソレーター ミリスロール ミオコール ミリステープ ニトロダーム ミニトロテープ
		イソソルビド	ニトロール, フランドル
β遮断薬	血圧上昇と心拍数の増加を抑制 →心筋酸素需要量減少	アルプレノロール ブフェトロール オクスプレノロール アテノロール ビソプロロール ベタキソロール メトプロロール アセブトロール	スカジロール アドビオール トラサコール テノーミン メインテート ケルロング ロプレソール, セロケン アセタノール
Ca拮抗薬	心筋収縮力低下 →心筋酸素消費量減少 全末梢血管抵抗低下 →後負荷の軽減 冠動脈スパズムの抑制	アムロジピン エホニジピン ニソルジピン ニトレンジピン ニフェジピン ベニジピン ジルチアゼム ベラパミル	ノルバスク, アムロジン ランデル バイミカード バイロテンシン アダラート コニール ヘルベッサー ワソラン
その他		ジピリダモール ジラゼプ トラピジル ニコランジル トリメタジジン	ペルサンチン, アンギナール コメリアン ロコルナール シグマート バスタレル

図3-15 硝酸薬の舌下投与

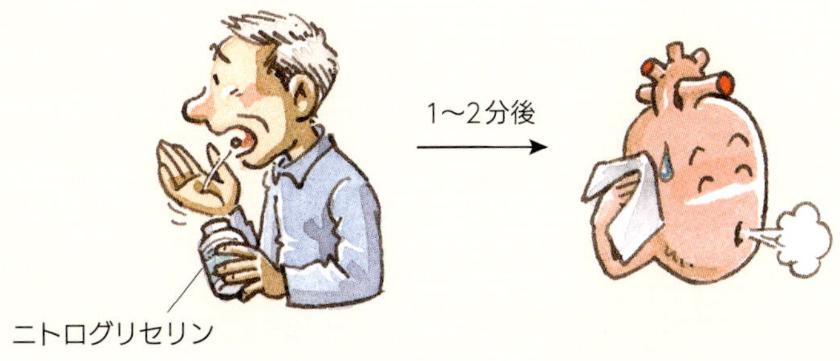

硝酸薬の舌下投与によって口腔粘膜から速やかに薬が吸収され, 静脈を経て冠動脈を拡張し冠血流量を増加させる. また全身の末梢血管を拡張し心臓への静脈還流量を減少させ, 心仕事量を減少させることによって, 心筋酸素消費量が低下して胸痛が消失する

ニトログリセリン

(1) 経皮的冠動脈インターベンション (percutaneous coronary intervention：PCI)

経皮的冠動脈インターベンションとして，バルーン(風船)療法(経皮的冠動脈形成術，percutaneous transluminal coronary angioplasty：PTCAともいう)(図3-16)，ステント(網目状の金属筒)留置術，動脈硬化プラークを切除するアテレクトミーや粉砕するロタブレーターなどが行われる．

(2) 冠動脈バイパス手術 (coronary artery bypass graft：CABG)

冠動脈狭窄が高度な場合，大動脈(aorta)と狭窄した冠動脈(cronary artery)の末梢部の間を別の血管(これをグラフトという)でバイパスするACバイパス術が行われる(図3-17)．グラフトとしては内胸動脈，胃大網動脈，橈骨動脈，大伏在静脈などが使われる．

図3-16 経皮的冠動脈形成術

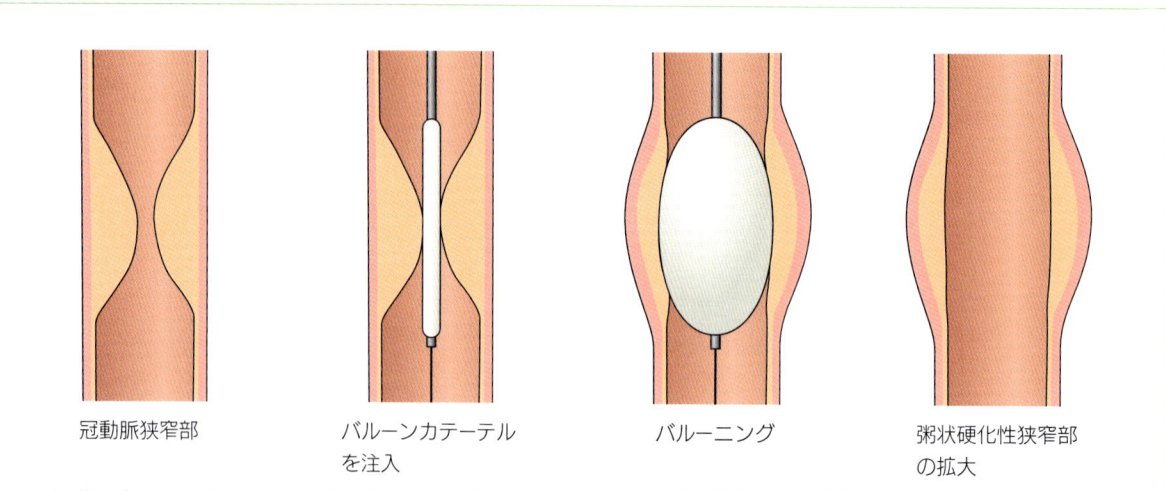

冠動脈狭窄部 / バルーンカテーテルを注入 / バルーニング / 粥状硬化性狭窄部の拡大

冠動脈狭窄の非手術的開大法で，先端部にバルーンのついた特殊な冠動脈狭窄部を開大するカテーテルを通し，狭窄部にバルーンを一致させ，粥状硬化部分を機械的物理的に開大する

図3-17 冠動脈バイパス手術

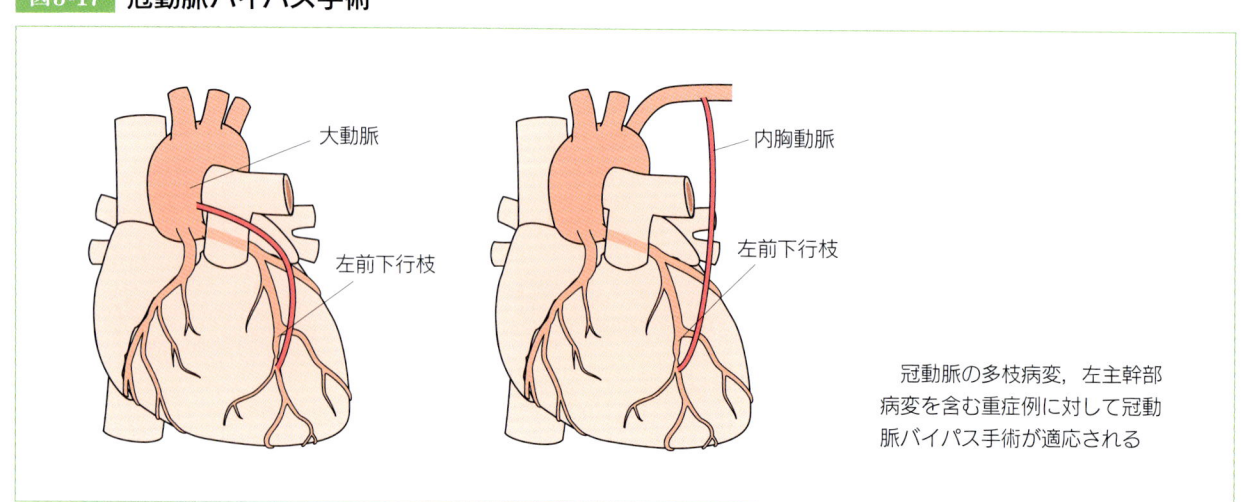

大動脈 / 左前下行枝 / 内胸動脈 / 左前下行枝

冠動脈の多枝病変，左主幹部病変を含む重症例に対して冠動脈バイパス手術が適応される

III 狭心症と歯科治療

　歯科治療を受ける患者はデンタルチェアの上で仰臥位になって横たわり，いかにも安静を保っているかのように見える．しかし，身体の中では歯科治療に対する不安感や恐怖心といった精神的ストレス，歯科治療にともなう疼痛刺激や外科的侵襲により交感神経─副腎髄質系を介して内因性アドレナリンの分泌が亢進する（図3-18）．もちろん，これらの生体反応には個人差があるが，歯科治療中にどの程度の変化が起こっているかを客観的に把握することは容易ではない．一見，安静を保っているように見える患者でも，実はドキドキして血圧が上昇しているかもしれない．心仕事量は労作時と同程度，あるいはそれ以上に増大しているかもしれない．心筋酸素消費量の増加により労作狭心症が起こっても何らふしぎではない．

　歯科治療中に血中のアドレナリン濃度やコルチゾール濃度を経時的に測定することはできないが，心筋酸素消費量の増加程度を非侵襲的に知ることは可能である．RPP（rate pressure product）を心筋酸素消費量の指標としてモニタすればよい．RPPは収縮期血圧と心拍数をかけ算することにより求められる．収縮期血圧も心拍数（脈拍数）も自動血圧計のディスプレイに表示されるが，歯科治療中に逐一電卓を叩くのは実に面倒である．RPPを表示してくれる自動血圧計があれば便利なのだが，実はそのような機種は意外に少ない．つまり，歯科治療中のRPPのモニタリングは「言うは易し，行うは難し」なのである．

　狭心症患者における歯科治療上の問題点は狭心症の再発であり，胸痛発作をいかに防ぐか，もしも起こったらどうすればよいのかを知らなければならない．

図3-18 歯科治療と狭心症発作

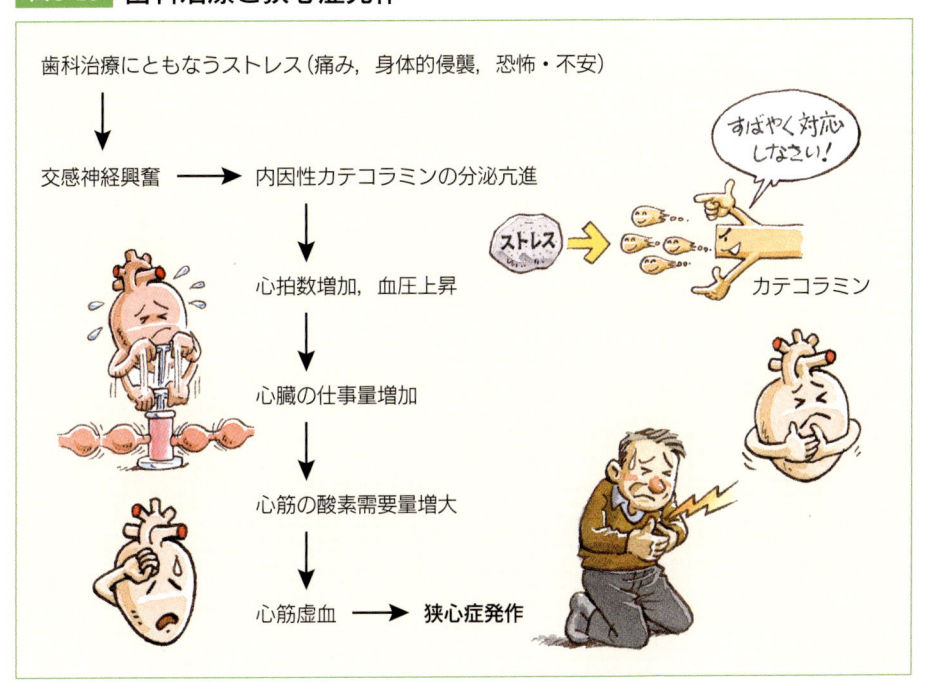

歯科治療にともなうストレス（痛み，身体的侵襲，恐怖・不安）
↓
交感神経興奮 → 内因性カテコラミンの分泌亢進
↓
心拍数増加，血圧上昇
↓
心臓の仕事量増加
↓
心筋の酸素需要量増大
↓
心筋虚血 → **狭心症発作**

III-1 狭心症患者の問診の取り方

1）狭心症患者を発見する

初診時に患者が記入する問診票を見れば狭心症の既往がわかるし，薬剤手帳を見れば抗狭心症薬の種類を知ることができる．

しかし，胸痛発作があっても狭心症に気づいていない患者もいるので，とくに高血圧や心臓弁膜症などの循環器系疾患を合併している患者や高齢者では，坂道歩行や階段昇降など日常の身体活動時，あるいは早朝安静時に胸痛や胸部圧迫感がないかを聞く．

2）狭心症の重症度を評価する

（1）患者のリスク判定

発作を誘発する労作量（＝運動量）は，冠動脈の動脈硬化性変化の程度によって異なる．動脈硬化が進行すれば，軽度な労作量でも心筋虚血が起こる．したがって，どの程度の労作量で狭心痛が起こるかを調べることにより狭心症の重症度を判定する（表3-4）．坂道歩行，階段昇降など，通常の身体活動で狭心痛が生じない患者は歯科治療のリスクは低いが，平地を急いで歩いたり，階段を3階まで上がったり，坂道を登ると狭心痛が起こる患者はリスクが高いと判断する．

表3-4　CCS（Canadian Cardiovascular Society：カナダ心臓血管協会）の機能分類

Class I	歩行や階段の昇降などの通常の身体活動で狭心痛はない．身体活動が過激であったり，急激であったり，または長時間継続すると狭心痛がある
Class II	軽度の身体活動の制限がある．急いで歩いたり，階段を上がったり，坂を上ると狭心痛がある．また食後，寒いとき，風の強いとき，あるいは起床後1時間以内に歩くと狭心痛がある．精神緊張下で平地を2区画（約200m）以上歩いたり，あるいは普通の状態，普通のペースで階段を2階分以上上がると狭心痛がある
Class III	著明な身体活動の制限がある．普通の状態，普通のペースで平地を1〜2区画（約100〜200m）歩くか，階段を1階分上がると狭心痛がある
Class IV	身体活動により必ず症状がある．安静時にも狭心症状がある

（2）患者の不安度評価

歯科治療における発作の誘発は労作以外に，心理的要因を無視することができない．とくに"こわがり"の患者（歯科治療恐怖症）では精神的ストレスによって心臓の受ける負担は想像以上に大きい．狭心症患者の歯科治療に際してのリスク度を判定するには，疾患そのものの重症度だけでなく歯科治療がその患者にどの程度の精神的ストレスになっているか，つまり歯科治療に対する患者の不安度を評価することも大切である．

(3) 発作を誘発する要因

発作を誘発する労作量が少ないほど，発作の頻度が高いほど，また発作の持続時間が長いほど狭心症は重度で，このような患者では歯科治療中に発作の起こる危険性は高くなる**(図3-19)**．

また発作を誘発する労作量，発作の頻度，持続時間などが増悪してきた患者，たとえば最近になって軽い運動でも発作が起こるようになった，発作の回数が増えてきた，発作の持続時間が長くなったという患者は不安定狭心症の可能性があり，歯科治療時のリスクは高い．つまり歯科治療中に急性冠症候群（ACS）が起こるかもしれないと判断する．

図3-19 胸痛発作のパラメータ

パラメータの状況	発作を誘発する労作量	発作の頻度	発作の持続時間	痛みの放散範囲
	軽労作　中労作　重労作	稀　時々　頻回	長い　短い	狭い　広い
最近のパラメータの変動（無　有）	痛み激しくなった	発作の回数↑	発作の持続時間↑	ニトログリセリンの効き目↓ 　安静時にも発作が起こる

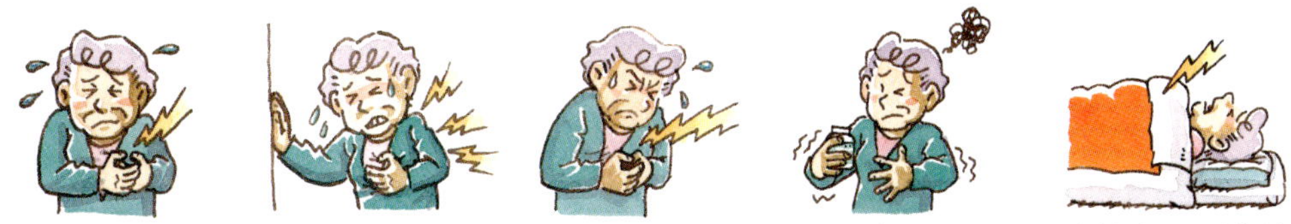

3) 主治医から情報を得る

内科主治医とコンタクトをとって，狭心症発作のコントロール状態に関する情報を得るとともに，歯科治療により狭心症発作が再発する危険性のある患者かどうかを聞く．

4) どのような薬を服用しているか

狭心症発作のある患者は硝酸薬，β遮断薬，Ca拮抗薬などを服用している**(表3-3)**．Ca拮抗薬やβ遮断薬は降圧薬としても用いられる．問診時には処方された抗狭心症薬を内科医の指示どおりに服用していることを確認する．

胸痛発作時の緊急薬として，硝酸薬の舌下錠やスプレーが処方されているかどうかを確認することも重要である．処方されていれば歯科治療日に必ず持参させ，歯科治療中に胸痛発作が起こったら患者に服用してもらう．通常，ニトログリセリンスプレーは噴霧後1〜2分すれば発作が治まる**(表3-5)**．3分経っても軽快しなければ追加噴霧する．日頃，何分くらいで発作が治まるのかを確かめておくとよい．この情報は歯科治療中に発作が起こったときの参考になる．いつもの量で，いつものように治らなければ，発作がいつもより重篤であると判断できるからである．

表3-5 硝酸薬の作用発現・持続時間

硝酸薬		商品名	作用発現時間	最高血中濃度到達時間	作用持続時間
ニトログリセリン	舌下錠	ニトログリセリン舌下錠	1～2分	7～8分	15～30分
	スプレー	ミオコールスプレー	1～2分	3～4分	10～15分
	テープ	ミリステープ	30分	2時間	12時間
イソソルビド	舌下錠	ニトロール舌下錠	3～5分	20～30分	1.5～2時間
	テープ	フランドルテープ	2時間	6～12時間	24～48時間

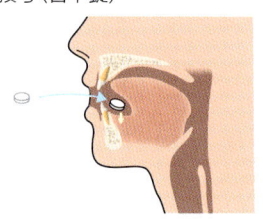

舌下投与（舌下錠）
ニトログリセリン舌下錠®，ニトロール舌下錠®

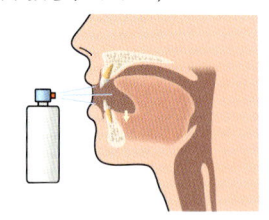

舌下投与（スプレー）
ミオコールスプレー®

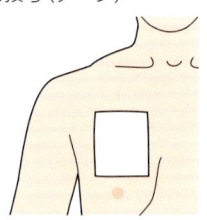

経皮的投与（テープ）
フランドルテープ®，ミリステープ®

III-2 狭心症患者の歯科治療に際しての注意点

1) 重症度に基づいた歯科治療

歯科治療時間は長くならないように注意する．とくに発作頻度の高い患者では，治療時間は30分を目安に考えたほうがよい．簡単な充填処置や歯内療法処置（感染根管）から始めて，ストレスの強い抜歯などの口腔外科処置は患者が慣れてから行う．多数歯の抜歯が必要な場合は，ストレスを少なくするため1～2本ずつ何回かに分けて抜歯すべきだろう．

2) 薬剤溶出性ステントに対する注意

経皮的冠動脈インターベンション（PCI）において薬剤溶出性ステント（drug-eluting stent：DES）の使用が増加している．従来のステント留置術に比べて再狭窄頻度が極端に低いという利点があり，現在，冠動脈ステントの約70％を占めているが，遅発型ステント血栓症予防のために抗血小板療法を長期間にわたり継続し続けなければならないという問題がある．DES使用後には無期限のアスピリン使用と，少なくとも1年間のクロピドグレルの使用が推奨されているが，クロピドグレルをいつまで継続するかについては現在のところエビデンスがない．

したがって薬剤溶出性ステントを留置した狭心症患者は，抗血小板薬のアスピリンとクロピドグレル（プラビックス®）の2剤併用療法を受けている可能性があるので，抜歯などの観血的処置後には吸収性ゼラチンスポンジ，酸化セルロースなどの局所止血材を挿入した後，縫合して圧迫止血を行い，必要なら止血シーネ，パックを使用して術後出血に注意する（**第4章，P.79参照**）．

3) 歯科治療中のストレス軽減
(1) 精神的ストレスの軽減
　多くの歯科患者は歯科治療に対して不安感や恐怖心を抱いている．このような精神的ストレスが発作のリスクファクターとなる．したがって患者に対する心理的アプローチや，薬物によって患者の不安や恐怖を緩和することは大切である．

①患者に対する心理的アプローチ
　患者との信頼関係の確立が何よりも大切である．スタッフは患者に対して優しく，ていねいな対応が必要である．スタッフの言葉や態度，個々の患者のレベルに応じたわかりやすい説明，過去の嫌な治療経験からくる患者の偏見に対する十分な理解と思いやりが大切である．診察室は落ち着いた雰囲気にする．静かなBGMも効果的である．風景画や静物画を飾るのもいいだろう．

②薬物による精神鎮静法
　鎮静薬の投与により精神的ストレスが緩和されるので，内因性カテコラミンの分泌が抑制され，その結果，心仕事量の増加が防げる．
　a．鎮静薬の経口投与：ベンゾジアゼピン系抗不安薬（ホリゾン®，レスミット®，コンスタン®など）を治療前日の就寝前，および治療の1時間前に服用させる．
　b．笑気吸入鎮静法：笑気（亜酸化窒素）吸入鎮静法は**表3-6**に示すような利点があるので，狭心症の患者の鎮静法としては有効な方法である．ただし，実施に際しては**表3-7**に示すような注意が必要である．

表3-6 笑気（亜酸化窒素）吸入鎮静法の利点

1. 笑気濃度を変えることにより鎮静度の調節が容易である
2. 回復が速やかで，覚醒に要する時間が短い
3. 呼吸抑制や血圧低下が少なく，安全性が高い
4. 高濃度酸素を吸入できるので，心筋虚血が改善できる

表3-7 笑気（亜酸化窒素）吸入鎮静法の注意点

1. 笑気濃度は10％から始めて徐々に（5％ずつ）濃度を上げる
   - 急速に濃度を上げると，落下するような不快感や恐怖心を覚える
   - 一度不快感や恐怖心を覚えると，笑気吸入が嫌いになってしまう

2. 笑気濃度は20〜30％の低濃度で維持する
   - 笑気に対する反応は個人差があるので，患者の反応をよく観察する
   - 鎮静が深すぎると，指示に従わなくなり，開口が維持できなくなる
   - 意識が消失すると，気道が閉塞して，低酸素血症に陥ることがある

3. 次のような患者には使用しないほうがよい
   - 妊娠初期3か月以内の患者（動物実験で催奇形性が報告されている）
   - 鼻閉により鼻呼吸できない患者（禁忌というより笑気を吸入できない）
   - 気胸，中耳炎など体内閉鎖腔のある患者（閉鎖腔の内圧が上昇する）
   - 医療ガスを用いた眼科手術後2か月以内の患者（眼内圧が上昇する）

c. 静脈内鎮静法：ミダゾラム，フルニトラゼパム，プロポフォールなどを静脈内に注入する．ただし呼吸抑制が起こりやすい，意識が消失しやすい，気道が閉塞しやすいなどの欠点があり，高齢者に実施するには全身管理に関する専門的な知識と技術が要求される．

d. リラックス歯科：著者は精神鎮静法に加えて「お気に入りのCD」を持参してもらってヘッドフォンで楽しむ「リラックス歯科」という方法を実践している．有線放送と違ってヘッドフォンを使うので，自分一人の音楽世界を楽しむことができる．また，タービンの音や金属器具の摩擦音が気にならないので大変好評である(**第2章，P.38参照**)．

(2) 確実な局所麻酔効果

歯科治療中の痛み刺激は胸痛発作のリスクファクターとなる．注射刺入時の穿刺痛は表面麻酔薬の使用や細い注射針の選択により軽減できるし，注射中の痛みはゆっくり注入することにより軽減できる．局所麻酔薬は十分量を投与して確実に麻酔を効かせ，痛くない歯科治療を行うことが重要である．

しかし，局所麻酔薬を大量投与するとアドレナリンの投与量も増えてしまう．アドレナリンは心拍数の増加と血圧上昇をきたし，心筋酸素消費量を増大するので心筋虚血発作が起こりやすくなる可能性がある．

(3) アドレナリンの投与量

循環器系疾患患者に歯科用局所麻酔薬を注射するときの原則は，アドレナリンの投与量を健常人よりも少なくすることと，局所麻酔を確実に奏効させて痛みを与えないことである．これは一見矛盾するように思えるが，2通りの解決策がある．1つは低濃度アドレナリンを使用する方法であり，もう1つはアドレナリンにフェリプレシンを併用する方法である．

①低濃度アドレナリンを使用する方法

低濃度アドレナリンは市販されていないので，歯科医師自らが希釈して1/20万アドレナリン添加2%リドカイン溶液を作らなければならない．希釈方法は市販されている1/8万アドレナリン添加2%リドカインカートリッジから溶液を1.1mL抜き取って，そこへアドレナリンを含まない2%リドカイン単味の溶液1.1mLを注入すると，1/20万アドレナリン添加2%リドカイン溶液1.8mLができる．しかし，この方法は手間がかかるし，滅菌状態を維持しながら操作することが難しい．

②フェリプレシンを併用する方法

フェリプレシン(オクタプレシン®)併用法は市販の1/8万アドレナリン添加2%リドカインカートリッジ®の投与量を健常人よりも少なくして，その不足分をシタネスト-オクタプレシン®で補うという方法である．

たとえば，軽度の身体活動制限があるCCS機能分類のClass IIの患者の場合(**表3-4**)，1/8万アドレナリン添加2%リドカインを1カートリッジ投与して，1〜2分間，血圧と脈拍数をモニタする．変化がなければさらに同量を追加投与できる．もし血圧や脈拍数が増加するようなら，シタネスト-オクタプレシン®に変更する(**表3-8**)．なおフェリプレシンは大量投与で冠動脈血流量を減少させる可能性があるので，投与量はカートリッジ3本までとする．

表3-8 CCSの機能分類と歯科用局所麻酔薬の選択基準

Class I	1/8万アドレナリン添加2％リドカイン2カートリッジ投与
Class II	1/8万アドレナリン添加2％リドカイン1カートリッジ投与 （必要ならシタネスト-オクタプレシン3カートリッジ以内）
Class III	1/8万アドレナリン添加2％リドカイン1/2カートリッジ投与 （必要ならシタネスト-オクタプレシン3カートリッジ以内）
Class IV	歯科治療は禁忌

4）歯科治療中のモニタリング

（1）RPPのモニタリング

歯科治療中は自動血圧計を使って血圧，脈拍数，パルスオキシメータ，RPPをモニタする．RPPは心筋酸素消費量の指標で，収縮期血圧と心拍数の積（RPP＝収縮期血圧×心拍数）で求められる．虚血性心疾患者では，12,000を超えると心筋虚血発作が起こりやすくなるといわれている．しかし，歯科治療中のRPP≦12,000という制限はかなり厳しい．容易に12,000を超えてしまう．そこで，著者はRPP≦14,000なら歯科治療の続行は可能と考えている．虚血性心疾患者ではRPPの変化を参考に治療の開始・継続・中断を決定する（表3-9）．

自動血圧計にRPP機能が搭載されていればよいが，なければ自分で計算するしかない．しかし，歯科治療中5〜10分ごとに電卓を叩いてRPPを算出するのは面倒だ．どうすればいいのか．詳しい説明は省略するが，「心拍数が100回／分に増加したとき収縮期血圧が140mmHg以上なら休憩する．収縮期血圧が160mmHgに上昇したとき心拍数が90回／分以上なら休憩する」と覚えておくと便利である．

表3-9 循環動態変動と歯科治療

収縮期血圧	心拍数	RPP	歯科治療
200mmHg	140回／分	16,000	歯科治療の続行は危険である
180mmHg	120回／分	14,000	歯科治療を中断して安静にする
160mmHg	100回／分	12,000	要注意．いつでも中断できる体制をとる
			歯科治療を開始，継続してもよい

（2）心電図のモニタリング

心電図をモニタすれば，歯科治療中に胸痛が起こったときに狭心症か否かの診断に役立つ．診断だけでなく，ST低下やST上昇をいち早く発見して，胸痛発作が起こる前に歯科治療を中断することができる．モニタ誘導としては第Ⅱ誘導（右手—左足），CS_5（右鎖骨下—心尖部），CM_5（胸骨柄—心尖部）などが用いられる（図3-20）．

CS₅やCM₅は第Ⅱ誘導に比べて側壁の心筋虚血がわかりやすいという利点はあるが，電極を胸部に付けなければならないので，歯科治療中のルーティンのモニタリングとしては制約がある．その点，第Ⅱ誘導は胸を開ける必要がない．狭心症の重症度を考慮に入れて，胸痛発作の頻度が少なければ第Ⅱ誘導でも構わないが，胸痛発作の起こりやすい患者ではCS₅あるいはCM₅をモニタしたほうがよいだろう**（第6章，P.129参照）**．

図3-20　モニタ誘導

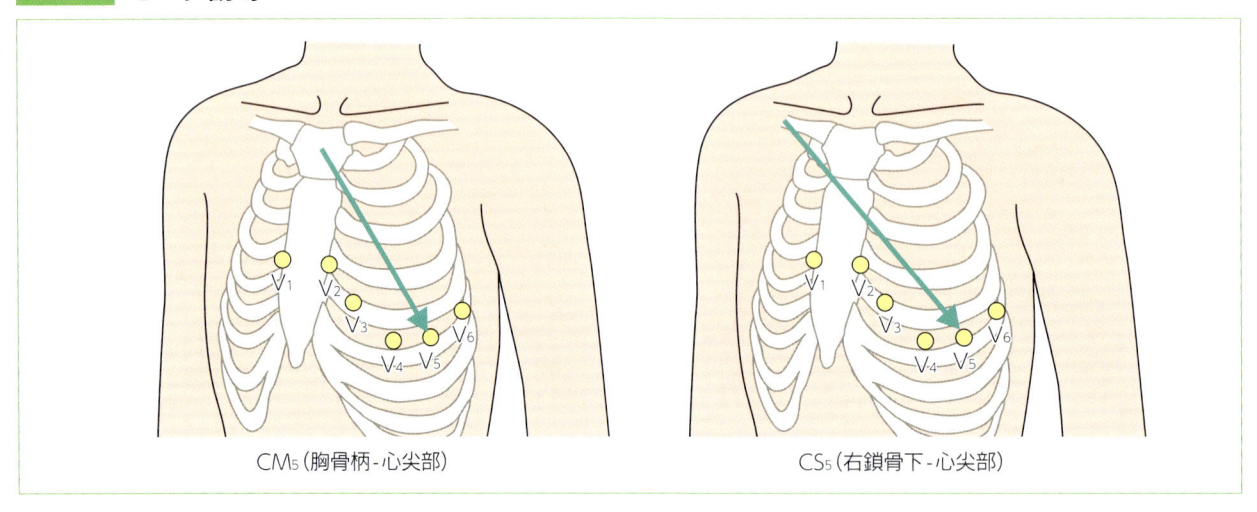

CM₅（胸骨柄-心尖部）　　　　CS₅（右鎖骨下-心尖部）

5）胸痛発作時の救急処置

　もしも歯科治療中に胸痛発作が起こったら，ただちに歯科治療を中断して救急処置を行う．

①デンタルチェアの背板を挙上して，座位ないしは半座位にして，安静を保つ．
②酸素吸入（約5L/分）を行い，心筋酸素供給量を増加させる．
③内科主治医から処方されている発作止めの硝酸薬を服用させる．最近は舌下錠よりもスプレーを処方されていることが多い．
④ニトログリセリンスプレーは噴霧後1〜2分すれば発作が治まる．3分経っても軽快しなければ追加噴霧する．
⑤いつもの量を投与して，いつものように治らなければ，いつもより重篤な狭心症発作が起こったか，あるいは急性冠症候群かもしれない．いずれにしても内科主治医に連絡して病院へ搬送する．

6）実際の歯科治療方法

　狭心症患者に歯科治療を行う際には，下記のような注意が必要である．

①当日は，いつもの抗狭心症薬をいつもどおり服用したことを確認する．
②緊急薬のニトログリセリンスプレーを持参していることを確認する．
③自動血圧計を使用して血圧，脈拍数，SpO₂，できれば心電図をモニタする．
④精神鎮静法やリラックス歯科を利用して，精神的ストレスを軽減する．

⑤局所麻酔注射を行うときは，**表3-8**を参考に歯科用局所麻酔薬の種類と投与量を決定する．
⑥刺入時には表面麻酔を併用して穿刺痛を軽減し，局所麻酔薬はゆっくりかつ十分量を投与して確実に局所麻酔を効かせる．
⑦歯科治療中は5〜10分ごとに血圧，脈拍数，RPPを測定しながら，**表3-9**を参考に歯科治療の中断・継続を決定する．
⑧こうして「怖くない・痛くない」歯科治療を行う．

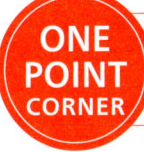

ONE POINT CORNER　狭心症患者では，RPPが14,000以上に増加したら休憩しよう！

俳句で覚える基礎疾患

「狭心症」

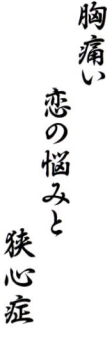

胸痛い　恋の悩みと　狭心症

[解説]
　胸が痛くなるのは，恋をしたときか狭心症が起こったときか，どちらかである．「胸が痛い」と言ったら，恋愛で悩んでいるかどうか聞いて，恋の悩みがなければ狭心症と判断する．恋の悩みに特効薬はないが，狭心症なら特効薬がある．
　歯科治療時には，内科主治医が処方した発作止めのニトログリセリンスプレーをいつも持ってきてもらって，それを投与すればよい．投与方法は患者自身が一番よく知っている．

〈参考文献〉
1. 循環器病の診断と治療に関するガイドライン（2009年度合同研究班報告）．虚血性心疾患の一次予防ガイドライン（2006年改訂版）．一般社団法人 日本循環器学会ホームページ．
2. 循環器病の診断と治療に関するガイドライン（2008年度合同研究班報告）．循環器系疾患における抗凝固・抗血小板療法に関するガイドライン（2009年改訂版）．一般社団法人 日本循環器学会ホームページ．
3. 高久史麿，尾形悦郎，黒川清，矢崎義雄（監修）．新臨床内科学．第9版．東京：医学書院，2009．
4. 杉本恒明，矢崎義雄（総編集）．内科学．第9版．東京：朝倉書店，2008．
5. 西田百代．イラストでわかる有病高齢者歯科治療のガイドライン．東京：クインテッセンス出版，2004．
6. 椙山加綱（編著）．ヒヤリ・ハット こんなときどうする？ 歯科治療時の救急テクニック1．第2版．京都：永末書店，2011．
7. 丹羽均，澁谷徹，城茂治，椙山加綱，深山治久（編集）．臨床歯科麻酔学．第4版．京都：永末書店，2011．
8. 金子譲（監修）．歯科麻酔学．第7版．東京：医歯薬出版，2011．
9. 椙山加綱．今後の社会情勢からみた歯科用局所麻酔薬の再検討（2）．日歯評論 2005；750：155-163．

第4章

心筋梗塞患者の歯科治療

I 心筋梗塞の基礎医学

I-1 定　義

　　心筋は冠動脈によって酸素が供給されているが，冠動脈を流れる血液量が減少して，心筋の活動に必要な酸素が不足した状態を心筋虚血という．虚血性心疾患には狭心症と心筋梗塞がある．心筋虚血が一過性のものを狭心症という．心筋梗塞は，動脈硬化のために血管内腔が狭くなっている冠動脈に閉塞性血栓が生じて突然閉塞し，その結果，その血管の分布領域の心筋への血流が遮断されたために心筋が壊死に陥った状態をいう**(図4-1)**．

図4-1　狭心症と心筋梗塞

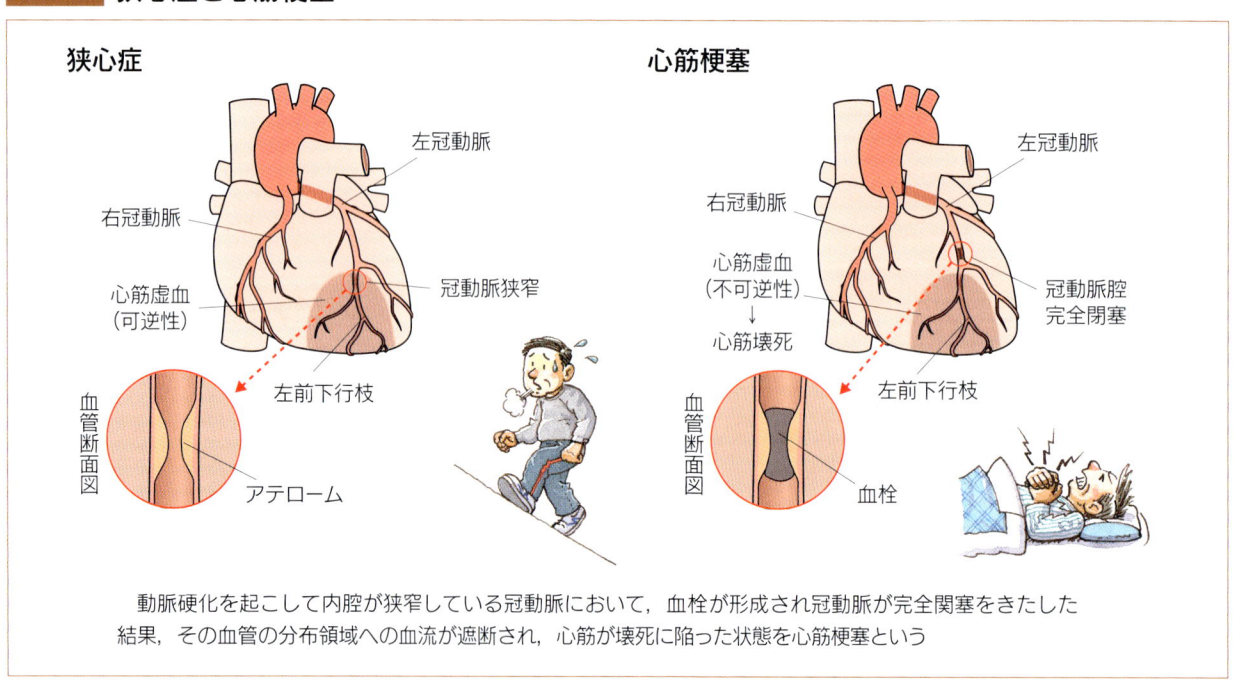

動脈硬化を起こして内腔が狭窄している冠動脈において，血栓が形成され冠動脈が完全閉塞をきたした結果，その血管の分布領域への血流が遮断され，心筋が壊死に陥った状態を心筋梗塞という

I-2 分　類

　　心筋梗塞は発症からの時間経過により，次の3段階のステージに分類される．
　①急性期：数時間から7日まで（1週間以内）
　②回復期：7日～28日以内（1週間～1か月）
　③治癒期：29日以降（1か月以後）

施設により異なるが，次のように分類する方法もある
①急性心筋梗塞（acute myocardial infarction：AMI）：24時間（または3日）以内
②亜急性心筋梗塞（recent myocardial infarction：RMI）：24時間（または3日）〜1か月
③陳旧性心筋梗塞（old myocardial infarction：OMI）：1か月以上

I-3 ■ 臨床症状

これまでに経験したことのないような胸部の激しい痛み，あるいは胸部を強く締め付けられるような激痛が突然起こる．胸骨下部の疼痛が典型的で，左側上腕，頸部にも放散することがある．

心筋梗塞による胸痛は狭心症による痛みよりも強く，安静にしても痛みが消退しない（表4-1）．また，ニトログリセリンを用いても症状が緩解しない．痛みが長時間続いて，嘔吐，顔面蒼白，発汗などがみられる．多くの場合，狭心症の既往があるが，狭心症の既往がなく突然心筋梗塞を発症することもある．

表4-1 狭心症と心筋梗塞の臨床症状の相違

	狭心症	心筋梗塞
胸痛	胸骨裏側の圧迫感，絞扼感，灼熱感が多い	胸骨下部ないし左前胸部の激烈な，押しつぶされるような，締めつけられるような，棒をねじ込まれるような激痛
放散の仕方	左上肢，頸部，下顎に放散	左上肢，頸部，下顎に放散
随伴症状	軽度の苦悶様顔貌，冷汗を伴うことは少ない	極度の苦悶様顔貌，顔面蒼白，悪心，嘔吐，冷汗，意識障害
発作の誘因	労作狭心症：運動，ストレス 安静狭心症：安静時，睡眠中，早朝	運動，ストレス，脱水，過労，入浴，飲酒
持続時間	数分から15分以内のことが多い	30分から数時間持続することもある
ニトログリセリンの効果	舌下投与1〜2分で痛みは消失する	舌下投与しても痛みは消失しない

I-4 ■ 合併症

心筋梗塞後にみられる合併症として，脳梗塞，狭心症発作，心不全，不整脈，出血傾向などがある（表4-2）．

表4-2 心筋梗塞の合併症

合併症	病態生理
脳梗塞	壊死に陥った心筋内面に形成された血栓の一部が剥がれて脳動脈に詰まる
狭心症	心筋梗塞の責任枝以外の冠動脈も動脈硬化により内腔が狭窄している
心不全	梗塞後壊死に陥った心筋は瘢痕治癒するので収縮力が低下する 心筋梗塞の部分が広範囲に及ぶと、心臓のポンプ機能が低下する
不整脈	心筋梗塞後に発現しやすい不整脈は心室性期外収縮である
出血傾向	心筋梗塞の再発を防止するために抗血栓薬が投与されることが多い

1）脳梗塞

　心筋梗塞患者にみられる脳梗塞は、脳血栓症と脳塞栓症の2種類に分けられる（**第8章，P.157参照**）．心筋梗塞患者では脳動脈にも動脈硬化性変化をきたし，内腔が狭窄して脳血栓が起こりやすい．一方，脳塞栓症は心筋梗塞直後に起こることが多い．これは壊死に陥った心室壁の内面には血栓が形成されやすく，壁在血栓の一部が剥がれて栓子となって脳動脈を閉塞することによる．

2）狭心症発作

　心筋梗塞後も狭心症発作が残る場合は，閉塞を起こした責任枝以外の冠動脈枝にも動脈硬化性変化が起こっていることを意味する．つまり，多枝病変である．あるいは重症の冠病変を有する患者である．いずれにしても再梗塞を起こしやすい．

3）心不全

　閉塞した冠動脈の分布領域の心筋は血流が遮断されるために壊死に陥る．その後，心筋組織は修復されるが，瘢痕性に治癒するために，その部分の心筋の収縮力は低下する．

　冠動脈閉塞のもっとも起こりやすい血管は左冠動脈の前下行枝で，この血管は左室前壁の広い部分に血液を供給しているので，この血管の閉塞によって左室の広範な前壁梗塞が起こる（**図4-2**）．

　梗塞巣が広範囲に及ぶと，心臓のポンプ機能が低下して，身体活動に必要な血液量を駆出できなくなるので，心不全症状が出現する（**図4-3**）．

図4-2 左冠動脈の左前下行枝の閉塞による広範な梗塞

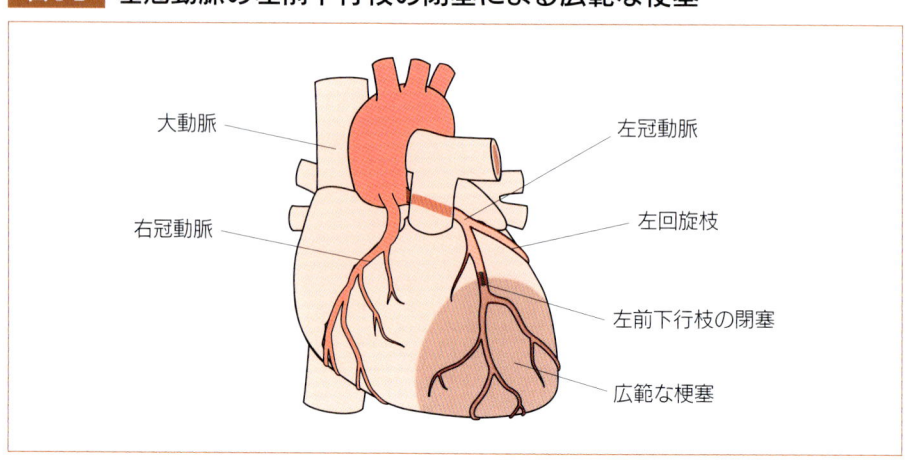

図4-3 心筋梗塞の病態

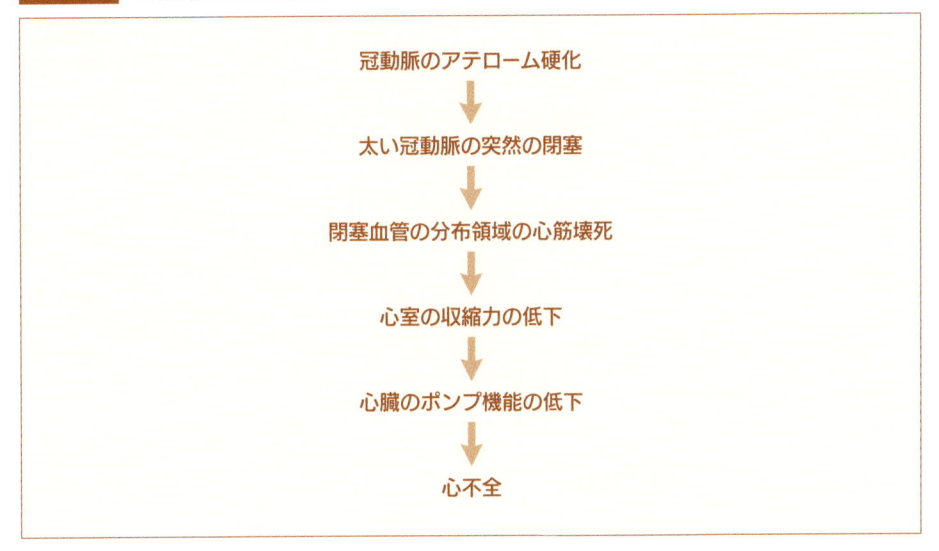

冠動脈のアテローム硬化
↓
太い冠動脈の突然の閉塞
↓
閉塞血管の分布領域の心筋壊死
↓
心室の収縮力の低下
↓
心臓のポンプ機能の低下
↓
心不全

4）不整脈

不整脈は心筋梗塞後早期に認められる．心筋梗塞後に発現しやすい不整脈は心室性期外収縮である．多発性，多源性，連続性，R on T型の心室性期外収縮は心室頻拍や心室細動に移行することがあり危険である**（P.115参照）**．

5）出血傾向

心筋梗塞の再発を防止するために，梗塞後の患者に抗血栓薬（抗凝固薬，抗血小板薬）が投与されることが多い．このため観血的処置後に出血性の問題を生じることがある．

I-5 検 査

1）心電図検査

心筋梗塞後の経時的変化を**図4-4**に示す．心筋梗塞に特徴的な心電図所見は急性期のST上昇，治癒期の異常Q波と冠性T波である．

図4-4 心筋梗塞発症後の心電図変化

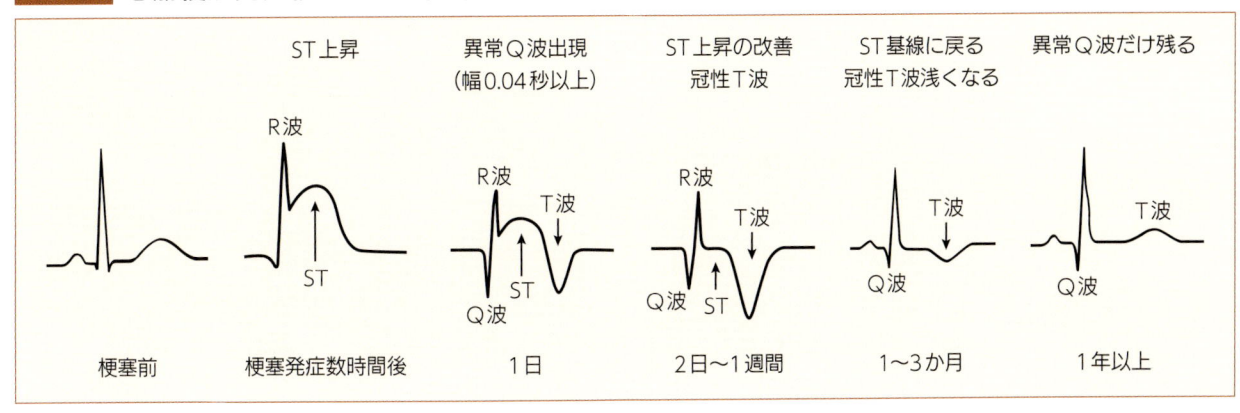

梗塞前	梗塞発症数時間後	1日	2日〜1週間	1〜3か月	1年以上
	ST上昇	異常Q波出現（幅0.04秒以上）	ST上昇の改善 冠性T波	ST基線に戻る 冠性T波浅くなる	異常Q波だけ残る

心筋梗塞発症数時間後にSTが上昇する．次いで深くて広いQ波が出現する．2日から1週間経つと上昇していたSTが基線に近づき，それとともにT波は陰性化して左右対称の冠性T波が現れる．さらにSTは基線に戻り，冠性T波も浅くなり陽転することもある．最後まで残るのが異常Q波である．したがって，異常Q波が認められる誘導を見れば梗塞部位がわかる**（図4-5）**．ちなみに異常Q波とは幅が0.04秒（1目盛り）以上，深さがR波の1/4以上をいう．

図4-5 梗塞部位と心電図で異常Q波の出現する誘導

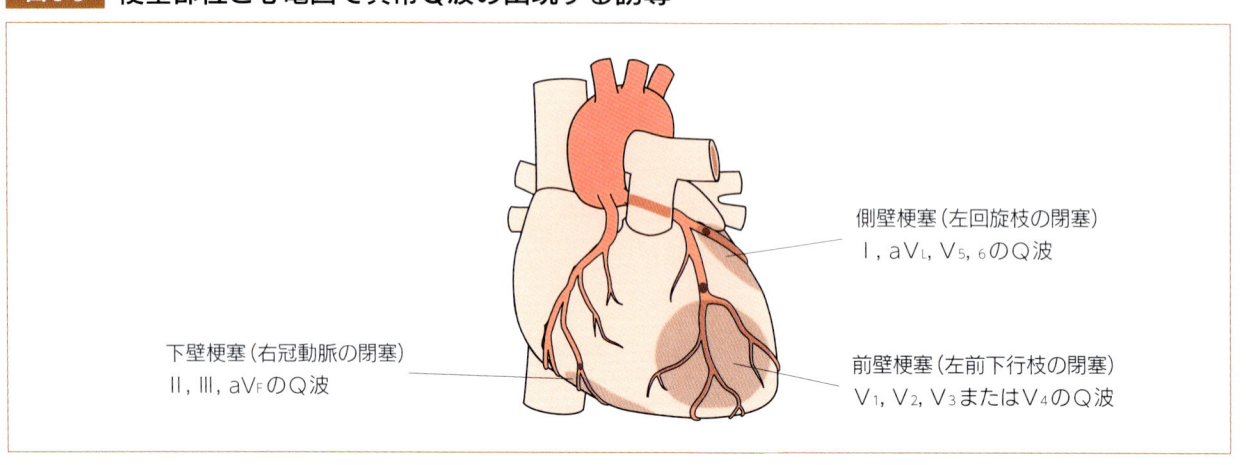

側壁梗塞（左回旋枝の閉塞）
Ⅰ, aV_L, V_5, 6のQ波

下壁梗塞（右冠動脈の閉塞）
Ⅱ, Ⅲ, aV_FのQ波

前壁梗塞（左前下行枝の閉塞）
V_1, V_2, V_3またはV_4のQ波

2）血清心筋マーカー

心筋細胞が崩壊することによって心筋内にあった種々の酵素が血中に逸脱する．現在，急性心筋梗塞後の診断と重症度判定のために使用されている主なマーカーは，CK（クレアチンキナーゼ），CKアイソザイム（CK-MB），心筋特異的トロポニン（心筋トロポニンT：cTnT，心筋トロポニンI：cTnI）である．

3）画像診断

急性心筋梗塞後の画像診断法としてもっとも汎用されるのは心臓超音波検査で，ほとんどすべての症例で壁運動の異常が認められる．

心筋シンチグラフィでは放射性同位元素タリウム201（^{201}Tl）を静脈注入して心筋内への取り込みをみる．心筋梗塞部位はタリウムが取り込まれないので欠損像として認められ，梗塞部の部位と大きさを知ることができる．

Ⅰ-6 治 療

1）急性期治療

急性心筋梗塞の治療法は，詰まった血栓を溶かす血栓溶解薬の投与とカテーテルを挿入して詰まった血管を広げる経皮的冠動脈インターベンション（percutaneous coronary intervention：PCI）である**（図4-6）**．ちなみにinterventionとは，間に入ること，介在することである．

図4-6 心筋梗塞の治療方法

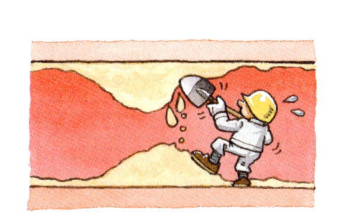

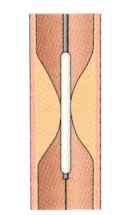

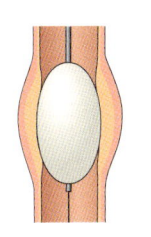

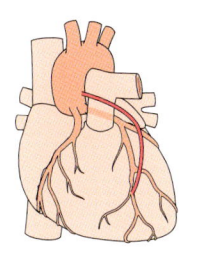

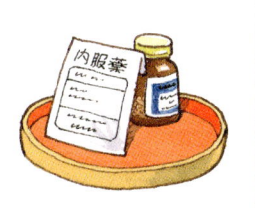

冠動脈内血栓溶解療法　　経皮的冠動脈インターベンション　　冠動脈バイパス手術　　薬物療法

　患者が救急搬送されてきた場合，抗血小板薬のアスピリンを経口投与し，血栓溶解薬の組織型プラスミノーゲンアクチベータ（tissue plasminogen activator：t-PA）を投与して血栓を溶解し，冠動脈造影を行って，閉塞部位があれば，その部位を風船（バルーン）療法で再開通させた後，再狭窄しないようにステントを留置する．最近は薬剤溶出ステントの使用により経皮的冠動脈インターベンションの予後成績が向上している．狭窄部位が多枝に及ぶ場合やステントが留置できない場合には，緊急冠動脈バイパス手術を行うこともある**（第3章，P.56参照）**．さらに再閉塞を防ぐために抗血小板薬が投与される．

2）安定期治療

　PCIにより病態が安定したら，心筋梗塞の再発予防，心不全の予防，突然死の予防を目的として抗血栓薬**（表4-3）**，β遮断薬，ACE阻害薬**（P.92，表5-3参照）**などの薬物療法を継続する．

3）抗血栓療法

　抗血栓薬には血小板機能を抑制する抗血小板薬と血液凝固を抑制する抗凝固薬がある．抗血小板薬は一次止血**（図4-7）**，抗凝固薬は二次止血**（図4-8）**を抑制する．一般的には狭心症，心筋梗塞，脳梗塞など，動脈硬化により起こる動脈血栓症には抗血小板薬が使用され，人工弁置換術後，心房細動，心原性脳塞栓症，深部静脈血栓症など，静脈血流の乱流やうっ滞で起こる静脈血栓症には抗凝固薬が投与される．

図4-7 止血のしくみ

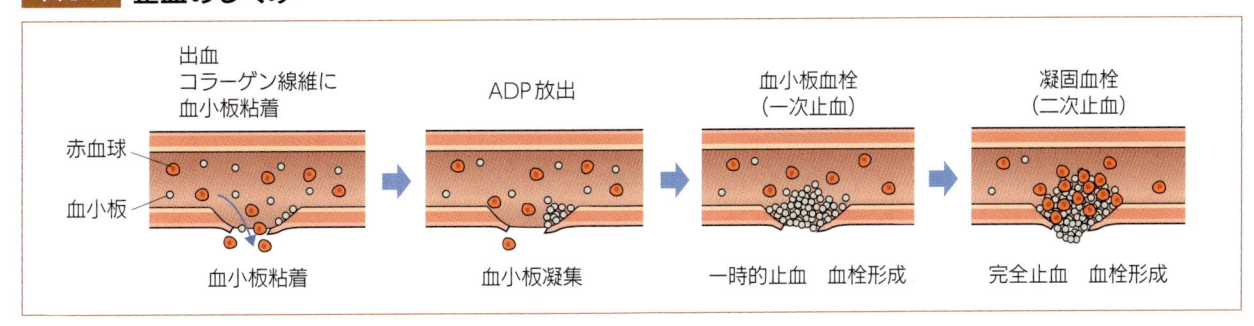

出血　コラーゲン線維に血小板粘着　　ADP放出　　血小板血栓（一次止血）　　凝固血栓（二次止血）

赤血球　血小板

血小板粘着　　血小板凝集　　一時的止血　血栓形成　　完全止血　血栓形成

図4-8 止血機構と出血・凝固検査

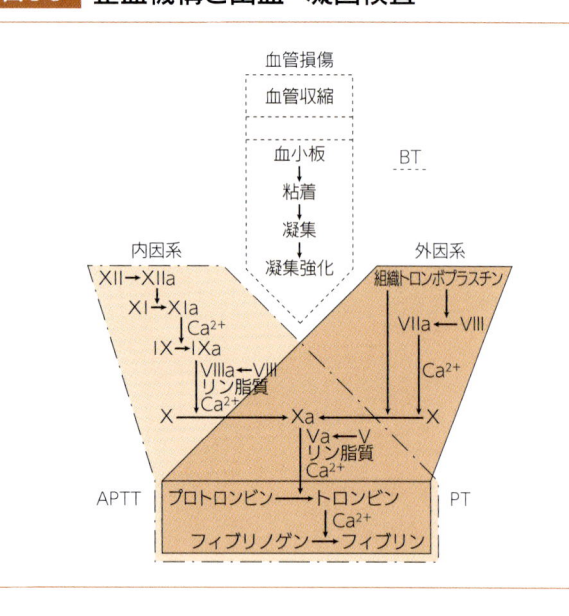

止血には血管壁，血小板，凝固因子が関与している．血管内皮に損傷が起こると，血管が収縮して血流が緩徐となる．一方，血管内皮が剝がれコラーゲンが露出すると，そこに血小板が粘着する．粘着したことがきっかけとなって血小板からその中に含まれるADPが放出され，最初に粘着した血小板上にさらに血小板が層状に積み重ねられるように凝集を起こし，血小板血栓が形成される（一次止血）．

次いで内因系，外因系の血液凝固機序が活性化され，フィブリノーゲンが不溶性のフィブリンに変化することによって凝固血栓が形成される（二次止血）

BT …… 出血時間
PT …… プロトロンビン時間
APTT… 活性化部分トロンボプラスチン時間

（1）抗血小板薬

アスピリンは解熱鎮痛薬だが，血小板から放出されて血小板の凝集を促進させるトロンボキサンA_2（TXA_2）の合成を阻害することにより，またチクロピジンはアデニル酸シクラーゼの活性を抑制して，サイクリックAMP（cAMP）の産生を増大させることにより，血小板凝集を抑制して，血小板血栓形成に拮抗する（図4-9）．

図4-9 一次止血と抗血小板薬の作用機序

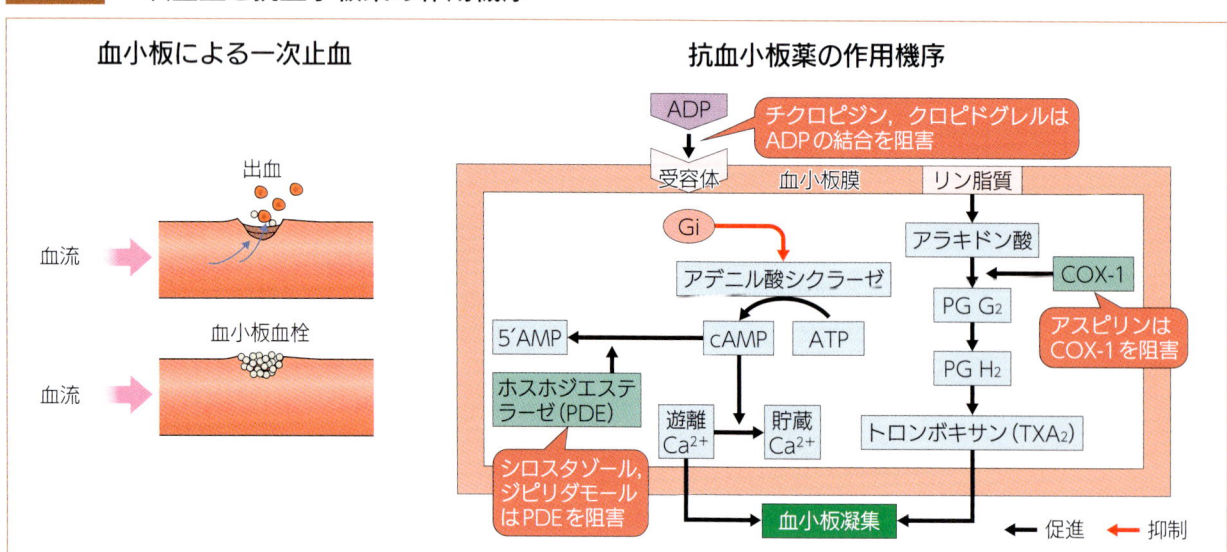

ADPが血小板細胞膜のADP受容体に結合すると，抑制性GTPタンパク質（Gi）を介してアデニル酸シクラーゼが抑制され，cAMPの濃度が低下して血小板内の遊離Ca^{2+}濃度が増大し，血小板凝集が促進される．
・チクロピジン，クロピドグレルはADPの結合を阻害し，アデニル酸シクラーゼを活性化してcAMP産生を増大することにより，血小板凝集を抑制する．
・シロスタゾール，ジピリダモールはPDEを阻害し，cAMP濃度を増大することにより血小板凝集を抑制する．
一方，アラキドン酸にシクロオキシゲナーゼ（COX-1）が作用すると，プロスタグランジン（PGG_2，PGH_2），トロンボキサンA_2（TXA_2）が産生され，血小板凝集が促進される．
・アスピリンはCOX-1を阻害し，TXA_2の産生を抑制することにより血小板凝集を抑制する．

ADP：アデノシン2リン酸，AMP：アデノシン1リン酸，PG：プロスタグランジン

（2）抗凝固薬

ワルファリンは肝臓においてビタミンKと競合することにより，ビタミンK存在下でタンパク合成されるビタミンK依存性凝固因子（Ⅱ，Ⅶ，Ⅸ，Ⅹ）（2，9，7，10：肉納豆と覚える）の生成を阻害し，凝固血栓形成に拮抗する．

表4-3 主な抗血栓薬

		一般名	商品名	適応
抗凝固薬		ワルファリン	ワーファリン	血栓塞栓症
		ダビガトラン（トロンビン阻害薬）	プラザキサ	非弁膜性心房細動
		リバロキサバン（Ⅹa因子阻害薬）	イグザレルト	非弁膜性心房細動
抗血小板薬		アスピリン	バファリン，バイアスピリン	狭心症，心筋梗塞，脳梗塞，一過性脳虚血発作，経皮的冠動脈形成術・冠動脈バイパス術後
		チクロピジン	パナルジン，チクピロン	血管手術・体外循環時，慢性動脈閉塞症，脳梗塞，一過性脳虚血発作
		クロピドグレル	プラビックス	脳梗塞，一過性脳虚血発作，急性冠症候群
		ジピリダモール	ペルサンチン，アンギナール	弁置換術後
		シロスタゾール	プレタール	慢性動脈閉塞症，脳梗塞
		イコサペント酸	エパデール，ソルミラン	閉塞性動脈硬化症，高脂血症
		サルポグレラート	アンプラーグ	慢性動脈閉塞症
		トラピジル	ロコルナール	狭心症
		ベラプロスト	ドルナー，プロサイリン	慢性動脈閉塞症，原発性肺高血圧症
		リマプロストアルファデクス	オパルモン，プロレナール	閉塞性血栓血管炎，後天性腰部脊柱狭窄症
血栓溶解薬	t-PA*	アルテプラーゼ	アクチバシン，グルトパ	虚血性脳血管障害急性期，急性心筋梗塞
		モンテプラーゼ	クリアクター	急性心筋梗塞，急性肺塞栓症
	ウロキナーゼ	ウロキナーゼ	ウロキナーゼ，ウロナーゼ	急性脳血栓症，急性心筋梗塞，末梢動静脈閉塞症急性期

*：組織プラスミノーゲンアクチベータ

Ⅱ 心筋梗塞と歯科治療

心筋梗塞の既往のある患者において，歯科治療にともなうストレスによって心臓の仕事量が増大すれば，心筋酸素消費量が増加して再梗塞を誘発する危険性がある．また梗塞発症後も狭心症発作のある場合は，責任枝以外の冠動脈にも重篤な動脈硬化性変化を起こしていることが多く，再梗塞の危険性が高い．

冠動脈の完全閉塞により発症する心筋梗塞では，閉塞した冠動脈が支配している心筋の範囲が広い場合，つまり冠動脈の閉塞が根元近くで起こったり，あるいは冠動脈が多枝にわたって閉塞したような場合には心不全をきたすことがあり，歯科治療にともなう精神的および身体的ストレスによって心不全が悪化する危険性がある．また，再梗塞の予防目的で抗血栓薬を服用している患者では抜歯後出血のリスクがある．

心筋梗塞患者における歯科治療上の問題点は，狭心症発作や心筋梗塞の再発と抗血栓薬の服用であり，胸痛発作をいかに防ぐか，胸痛発作が起こったらどうすればよいのか，抜歯後出血にどのように対処すればよいのかを知らなければならない．

II-1 ■ 心筋梗塞患者の問診の取り方

1) 心筋梗塞患者を発見する

　初診時に患者が記入する問診票を見れば心筋梗塞の既往がわかるし，薬剤手帳を見れば抗狭心症薬や抗血栓薬の種類を知ることができる．

　多くの心筋梗塞患者は激しい胸痛の自覚や救急車で緊急入院した経験があり，問診により発見できる．しかし，このような既往のない無痛性心筋梗塞患者を発見することは心電図検査を行わないかぎり難しい．

2) 心筋梗塞の重症度を評価する

(1) 心筋梗塞の発症時期

　心筋梗塞後，どのくらいの期間が経過しているかによってリスク評価が異なる．以前は発症後6か月以内の歯科治療は禁忌といわれたが，最近は医療技術の進歩により予後成績が向上しているので，発症後30日以上経過すれば歯科治療は可能と考えてよいだろう．

(2) 合併症の有無

①心不全

　心筋梗塞が広範囲に及ぶ場合は心不全を起こしていることがある．易疲労性や呼吸困難といった左心不全の症状がないかどうか調べる．NYHA(New York Heart Association：ニューヨーク心臓協会)の心機能分類を用いて心予備力を評価する(**第5章，P.96参照**)．

②狭心症

　心筋梗塞後も狭心症発作のある患者では，心筋梗塞の責任枝以外の冠動脈にも内腔狭窄を起こしている可能性がある．このような多枝病変を有する患者はリスクが高い．坂道歩行，階段昇降など，通常の身体生活で狭心痛が生じない患者は歯科治療のリスクは低いが，平地を急いで歩いたり，階段を3階まで上がったり，坂道を登ると狭心痛が起こる患者はリスクが高いと判断する(**第3章，P.58参照**)．

③不整脈

　心筋梗塞後，どのような不整脈が残っているかを内科主治医に聞く．多発性，多源性，連続性，R on T型の心室性期外収縮があれば歯科治療のリスクは高い(**P.126，表6-7参照**)．

3) 主治医から情報を得る

　患者の内科主治医とコンタクトをとり，胸痛発作の頻度とコントロール状態，心不全の有無，抗血栓療法の有無についての情報を得るとともに，歯科治療により心筋梗塞が再発する危険性のある患者かどうかを聞く．

4) どのような薬を服用しているか

　心筋梗塞後の薬物治療は抗血栓薬(**表4-3**)と抗狭心症薬(**表3-3参照**)の継続である．適応があればβ遮断薬，ACE(アンジオテンシン変換酵素)阻害薬，ARB(アンジオテンシンII受容体拮抗薬)(**表5-3参照**)なども投与される．

観血的処置時にとくに問題となるのは抗血栓薬である．抗血栓薬は狭心症や心筋梗塞のほかに心房細動，人工弁置換術後，深部静脈血栓症，慢性動脈閉塞症，脳梗塞，一過性脳虚血発作，血栓塞栓症などの疾患において処方される．抗血栓薬を服用している患者は抜歯後出血の可能性があるので，注意しなければならない．

また心筋梗塞が広範囲で左室機能低下を認める患者では，心不全治療薬（**第5章，P.92参照**）が処方されているかもしれない．ただ心不全治療薬は降圧薬とも重複するので，処方内容から心不全治療薬の有無を知ることは難しい．内科主治医に問い合わせるほうがよいだろう．

II-2 ■ 心筋梗塞患者の歯科治療に際しての注意点

1）重症度に基づいた歯科治療

通常，発症後30日以上経過すれば，つまり陳旧性心筋梗塞の時期になれば，注意深い全身管理の下に歯科治療は可能となる．ただ，侵襲の大きな口腔外科手術は可能なら3か月以降に延期するほうがよい．待てないときは大学病院か大きな病院に紹介する．

梗塞部位が広範囲で，心エコー検査で左室機能の低下が認められる場合はリスクが高い（**第5章，P.96参照**）．逆に冠動脈バイパス手術，バルーン，ステントなどを用いた経皮的冠動脈インターベンションにより，冠血流量が維持されていればリスクは低いと判断する．

狭心症と同様にCCS（Canadian Cardiovascular Society：カナダ心臓血管協会）の機能分類に基づいて歯科治療の可否を決定する．歯科治療を行う際には狭心症と同様の注意が必要である（**第3章，P.58参照**）．

2）抗血栓療法患者に対する注意
（1）抗凝固薬
①PT-INR

抗凝固療法のモニタリングとして，以前はPT（プロトロンビン時間）が使用されていたが，最近ではPTを標準化したPT-INR（prothrombin time-international normalized ratio）が一般的である．

PT-INRの治療域は，通常2.0〜3.0にコントロールされることが多いが，適応疾患や年齢によって多少異なる（**図4-10**）．たとえば労作狭心症では2.0

図4-10 PT-INRの治療域

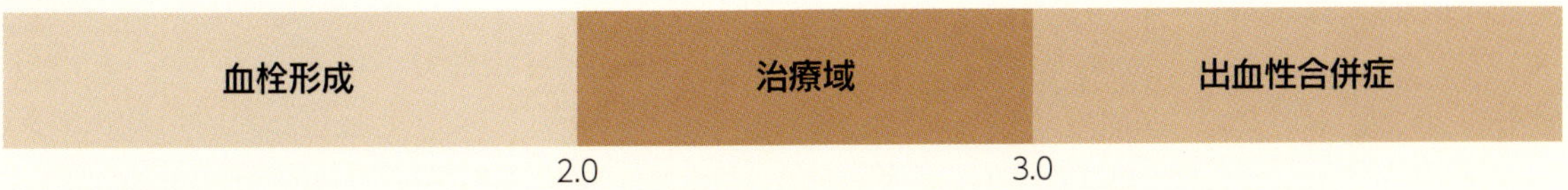

血栓形成	治療域	出血性合併症
	2.0　　　　3.0	

「抗血栓療法患者の抜歯に関するガイドライン」では，「原疾患が安定し，PT-INRが治療域にコントロールされている患者では，ワルファリンを継続投与のまま抜歯を行っても重篤な出血性合併症は起こらない」とされており，PT-INR値≦3.0なら，ワルファリンを中断することなく抜歯を行うことができるとしている

以下，心筋梗塞ではアスピリン併用で2.0〜2.5，ワルファリン単独で2.0〜3.0としているし，人工弁置換術では機械弁の場合は大動脈弁で2.0〜2.5あるいは2.0〜3.0，僧帽弁で2.0〜3.0あるいは2.5〜3.0，生体弁や弁形成術後は2.0〜2.5に維持する．非弁膜性心房細動では70歳未満で2.0〜3.0だが，70歳以上の高齢者では2.6を超えると出血性合併症が急激に増加するので1.6〜2.6が推奨されている．

②ヘパリンによるブリッジング療法

大手術を行う際には半減期の短いヘパリンで置換する方法が行われる．術前3〜5日までにワルファリンを中止して，ヘパリン静注ないしは皮下注し，術前4〜6時間からヘパリンを中止ないしはプロタミンで中和して，術後，速やかにヘパリンを再開し，病態が安定したらヘパリンを中止してワルファリン療法に戻すという方法である．

通常の抜歯ではヘパリンによるブリッジングの必要はないが，出血リスクの高い侵襲的口腔外科手術では考慮する．

③抜歯基準

抗凝固療法中の患者の抜歯に関しては，以前はワルファリンを中断していたが，PT-INRが2.0を切ると脳梗塞の発症率が上昇し，1.6を切ると大梗塞の発症率が上昇するとの報告があり，最近はPT-INRが3.0以下ならワルファリンを継続したまま抜歯を行うことができるとしている．ただし1〜3歯の普通抜歯に限定し，難抜歯，多数歯の抜去，埋伏智歯の抜去，あるいはPT-INRが3.0を超える患者の抜歯は大学病院などの口腔外科に依頼するほうがよいだろう．

④止血処置

PT-INRが3.0以下なら，抜歯可能とはいうものの十分な止血処置が必要であることは言うまでもない．抜歯窩に吸収性ゼラチンスポンジ（スポンゼル®），酸化セルロース（オキシセル®，サージセル・アブソーバブル・ヘモスタット®）などの局所止血材を挿入後，縫合して圧迫止血を行う．それでも止血できない場合には止血シーネ，パック（サージカルパック®，コーパック®）などを用いる．こうして抜歯後1週間は後出血のないことを確認する．

⑤抗菌薬

抗菌薬の中にはワルファリンの作用を増強するものがある．感染性心内膜炎予防のために1回のみ投与しても術後出血は増加しないが，一定期間投与する場合は出血傾向の生じる可能性がある．添付文書によると，セフカペン（フロモックス®）とセフジトレン（メイアクトMS®）は比較的安全に使用できるといえる（表4-4）．

⑥鎮痛薬

鎮痛薬に関しては，アセトアミノフェン（カロナール®），選択的COX-2阻害薬のセレコキシブ（セレコックス®），NSAIDs（non-steroidal anti-inflammatory drugs，非ステロイド性抗炎症薬）のいずれも後出血の可能性がある．

「抗血栓療法患者の抜歯に関するガイドライン」には「抜歯後のNSAIDsやCOX-2阻害薬の投与は原則的に行うべきではないが，行うに際しては慎重に行うことが必要である」と記されている．一方，アセトアミノフェンとCOX-2阻害薬は比較的安全に使用できるとの報告もある．

したがって，アセトアミノフェンは比較的安全に使用できると考えられるが，アスピリンはワルファリンの作用を増強するので使用しないほうがよい．他のNSAIDsに関しては，どうしても投与しなければならない場合のみPT-INRをモニタしながら必要最小限の量を短期間に限り使用する(**表4-4**).

表4-4 抗菌薬，鎮痛薬とワルファリンの相互作用

	一般名	商品名	ワルファリンとの相互作用 ＜添付文書上併用注意＞
抗菌薬	アモキシシリン（AMPC）	サワシリン，パセトシン	有
	セフカペン（CFPN-PI）	フロモックス	なし
	セフジトレン（CDTR-PI）	メイアクトMS	なし
	セフジニル（CFDN）	セフゾン	有
	アジスロマイシン（AZM）	ジスロマック	有
鎮痛薬	ロキソプロフェン	ロキソニン	有
	ジクロフェナク	ボルタレン	有
	メフェナム酸	ポンタール	有
	アセトアミノフェン	カロナール	有

(矢郷香，朝波惣一郎．抗血栓療法患者の抜歯臨床Q&A．東京：医学情報社，2010．より)

⑦ダビガトラン

最近，直接トロンビン阻害薬のダビガトラン（プラザキサ®）が非弁膜症性心房細動（僧帽弁狭窄症などの弁膜症以外の原因による心房細動）の患者で処方されているが(**表4-3**)，これはPT-INRが後出血の指標にならない．現時点においてダビガトランの抜歯基準は確立されていない．術前にダビガトランを休薬して術後に脳梗塞が起こった例もあるので，抜歯が必要なら内科主治医に相談するか，あるいは大学病院や大きな病院に依頼するほうがよい．

（2）抗血小板薬

①抜歯基準

抗血小板薬については，抜歯の可否を判定できるような適切なモニタリング方法はない．出血時間のモニタリングも確実な指標とはいえない．しかし，一般的に抗血小板薬を継続したまま抜歯を行ったときの後出血の発生頻度はワルファリン継続時よりも低く，多くの場合，局所止血処置のみで対応可能であり，重篤な出血性合併症を発症する危険性は少ないと考えられている．

②止血処置

止血処置は抗凝固薬と同様，吸収性ゼラチンスポンジ，酸化セルロースなどの局所止血材を挿入した後，縫合して圧迫止血を行う．必要なら止血シーネやパックを使用する．

③抗菌薬

「抗血栓療法患者の抜歯に関するガイドライン」によると，抗血小板薬服用患者の抜歯にあたり，通常量の抗菌薬を投与することにより抗血小板作用が増強して術後出血をきたす危険性は低い．

④鎮痛薬

鎮痛薬に関しては出血性合併症をきたす危険性がある．NSAIDsはCOXの活性を阻害することにより抗血小板作用を示す．わかりやすく言えば，アスピリンを飲んでいる患者にアスピリンを追加投与するようなものである．

アセトアミノフェン（カロナール®）は抗血小板作用が弱いので，短期間の使用であれば比較的安全に投与できるといわれている．NSAIDsをどうしても投与しなければならないときは必要最小限の量を短期間に限り使用する．ただし注意深い予後観察が必要である．

(3) 口腔外科処置（表4-5）

①歯槽膿瘍や歯周膿瘍など局所に炎症があれば，抜歯の前にスケーリング，ブラッシング指導，抗菌薬投与を行って消炎を図る．

②下顎孔への伝達麻酔は口腔底に血腫を形成する可能性があるので，原則的には行わないほうがよい．

③一度に多数歯を抜去せず，初めは1〜2本の少数歯にとどめ，経過を観察しながら数回に分けて抜歯する．

④抜歯操作はていねいに行い，周囲組織をできるだけ挫滅しないように低侵襲的抜歯を行う．

⑤抜歯窩の炎症性肉芽を残さないようによく掻爬しておく．

⑥吸収性止血材，縫合処置，止血シーネ，パックを用いて十分な局所止血処置を行う．

⑦疼痛刺激により血圧が上昇すると出血しやすくなるので，精神鎮静下に十分量の局所麻酔薬を投与して無痛的治療を行う．

(4) 歯周処置（表4-6）

①歯周炎症が強く，歯肉縁下歯石の除去が必要なケースでは，TBIや抗菌作用のあるうがい薬などで歯周の消炎を図ってから除石する．

②歯肉縁下歯石の除去はハンドスケーラーよりも超音波スケーラーを用いたほうが，軟組織をあまり傷つけることなく効果的に除去できる．

③出血を少なくするために，歯石除去は一度に広範囲にわたって行わず，1回に1/4〜1/6顎にとどめる．除石後の歯周パックは炎症を抑え，処置後の止血が容易となる．

④歯肉切除術は創面が広くなり止血困難，術後出血を起こしやすいので，縫合によって創面を閉鎖して露出面をなくす歯肉剝離掻爬術のほうが望ましい．

(5) 保存・補綴処置（表4-6）

①歯内療法では，根尖を越えてのリーマー操作や過剰根管充填が起こらないように，根管長は正しく測定して治療操作を行うようにする．

②強力なバキュームで粘膜の1か所に長くバキュームの先をつけて吸引すると，頰粘膜や口腔底に血腫をつくることがあるので注意する．

③可撤式義歯を装着したときは，新製義歯の辺縁部による潰瘍形成を少なくするために，頻回に患者を来院させて義歯床縁の調整を図る．また就寝時は必ず義歯をはずさせる．

④電気メスや腐食薬はいったん創面を止血できるが，組織壊死を起こし，術後に二次的な出血をきたすことがあるので注意しなければならない．

表4-5　抗血栓療法患者における口腔外科処置時の注意点

抜歯基準	・PT-INR値が3.0以下なら抜歯可能
局所炎症	・抜歯前にスケーリング，ブラッシング指導，抗菌薬投与
局所麻酔	・下顎孔伝達麻酔は原則的には行わない ・十分量の局所麻酔薬を投与する
抜歯本数	・初めは1〜2本から開始する ・1回3本以内の普通抜歯にとどめる
抜歯操作	・周囲組織の挫滅をさける ・抜歯窩の炎症性肉芽を残さない
止血処理	・吸収性止血材(スポンゼル®，オキシセル®)，縫合処置 ・止血シーネ，パック(サージカルパック®，コーパック®)
精神鎮静	・精神鎮静法により血圧を安定させる
術後処方	・抗菌薬，鎮痛薬の投与に注意する

表4-6　抗血栓療法患者における歯周・保存・補綴処置時の注意点

歯石除去	・歯肉の炎症が強ければ消炎を図った後に除石する ・歯肉縁下歯石の除去は超音波スケーラーを使用する ・広範囲をさけ，1回に1/4〜1/6顎にとどめる ・除石後は歯周パックで炎症抑制，止血処置を行う
歯肉切除	・歯肉切除術よりも歯肉剥離掻爬術のほうが望ましい
歯内療法	・根尖を越えてのリーマー操作，過剰根管充填をさける
バキューム操作	・バキュームの先で長時間軟組織を吸引しない
可撤式義歯	・新製義歯の辺縁部による潰瘍形成を少なくする ・頻回に患者を来院させて義歯床縁の調整を図る ・就寝時は必ず義歯をはずさせる
電気メス・腐食薬	・電気メスや腐食薬の使用による二次出血に注意する

3) 歯科治療中のストレス軽減
(1) 精神的ストレスの軽減

　歯科治療にともなう不安感や恐怖心などの精神的ストレス，注射刺入時や治療中の痛み，外科的侵襲といった身体的ストレスにより血圧が上昇して心拍数が増加すると，心筋酸素消費量が増加して心筋虚血発作が起こりやすくなる．狭心症患者と同様，心理的アプローチや精神鎮静法により患者の不安や恐怖を緩和することが大切である**(第3章，P.61参照)**．

　著者らは，患者に「お気に入りのCD」を持参してもらいヘッドフォンで楽しんでもらいながら精神鎮静法を行って，歯科治療に対する不安感や恐怖心を取り除く精神鎮静法「リラックス歯科」を実践している．とくに笑気吸入鎮静法は笑気ガスとともに高濃度の酸素を投与できるので，心筋酸素供給量を増加させることができる．狭心症や心筋梗塞といった虚血性心疾患者には，歯科治療中の胸痛発作の予防に有効であろう**(P.61，表3-6参照)**．

(2) 身体的ストレスの軽減

疼痛刺激は循環動態を著しく亢進させて，心筋酸素消費量を増大させるので回避しなければならない．狭心症患者と同様，表面麻酔薬の使用，細い注射針の選択，緩徐な薬液注入に心がけ，十分量の局所麻酔薬を投与して確実に麻酔を効かせることが重要である．

局所麻酔を少量しか投与しないと，患者は何度も疼痛を訴え，そのたびに追加投与を繰り返しているうちに，結局アドレナリンの投与量が増えてしまう．痛みによる内因性アドレナリンの分泌増加と相まって血中のアドレナリン濃度は上昇し，心仕事量の増大とそれにともなう心筋酸素消費量の増加を引き起こす．

(3) アドレナリンの投与量

狭心症の場合と同様，CCSの機能分類を用いて歯科用局所麻酔薬の種類を選択し，低濃度アドレナリン使用法やフェリプレシン併用法を用いてアドレナリンの投与量を可及的に少なくするとともに，確実に局所麻酔を効かせることが重要である (**表4-7**)．

表4-7 CCSの機能分類と歯科用局所麻酔薬の選択基準

Class I	1/8万アドレナリン添加2％リドカイン2カートリッジ投与
Class II	1/8万アドレナリン添加2％リドカイン1カートリッジ投与 (必要ならシタネスト-オクタプレシン3カートリッジ以内)
Class III	1/8万アドレナリン添加2％リドカイン1/2カートリッジ投与 (必要ならシタネスト-オクタプレシン3カートリッジ以内)
Class IV	歯科治療は禁忌

4) 歯科治療中のモニタリング

歯科治療中は自動血圧計を使って血圧，脈拍数，パルスオキシメータ，RPP (rate pressure product) をモニタする．心筋梗塞患者も狭心症患者と同様，RPPが12,000を超えると心筋虚血発作が起こりやすくなるので，歯科治療中はRPPの変化を参考に治療の開始・継続・中断を決定する (**表4-8**)．

歯科治療中に突然狭心痛が起こったら，狭心症か心筋梗塞か迷ってしまうかもしれない．このようなときは心電図モニタが便利である (**第3章, P.63参照**)．酸素を投与しながら持参の抗狭心症薬を服用させ，ST低下があれば器質的狭心症の発作，ST上昇があれば冠攣縮性狭心症の発作あるいは急性心筋梗塞と判断して救急車を要請する．

表4-8 循環動態変動と歯科治療

収縮期血圧	心拍数	RPP	歯科治療
200 mmHg	140回/分	16,000	歯科治療の続行は危険である
180 mmHg	120回/分	14,000	歯科治療を中断して安静にする
160 mmHg	100回/分	12,000	要注意．いつでも中断できる体制をとる
			歯科治療を開始，継続してもよい

5）心筋梗塞発作時の救急処置

　もしも歯科治療中に心筋梗塞が起こったら，ただちに歯科治療を中断して救急処置を行う．
①酸素吸入（約5L/分）を行い，心筋酸素供給量を増加させる．
②スタッフに119番通報を要請する．
③血圧低下があれば，ショック体位をとる（両下肢挙上）．
④意識がなければ，気道を確保して自発呼吸を確認する．
⑤正常呼吸がなければ，胸骨圧迫と人工呼吸を開始する．
⑥スタッフにAEDを要請し，準備ができたら電気的除細動を行う．
⑦救急車が到着したら，病院に搬送する．

6）実際の歯科治療方法

　心筋梗塞患者に歯科治療を行う際には，下記のような注意が必要である．
①当日は，抗狭心症薬や抗血栓薬をいつもどおり服用したことを確認する．
②自動血圧計を使用して血圧，脈拍数，SpO_2，できれば心電図をモニタする．
③精神鎮静法やリラックス歯科を利用して精神的ストレスを軽減する．
④局所麻酔注射を行うときは，**表4-7**を参考に歯科用局所麻酔薬の種類と投与量を決定する．
⑤刺入時には表面麻酔を併用して穿刺痛を軽減し，局所麻酔薬はゆっくりかつ十分量を投与して確実に局所麻酔を効かせる．
⑥歯科治療中は5〜10分ごとに血圧，脈拍数，RPPを測定しながら，**表4-8**を参考に歯科治療の中断・継続を決定する．
⑦抗血栓薬を服用している患者に観血的処置を行うときは，確実な止血処置を行う．
⑧こうして「怖くない・痛くない」歯科治療を行う．

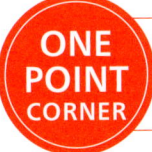

ONE POINT CORNER　心筋梗塞患者では，胸痛発作とPT-INRに注意しよう！

俳句で覚える基礎疾患

「心筋梗塞」

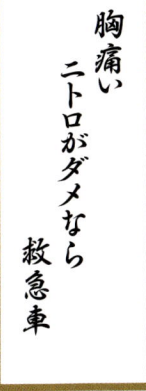

胸痛い　ニトロがダメなら　救急車

[解　説]
　胸痛発作が起きたとき，緊急薬のニトログリセリンスプレーを投与しても発作が治まらないときは心筋梗塞と判断して，ただちに救急車で病院に搬送する．「早く治らないかなあ」と思いながら，何回もニトログリセリンスプレーの投与を繰り返していると危険である．

俳句で覚える基礎疾患
「抗血栓薬」

明日ピリン？
今日はピリンじゃ
ありません

[解 説]
　鎮痛薬のアスピリンは「ピリン」という名前が付いているが，ピリン系ではない．つまり，明日になればひょっとしたらピリンになるかもしれないが（そんなことはない！），少なくとも今日はピリン系ではない．

俳句で覚える基礎疾患
「抗血栓薬」

ワーファリン
止めたい，止めない
止まらない

[解 説]
　歯科医師としては抜歯の前にはワーファリンを止めたいと思う．しかし，脳梗塞のことを考えると，内科的には止めないほうがよいといわれている．だから，ワーファリンを止めないで抜歯をする．すると，やはり出血が止まらないことがある．
　「PT-INRが3.0以下なら大丈夫だ」と，気軽に抜歯をしてはいけない．前提条件を忘れてはいけない．つねに慎重でなければならない．

〈参考文献〉
1. 循環器病の診断と治療に関するガイドライン（2009年度合同研究班報告）．心筋梗塞二次予防に関するガイドライン（2010年改訂版）．一般社団法人 日本循環器学会ホームページ．
2. 日本有病者歯科医療学会，日本口腔外科学会，日本老年歯科医学会（編）．抗血栓療法患者の抜歯に関するガイドライン．2010年版．東京：学術社，2011．
3. 循環器病の診断と治療に関するガイドライン（2008年度合同研究班報告）．循環器系疾患における抗凝固・抗血小板療法に関するガイドライン（2009年改訂版）．一般社団法人 日本循環器学会ホームページ．
4. 矢郷香，朝波惣一郎．抗血栓療法患者の抜歯 臨床Q&A．東京：医学情報社，2010．
5. 山蔭道明，今井理．抗凝固薬と抗血小板薬．薬理および麻酔との関連．臨床麻酔（臨時増刊号）2004；3：342-354．
6. 佐藤裕，高丸宏，四戸豊，遠藤千恵，坂本望，佐藤健一，佐藤雅仁，城茂治．抜歯に際してPT-INR値の変動に注意を要したワルファリン内服患者2症例．障歯誌 2012；33：178-182．
7. Morimoto Y, Niwa h, Minematsu K. Hemostatic management of tooth extractions in patients on oral antithrombotic therapy. J Oral Maxillofac surg 2008；66：51-57．
8. 浦部晶夫，島田和幸，川合眞一（編集）．今日の治療薬2012 解説と便覧．第34版．東京：南江堂，2012．
9. 野々木宏（主監修）．ACLSプロバイダーマニュアル AHAガイドライン2010準拠．第1版．東京：シナジー，2012．
10. 高久史麿，尾形悦郎，黒川清，矢崎義雄（監修）．新臨床内科学．第9版．東京：医学書院，2009．
11. 杉本恒明，矢崎義雄（総編集）．内科学．第9版．東京：朝倉書店，2008．
12. 西田百代．イラストでわかる有病高齢者歯科治療のガイドライン．東京：クインテッセンス出版，2004．
13. 椙山加綱（編著）．ヒヤリ・ハット こんなときどうする？ 歯科治療時の救急テクニック1．第2版．京都：永末書店，2011．
14. 丹羽均，澁谷徹，城茂治，椙山加綱，深山治久（編集）．臨床歯科麻酔学．第4版．京都：永末書店，2011．
15. 金子譲（監修），福島和昭，原田純，嶋田昌彦，一戸達也，丹羽均（編）．歯科麻酔学．第7版．東京：医歯薬出版，2011．
16. 椙山加綱．今後の社会情勢からみた歯科用局所麻酔薬の再検討（2）．日歯評論 2005；750：155-163．
17. 真鍋庸三．4．基礎疾患に関連して起こる全身的偶発症（1）．特集：歯科治療時の全身的偶発症と全身管理法．歯科医療 2011；25：29-40．

第5章

心不全患者の歯科治療

I 心不全の基礎医学

I-1 定 義

心臓には身体の各器官や組織に必要な酸素や栄養を送り込むはたらきがある．身体の酸素要求量は運動量の程度によってさまざまに変化する(**表5-1**)．たとえば安静時の酸素消費量は250 mL/分だが，歩行時には2倍から4倍に増加し，激しい運動では16倍以上にも増加する．このように代謝の変化によって身体が必要とする血液量は刻一刻と変化するので，心臓はこれらの変化に迅速に反応して心拍出量を変えなければならない．

表5-1 運動量の違いによる身体の酸素消費量

運動の程度	酸素消費量(mL/分)
安 静	250
起立姿勢	375
歩 行	400〜1,000
軽い仕事や運動	750〜1,250
激しい運動	4,000以上

(Malamed SF, Sheppard GA. Handbook of medical emergencies in the dental office. St Louis : CV Mosby, 1978.より)

心不全というのは，心臓が身体の必要とする血液量を十分に送り出せなくなった状態，いいかえれば，心臓のポンプ機能が不完全な状態(略して心不全)である．

I-2 分 類

心不全には，急性肺水腫やショックなどのように突然発症する急性心不全と，慢性の心筋障害により肺または体静脈系にうっ血が生じる慢性心不全がある．慢性心不全はうっ血性心不全とも呼ばれている．

また，心不全は障害された心室により左心不全と右心不全に分けられる．左心不全では左室のポンプ機能が低下して肺循環系にうっ血を認め，右心不全では右室のポンプ機能が低下して体循環系にうっ血が生じる．

I-3 ■ 病態生理と臨床症状

1）左心不全
（1）病態生理

　左室のポンプ機能が減弱すると，肺循環を経て左室に流入してくる血液を左室は十分に拍出できなくなる．そのため肺から左室に流入してくる血液は大きな抵抗を受け，肺静脈がうっ血して肺毛細管圧が上昇する．このため，肺胞を取りまく間質組織や肺胞内に水分が漏出してくる．左心不全による臨床症状は肺うっ血によって現れるものである（**図5-1**）．

図5-1 左心不全の病態生理

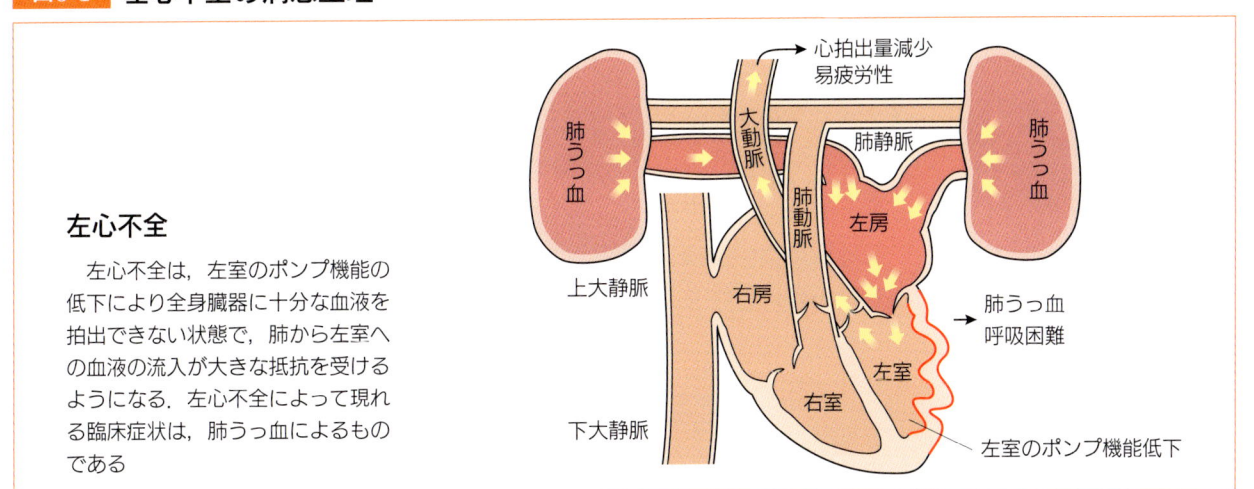

左心不全
　左心不全は，左室のポンプ機能の低下により全身臓器に十分な血液を拍出できない状態で，肺から左室への血液の流入が大きな抵抗を受けるようになる．左心不全によって現れる臨床症状は，肺うっ血によるものである

（2）臨床症状（図5-2）
①易疲労性

　心臓のポンプ機能低下のため心拍出量が減少して，臓器や骨格筋への酸素や栄養の供給量が不十分となり，以前には疲労を感じなかったような運動量で疲労を覚えるようになる．易疲労性というのは左心不全の最初に現れる自覚症状である．左心不全がさらに進行すると，わずかな運動量でも疲労を起こすようになる．ついには安静時においても疲労が起こるようになる．

②呼吸困難

　左心不全の早期に現れる症状である．肺静脈がうっ血し，肺毛細血管床から滲出液が肺胞を取りまく間質組織や肺胞内に漏出し，換気が障害されることによって起こる．呼吸困難の程度は心不全の重症度と関係する．すなわち，左心不全の初期では呼吸困難は運動時のみ出現するが，症状が進行すると安静時にも出現するようになる．

③起坐呼吸

　上向きの仰臥位をとると呼吸困難が生じ，座位によって呼吸困難が軽減する．これは座位では横隔膜が下制するので換気量が増加すること，また上半身を起こすと下半身の静脈に一時的に血液が貯留し，心臓への静脈還流量が減少し，

図5-2 左心不全の臨床症状

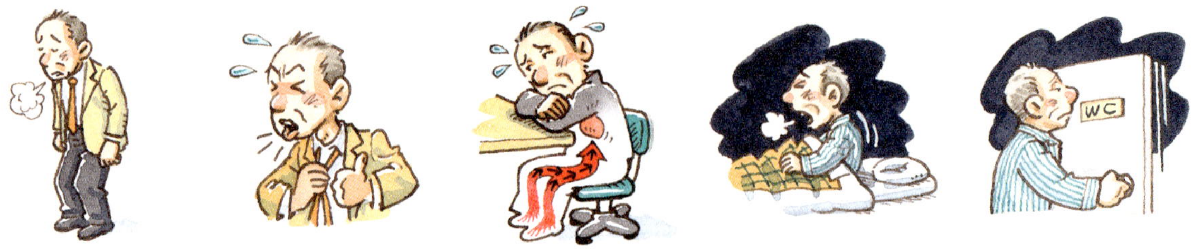

易疲労性	呼吸困難	起坐呼吸	発作性夜間呼吸困難	夜間多尿
左室から拍出される血液量の低下から全身臓器の酸素不足や栄養不足を生じ，わずかな労作で疲労を覚える	肺静脈のうっ血から，肺間質，肺胞内に滲出液が漏出し，ガス交換障害を生じるため	座位では横隔膜が下制するのと，下半身に血液が貯留して心臓への静脈還流の低下により換気が楽になる	夜間就寝数時間後に起こる突然の呼吸困難	夜間安静にして心機能の回復とともに，腎血流量が増加することにより尿量が増える

心臓への前負荷が軽減すること，などによって呼吸困難が緩和されるためである．患者が枕を高くしてほしいとか，ベッドの上半身を挙上してほしいと要求するのは，起坐呼吸のほうが楽であるということの現れである．

④発作性夜間呼吸困難

夜間就寝数時間後に，突然激しい呼吸困難のため覚醒し，あえぎ呼吸をする．発作性の咳は喘鳴をともなうので心臓喘息とも呼ばれる．起坐呼吸よりも左心不全がさらに進行した状態である．

⑤夜間多尿

昼間，身体活動をしていると心不全の状態がひどくなり，心拍出量が減少して腎血流量が減少するので尿量が少ないが，夜間安静にして心機能が回復するとともに腎血流量が増加して尿量が増える．

⑥肺水腫

左心不全がもっとも進行した状態である．大量の漏出液が肺間質や肺胞内に貯留するため，肺胞におけるガス交換が障害され，動脈血の酸素分圧（PaO_2）が低下する．臨床症状としては起坐呼吸となり，絶え間なく咳をし，泡状の血痰が出る．また，チアノーゼを伴うことがある．低酸素血症が是正されないと，回復不能の不整脈から死に至る．

2）右心不全

（1）病態生理

右心不全が単独に出現することは少なく，左心不全に引き続いて現れることが多い．左心不全により肺毛細管圧が上昇すると，肺動脈圧が上昇し，右室から肺への血液の拍出が障害される．このため大静脈から右房，右室への血液の還流が大きな抵抗を受け，全身の静脈系にうっ血が生じる．右心不全による臨床症状は末梢静脈系のうっ血によって現れるものである（図5-3）．

（2）臨床症状（図5-4）

①頸静脈の怒張

右心不全の初期に現れる症状で，頭部や上肢の静脈血が心臓に戻れず，上大静脈圧が高まり，頸静脈が拡張することによる．患者に半座位（45°）をとらせ

図5-3 右心不全の病態生理

右心不全

右心不全が単独に出現することは比較的少なく，左心不全に続発することが多い．肺うっ血のため，肺動脈圧が上昇し，右室から肺への血液の拍出が障害され，その結果，静脈から心臓への血液還流が大きな抵抗を受けるようになる．右心不全による臨床症状は末梢静脈系のうっ血によるものである

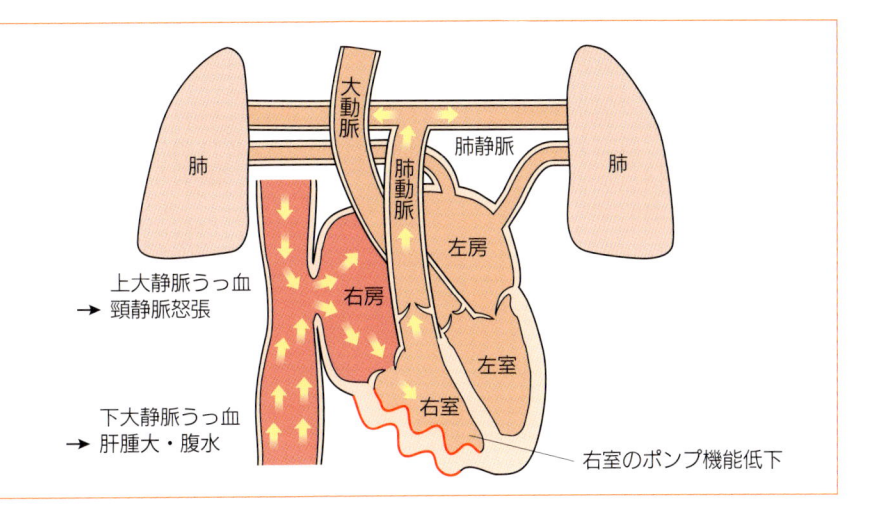

上大静脈うっ血
→ 頸静脈怒張

下大静脈うっ血
→ 肝腫大・腹水

右室のポンプ機能低下

図5-4 右心不全の臨床症状

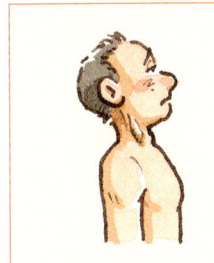

頸静脈の怒張
上肢，頸部の静脈血が心臓に戻れないため上大静脈圧が上昇し，頸静脈が拡張することによる（座位から半座位で現れる）

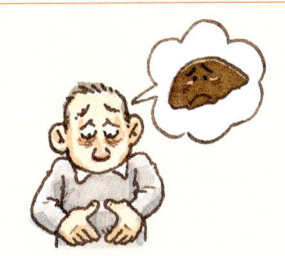

肝腫大
下大静脈圧，肝静脈圧の上昇による肝臓の腫大（上腹部不快感と食欲不振，嘔気）

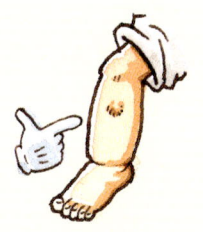

浮腫
静脈圧が上昇する結果，血液中の水分が皮下組織（間質）に漏出することによる（夕方に下肢のむくみ，短期間の体重増加）

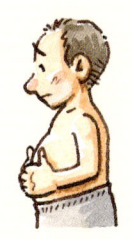

腹水
腹腔内への大量の体液の漏出（ズボンのベルトがきつい）

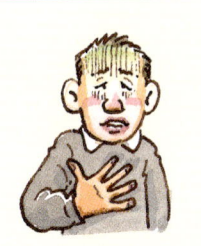

チアノーゼ
全身組織への酸素供給量の不足による（爪床，口唇の暗紫色）

たときに頸静脈の怒張がみられたら，右心不全の可能性が大きい．

②肝腫大

下大静脈圧，肝静脈圧の上昇により肝臓が腫大する．患者は右上腹部に不快感を覚え，食欲不振，嘔気を訴えることがある．肝腫大は右心不全の特徴の1つで，肝障害により黄疸が出現する．

③末梢浮腫

静脈圧が上昇する結果，血液中の水分が毛細血管から皮下組織（間質）に漏出して浮腫となる．昼から夕方にかけて下腿に出現し，夜間，仰臥位になると消える．浮腫は体重増加が重要な所見である．

④腹　水

右心不全が重度になると，大量の漏出液が腹腔内に貯留し，腹水として認められるようになる．

⑤チアノーゼ

爪床や口唇の粘膜が暗紫色となる．心不全のため全身の組織への酸素供給量が不十分となり，これを代償するために毛細血管の動脈血から酸素を正常以上に取り込むことによって起こる．

I-4 ■ 原　因

心不全の原因には心臓自体に起因するものと，心臓以外に起因するものとがある(**表5-2**)．とくに虚血性心疾患，高血圧，心臓弁膜症，心筋症の占める割合が高い．

表5-2　心不全の原因

心臓自体に起因するもの	心筋組織そのものの直接障害によるもの	虚血性心疾患(心筋梗塞), 心筋症(肥大型, 拡張型, 拘束型), 心筋炎
	長期的な圧負荷や容量負荷によるもの	高血圧, 心臓弁膜症, 先天性心疾患(心房中隔欠損, 心室中隔欠損)
	調律異常(不整脈)や伝導障害によるもの	徐脈誘発型：完全房室ブロック, 洞不全症候群
		頻拍誘発型：心房細動, 上室性頻拍, 心室頻拍
心臓以外に起因するもの	肺疾患によるもの	肺血栓塞栓症, 肺高血圧症, 慢性肺疾患
	全身疾患によるもの	甲状腺機能亢進症, 貧血, 腎不全, 糖尿病

I-5 ■ 検　査

1) 胸部エックス線検査

心不全が重症になると，肺静脈陰影の増強，間質性浮腫，肺胞内水腫と進行する．

左心不全により肺静脈圧が上昇すると肺静脈は拡張して，肺静脈陰影が増強し，間質性浮腫により下肺野と横隔膜上方に1〜2cmの線状陰影(カーリーB線)がみられ，心胸郭比の増大，胸水貯留などの所見も認められる(**図5-5, 5-6**)．

図5-5　心不全の胸部エックス線所見

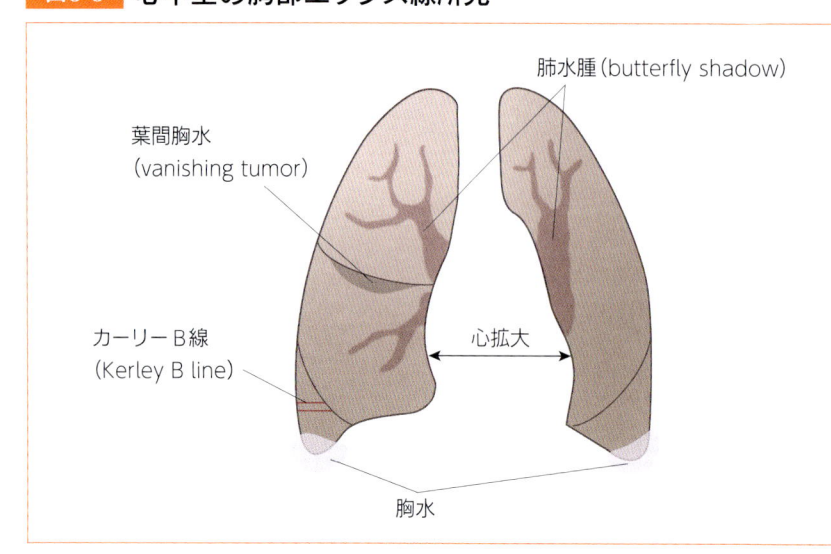

- 肺水腫 (butterfly shadow)
- 葉間胸水 (vanishing tumor)
- カーリーB線 (Kerley B line)
- 心拡大
- 胸水

胸部エックス線写真では
- 心陰影の拡大(心胸郭比の増大),
- 肺静脈の拡張(うっ血),
- 間質性浮腫(カーリーB線),
- 胸水(右側のほうが貯留しやすい),

などの所見が認められる

図5-6 心胸郭比の求め方

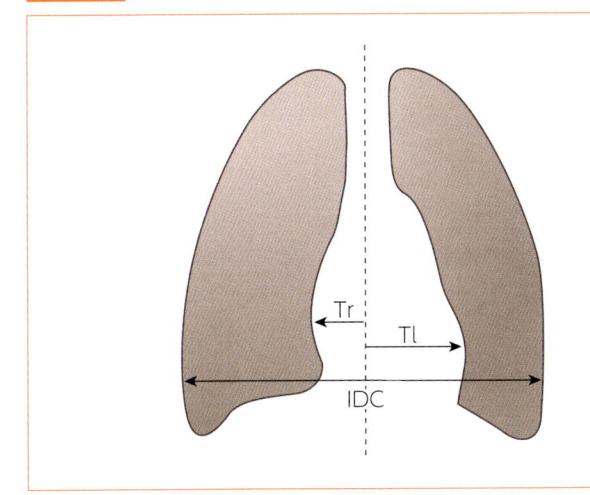

Tr：正中線より心陰影最右縁に至る距離
Tl：正中線より心陰影最左縁に至る距離
IDC：胸郭最大内径（両側胸郭で肋骨内縁を結ぶ距離）
心胸郭比：心横径（Tr＋Tl）／胸郭最大内径（IDC）
　　　　　　　　　　　　　正常は0.5以下

2）心電図検査

心電図は心不全の原因となる心疾患を診断するのに重要である．とくに急性冠症候群（第3章，P.51参照）の診断に有用である．左房負荷，右房負荷，左室肥大，房室ブロック，心房細動，心室性不整脈などの有無を知ることができる（図5-7）（第7章，P.138参照）．

図5-7 右房負荷と左房負荷の心電図所見

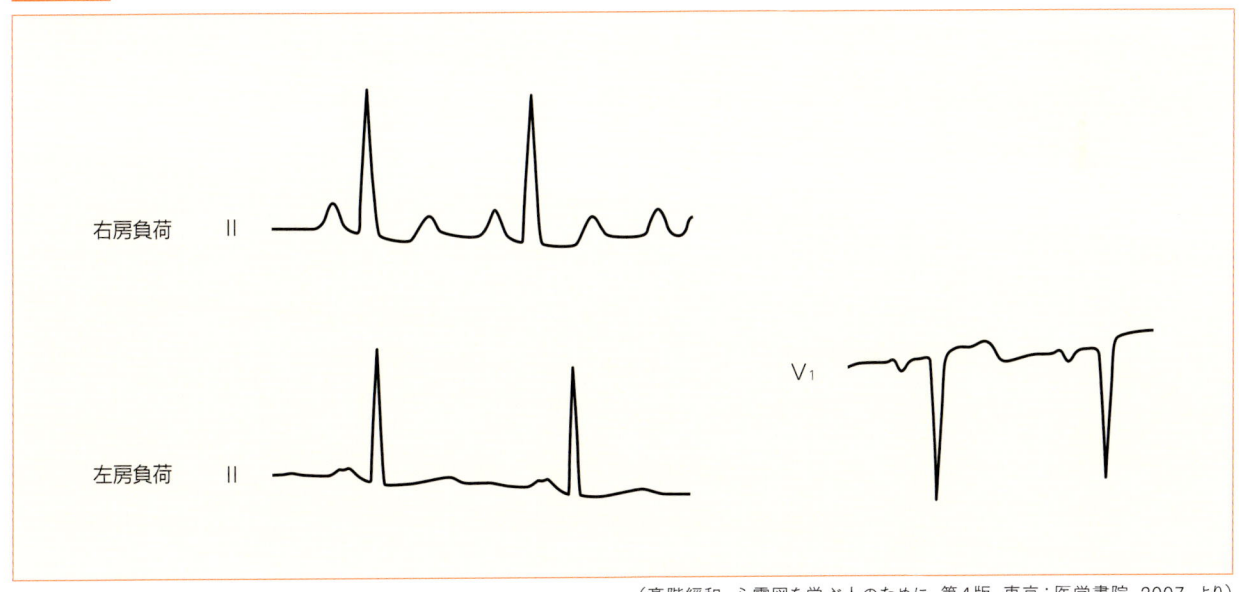

（髙階經和．心電図を学ぶ人のために．第4版．東京：医学書院，2007．より）

3）心エコー図検査

心エコー図は基礎心疾患の診断や収縮・拡張機能の評価にきわめて有用である．収縮機能の評価には左室駆出率（ejection fraction：EF），拡張機能の評価にはパルスドプラ法，収縮能と拡張能を含む心機能の総合評価にはTEI indexなどが用いられる．左房拡大，左室肥大，弁狭窄や逆流，壁運動異常の有無もわかる．

4）右心カテーテル検査

Swan-Ganz（スワン・ガンツ）カテーテルの挿入により肺動脈楔入圧，肺動脈圧，右房圧，心拍出量などに関する情報を得ることができる．

5）脳性ナトリウム利尿ペプチド（brain natriuretic peptide：BNP）

血漿BNP濃度は左室の収縮機能低下の程度と相関する．基準値は18.4pg/mL以下であり，100pg/mL以上になれば心不全の可能性が高いと判断する．

I -6 ■ 治　療

心不全の治療薬としてアンジオテンシン変換酵素（angiotensin converting enzyme：ACE）阻害薬，アンジオテンシンⅡ受容体拮抗薬（angiotensinⅡ receptor blocker：ARB），β遮断薬，利尿薬，血管拡張薬，ジギタリスなどが重症度別に選択される（**表5-3，図5-8**）．

表5-3 主な心不全治療薬

分　類	一般名	商品名
ACE阻害薬	エナラプリル	レニベース
	リシノプリル	ロンゲス，ゼストリル
	カプトプリル	カプトリル
ARB	カンデサルタン	ブロプレス
	ロサルタン	ニューロタン
	バルサルタン	ディオバン
β遮断薬	カルベジロール	アーチスト
	メトプロロール	セロケン，ロプレソール
	ビソプロロール	メインテート
利尿薬	フロセミド	ラシックス
	アゾセミド	ダイアート
抗アルドステロン薬	スピロノラクトン	アルダクトンA
	エプレレノン	セララ
血管拡張薬	硝酸イソソルビド	ニトロール，フランドル
	ヒドララジン	アプレゾリン
ジギタリス製剤	ジゴキシン	ジゴシン，ジゴキシン
経口強心薬	ピモベンダン	ピモベンダン錠

図5-8 心不全の重症度からみた薬物治療指針

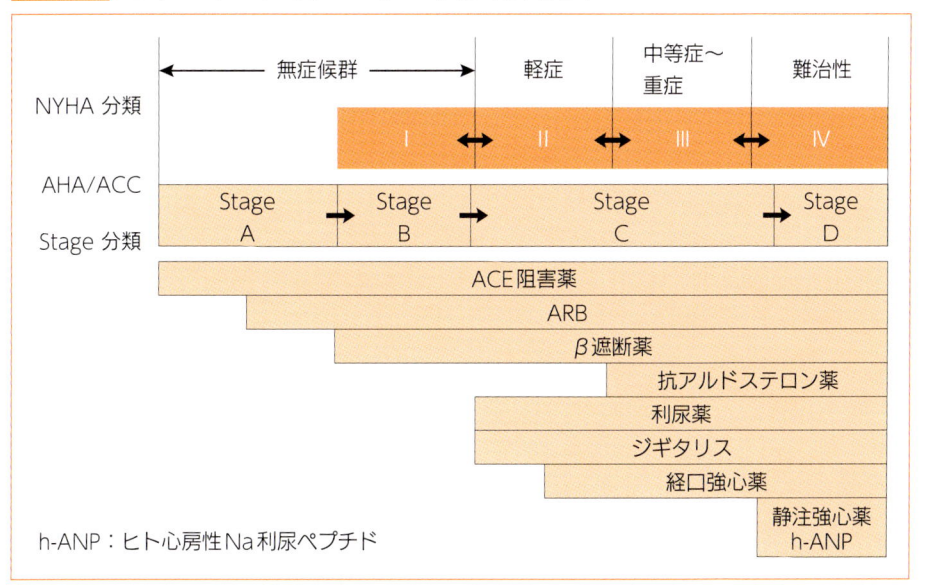

	無症候群	軽症	中等症～重症	難治性
NYHA 分類		I ↔ II	↔ III ↔	IV
AHA/ACC Stage 分類	Stage A →	Stage B →	Stage C	→ Stage D

薬剤	適応範囲
ACE 阻害薬	Stage A～D
ARB	Stage A～D
β遮断薬	Stage B～D
抗アルドステロン薬	Stage C～D
利尿薬	Stage C～D
ジギタリス	Stage C～D
経口強心薬	Stage C～D
静注強心薬 h-ANP	Stage D

h-ANP：ヒト心房性Na利尿ペプチド

（浦部晶夫, 島田眞幸, 川合眞一（編）. 今日の治療薬2012解説と便覧. 東京：南江堂, 2012.（日本循環器学会, 慢性心不全治療ガイドライン2010）より引用）

①ACE阻害薬は，左室の収縮機能障害による心不全患者に有効で，乾性咳などの副作用はあるが，心不全治療薬の第一選択薬として処方される．ACEを阻害することによりアンジオテンシンIIの産生を抑制して血管拡張を促し，アルドステロンの分泌を抑制して循環血液量の減少をもたらす．

②ARBは，アンジオテンシンIIタイプ1（AT₁）受容体に特異的に結合してアンジオテンシンIIがAT₁受容体に結合するのを阻害する．ACE阻害薬と同等の有用性が示されている．ACE阻害薬と比べていくつかの利点があり，とくに乾性咳によりACE阻害薬が処方できない患者にはARBが処方される．

③β遮断薬は，心筋収縮力を低下させるので，以前は禁忌と考えられていたが，最近，カルベジロール，メトプロロール，ビソプロロールの3薬剤は予後改善に有効であることが示された．作用機序としては心拍数減少，心筋酸素需要量減少，抗不整脈作用などが考えられる．

④利尿薬は，腎尿細管におけるNa⁺とCl⁻の再吸収を抑制することにより循環血液量を減少させ，肺うっ血や浮腫を改善する．フロセミドは効果発現が早く利尿作用も強いのでよく使用されるが，低Na血症，低K血症などの電解質異常をきたすことがあり注意が必要である．

⑤血管拡張薬は，心不全により過度に収縮した末梢血管を拡張させるのに効果がある．静脈系の収縮は前負荷を，動脈系の収縮は後負荷を増大させて肺うっ血を助長するからである．硝酸薬は静脈系に作用し，ヒドララジンは動脈系に作用する．

⑥ジギタリスは，心筋収縮力増大，心拍数減少，交感神経抑制，圧受容体反射改善などの作用があり，以前はよく使われたが，最近では頻脈性心房細動以外あまり使用されなくなった．種々の臨床試験の結果，予後の改善が認められず，むしろ不整脈による死亡や予後を悪化させるといった結果が得られたからである．

II 心不全と歯科治療

　心拍出量は心拍数と1回拍出量の積であり，心拍数が増加すると心拍出量も増加する．しかし心拍数が約150回／分以上に増加すると，心拍出量はむしろ減少する．これは心拍数の増加により心臓に血液を満たす時間（拡張期）が減少するので，心臓から押し出される量，つまり1回拍出量が減少してしまうからである．心不全患者の心臓では，心拍数の増加による心拍出量の増加限界が健常者に比べかなり低いところにある．

　一方，後負荷の増大も1回拍出量を減少させる要因となる．後負荷とは左室が収縮して血液を駆出するときにかかる動脈系の血管抵抗で，後負荷が大きいと，左室から血液が駆出されにくくなる．血圧が上昇して心臓の後負荷が増大すると，心不全の患者では1回拍出量がさらに減少して心拍出量が減少する**(図5-9)**．このように心不全患者では，著しい心拍数増加と血圧上昇を可及的に回避しなければならない．

　歯科治療中の痛みや，歯科治療に対する患者の不安感や恐怖心など身体的，精神的ストレスによって内因性カテコラミンの分泌量が増加すると，心拍数は増加し血圧は上昇する．心予備能が著しく低下している心不全患者においては，歯科治療にともなうストレスによる心拍数の増加や，血圧の上昇など心負荷の増大によって心不全の悪化する危険性がある**(図5-10)**．

　心不全患者における歯科治療上の問題点は心不全の増悪であり，肺水腫をいかに防ぐか，もしも起こったらどうすればよいのかを知らなければならない．

II-1 ■ 心不全患者の問診の取り方

1) 心不全患者を発見する

　一般に初診時の問診票を見れば基礎疾患の有無がわかるし，薬剤手帳を見れ

図5-9 後負荷と1回心拍出量の関係

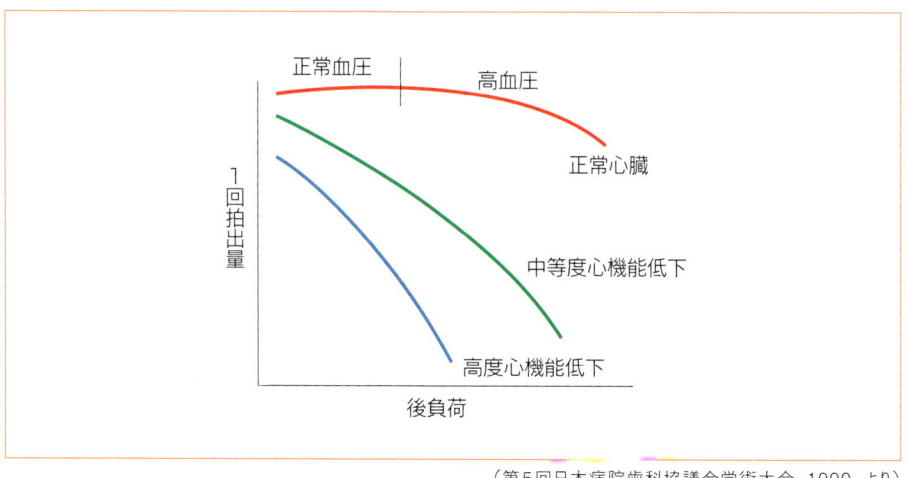

（第5回日本病院歯科協議会学術大会，1990．より）

図5-10 歯科治療にともなうストレスで心不全悪化

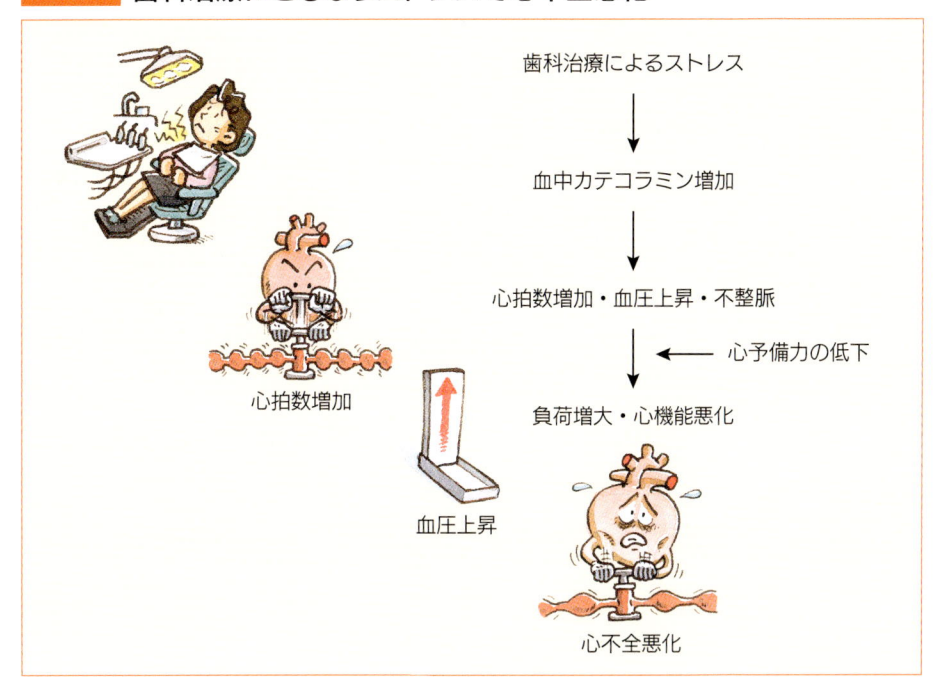

ば常用薬を知ることができる．しかし慢性心不全の場合，心疾患名は書いてあっても心不全という診断名は記載されないことがある．自分が心不全状態であることを認識していない患者もいる．薬剤手帳を見ても降圧薬や抗狭心症薬と同一の薬剤名が並んでいるので，歯科医師は心不全のために処方された薬だと思わないかもしれない．かつての利尿薬やジギタリスは，現在では第一選択薬ではないからである．

したがって**表5-2**に示したような基礎疾患があれば，問診時に心不全症状の有無を聞いたほうがよいだろう．とくに虚血性心疾患，高血圧，心臓弁膜症，心筋症の患者では，過去あるいは現在において心不全を起こしている可能性がある．ただ心不全の原因疾患の中には稀に心臓以外に起因するものもあるので，その点は注意が必要である（**表5-2，図5-11**）．

図5-11 心不全の原因疾患

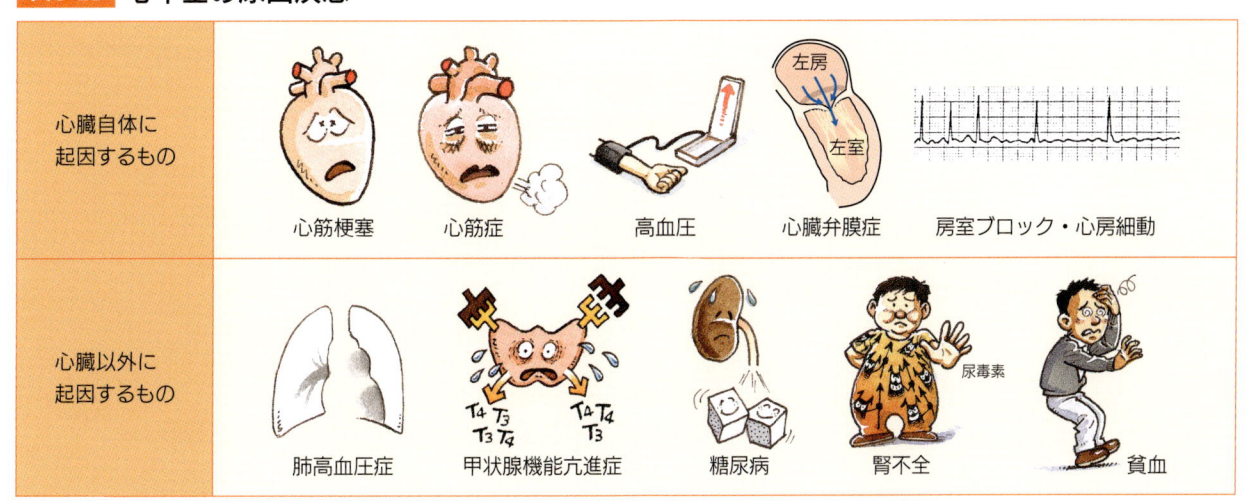

| 心臓自体に起因するもの | 心筋梗塞 | 心筋症 | 高血圧 | 心臓弁膜症 | 房室ブロック・心房細動 |
| 心臓以外に起因するもの | 肺高血圧症 | 甲状腺機能亢進症 | 糖尿病 | 腎不全 | 貧血 |

2）心不全の重症度を評価する

内科主治医からの情報と日常生活活動の状況から，心不全の重症度を評価する．

（1）心エコー所見による評価

内科主治医からの紹介状に心エコー所見の記載があれば，心機能低下の重症度が評価しやすい（**表5-4**）．左室駆出率（EF）が50％以上なら正常だが，50％未満なら軽度，40％未満なら中等度，30％未満なら高度の収縮不全があると評価する．TEI indexが0.45以下なら正常だが，0.45以上なら軽度，0.60以上なら中等度，0.80以上なら重度の左心機能不全があると判断する．

表5-4　心エコー所見による心機能評価

重症度	左室駆出率（EF）	TEI index
正　常	50％以上	0.45以下
軽　度	40〜50％	0.45〜0.60
中等度	30〜40％	0.60〜0.80
高　度	30％未満	0.80以上

（2）NYHAの心機能分類による評価

心疾患患者の心機能評価にはNYHAの分類（**表5-5**）がよく使われる．これは心疾患の重症度を4段階で評価する方法である．

表5-5　NYHA（New York Heart Association：ニューヨーク心臓協会）の心機能分類

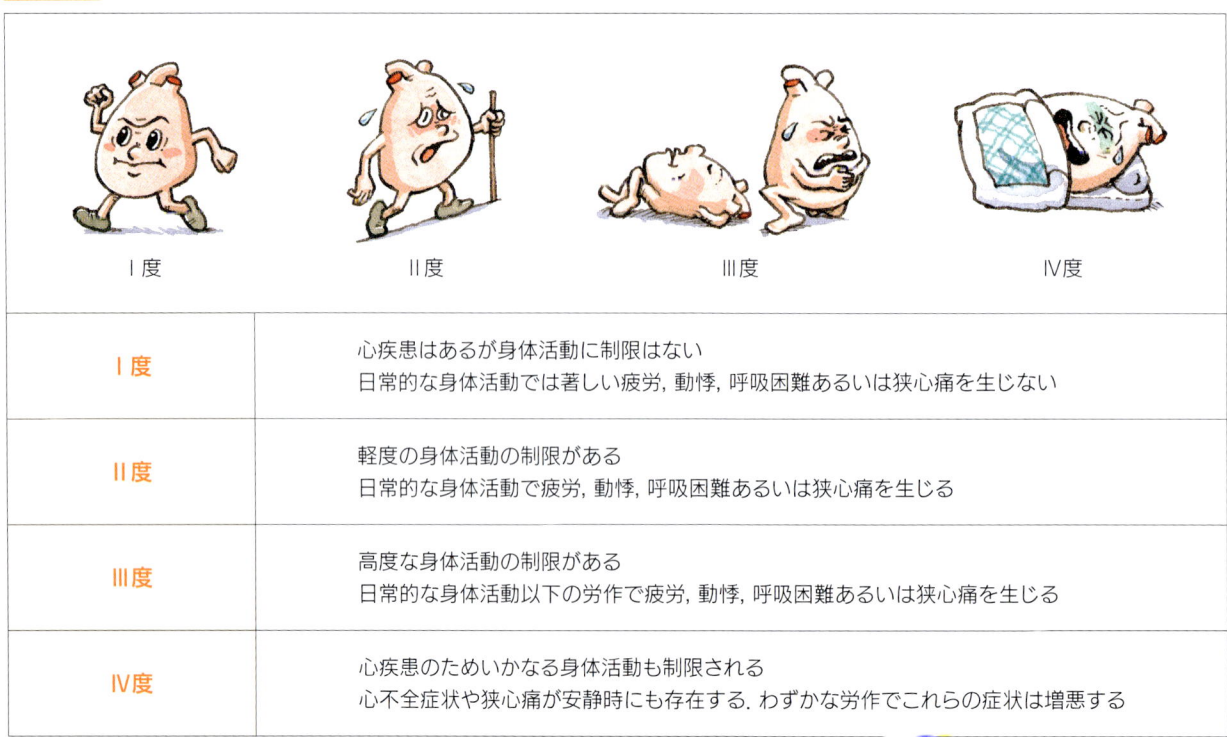

Ⅰ度	心疾患はあるが身体活動に制限はない 日常的な身体活動では著しい疲労，動悸，呼吸困難あるいは狭心痛を生じない
Ⅱ度	軽度の身体活動の制限がある 日常的な身体活動で疲労，動悸，呼吸困難あるいは狭心痛を生じる
Ⅲ度	高度な身体活動の制限がある 日常的な身体活動以下の労作で疲労，動悸，呼吸困難あるいは狭心痛を生じる
Ⅳ度	心疾患のためいかなる身体活動も制限される 心不全症状や狭心痛が安静時にも存在する．わずかな労作でこれらの症状は増悪する

（循環器病の診断と治療に関するガイドライン（2010年度合同研究班報告），急性心不全治療ガイドライン（2011年改訂版），日本循環器学会HPより）

①日常的な身体活動

ここで言う「日常的な身体活動」という言葉がわかりにくいが，4METsを基準に考えればよいだろう．METs（metabolic equivalents：メッツ）とは，種々の運動によるエネルギー消費量が安静時の何倍に相当するかを示す指標で，身体活動の強度を表している（**表5-6**）．安静状態が1METsで，掃除機での掃除が3.5METs，浴室での風呂洗いが3.8METs，1時間に6km程度の速さの歩行や庭掃除が4METsに相当する．2階まで休むことなく楽に上るのも4METs程度である．

表5-6 METs（metabolic equivalents）と身体活動

METs	身体活動内容
1.0	静かに座って音楽鑑賞
3.0	通常歩行（平地を4km/時で歩く） 軽度な階段昇降 洗　車 ゴルフの打ちっ放し
3.3	歩行（平地を4.9km/時で歩く）
3.5	掃除機での掃除 モップがけ
3.8	やや速歩（平地を5.6km/時で歩く） 浴室での風呂洗い
4.0	速歩（平地を5.7～6.0km/時で歩く） 階段を楽に2階まで上る 自転車・サイクリング（16km/時未満） 子どもと遊ぶ（歩く／走る：ややきついと感じる程度） 通　勤 車いすを押す 庭掃除 屋根の雪下ろし
4.5	庭の草むしり
5.0	子どもと活発に遊ぶ（歩く／走る：きついと感じる程度） かなり速歩（平地を6.4km/時で歩く）
5.5	電動芝刈り機を使って歩きながら芝を刈る
6.0	軽いジョギング，家具や家財道具の運搬
8.0	ランニング（8km/時），水泳（軽度のクロール）

健常人では，活発な身体活動は3METs以上，ややきついと感じる身体活動は4METs以上である．4METs以上の身体活動ができれば小手術に耐えられる．

（厚生労働省．運動所要量・運動指針の策定検討会．健康作りのための運動指針2006．生活習慣病予防のために．＜エクササイズガイド2006＞．を一部改変．丹羽均ほか（編集）．臨床歯科麻酔学．第4版．京都：永末書店，2011．より）

②4METsの身体活動

そこで，4METs程度の身体活動を具体的に説明して，ひどく疲れる，胸がドキドキする，肩でハーハー息をする，胸が苦しいといった症状がありますかと聞く．症状がなければNYHA分類のⅠ度（無症候性），症状があればNYHA分類のⅡ度（軽症）と考えればよい．Ⅲ度の患者は中等度から重症の心不全なので，歯科医院に来院するだけでも症状が出る．Ⅳ度の患者は安静にしていないと症状が出るので来院すらできない．

(3) 自覚症状による評価（図5-2，5-4）

次のような質問を行い，症状があれば心不全症状があると判断する．

①寝るときに上向き（仰臥位）で眠るのがつらく，枕を2，3個使って上半身を高くすると眠りやすいという症状がありますか？　と聞く．症状があれば起坐呼吸があると判断する．

②就寝後数時間すると息苦しくなり，目が覚めて起き上がり，しばらく座位になっていると楽になるという症状がありますか？　と聞く．症状があれば発作性夜間呼吸困難と判断する．

③朝よりも夕方になるにつれて下腿がむくんだり，踝を指で押すと圧痕が残ったり，靴下のゴム跡がくっきり残るという症状がありますか？　と聞く．症状があれば末梢浮腫と判断する．

3) 主治医から情報を得る

患者の内科主治医とコンタクトをとり，心不全の重症度，コントロール状態，心不全症状の有無などについての情報を得るとともに，歯科治療により心不全が悪化する危険性のある患者かどうか聞く．

4) どのような薬を服用しているか

心不全の治療にはアンジオテンシン変換酵素（ACE）阻害薬，アンジオテンシンⅡ受容体拮抗薬（ARB），β遮断薬，利尿薬，血管拡張薬，ジギタリスが重症度別に選択されるので，処方内容をみれば，重症度をある程度推定することができる（図5-8）．

たとえば，ACE阻害薬，ARB，あるいはβ遮断薬が追加処方されていればNYHA Ⅰ度，さらに利尿薬やジギタリスが投与されている患者はⅡ度かⅢ度と判断する．抗アルドステロン薬も処方されていればⅢ度，強心薬が静注されていればⅣ度と考える．

Ⅱ-2 ■ 心不全患者の歯科治療に際しての注意点

1) 重症度に基づいた歯科治療

歯科治療は心不全患者にとってストレッサーとして作用する．とくに長時間の歯科治療，難抜歯や根端切除術などの外科的処置は患者にとって大きな負担となるので，NYHAの心機能分類に基づいて，下記のように歯科治療内容を制限する必要がある（表5-7）．

①心不全の既往があっても，内科的治療により自覚症状や他覚症状が認められない場合には通常の歯科治療は可能である．

②4METs程度の日常生活活動で，疲れやすい，ドキドキと動悸がする，ハーハーと息切れや呼吸困難がある，胸痛や胸部不快感が生じるといった自覚症状が出現するので，しばらく身体活動を休むと言う患者は歯科治療時間を30分程度にするか，あるいは30分ごとに数分間の休憩を設けるように配慮する．

③起坐呼吸や発作性夜間呼吸困難のみられる患者は座位ないしは半座位とし，歯科治療は応急処置にとどめて，大学病院か大きな病院に依頼したほうがよい．

表5-7　心疾患の重症度と歯科治療内容

NYHA Ⅰ度	通常の歯科治療が可能である
NYHA Ⅱ度	短時間（30分以内）の歯科治療なら可能である
NYHA Ⅲ度	歯科治療は応急処置に限る
NYHA Ⅳ度	歯科治療は禁忌である

2）歯科治療中のストレス軽減

　歯科治療中に循環動態が変動する要因は，歯科治療に対する不安感や恐怖心といった精神的ストレス，注射刺入時や治療中の痛みや外科的侵襲などの身体的ストレス，アドレナリンの大量投与の3つである．心不全患者では，これらの要因を可及的に軽減しなければならない．

（1）精神的ストレスの軽減

　歯科治療にともなう精神的ストレスにより血圧が上昇して心拍数が増加すると，心不全が増悪する危険性があるので，心理的アプローチや精神鎮静法により患者の不安や恐怖を緩和することが大切である**（第3章，P.61参照）**．

　著者らは精神鎮静法に加えて，「お気に入りのCD」を持参してもらいヘッドフォンで楽しんでもらう「リラックス歯科」を実践している．有線放送と異なりヘッドフォンを使うのでタービンの音が気にならないし，オープン式のヘッドフォンなので術者の声は聞こえる．音楽の好みは個人差が大きい．有線放送の音楽は院長やスタッフが選曲するので，必ずしも患者の趣味と一致しているわけではない．リラックス歯科では患者の好きな曲，日頃聴いている音楽を聴くことができるし，ヘッドフォンなので歯科医師やスタッフには聞こえない．

（2）確実な局所麻酔効果

　歯科治療中の疼痛刺激も循環動態を著しく亢進させるので回避しなければならない．表面麻酔薬の使用，細い注射針の選択，緩徐な薬液注入に心がけ，十分量の局所麻酔薬を投与して，確実に局所麻酔を効かせることが重要である．中毒やアレルギーを恐れて少量しか投与しないと治療中に痛みを訴え，注射を繰り返しているうちにアドレナリンの投与量がいつの間にか増えてしまう．患者が痛いと言ったときに少量ずつ追加投与するのではなく，治療前に十分量を投与することにより患者が痛いと言わないことが重要である．

（3）アドレナリンの投与量

　局所麻酔薬を十分量投与することとアドレナリンの投与量を少なくすることは，一見矛盾するが，この矛盾を解決する方法として低濃度アドレナリンを使用する方法とフェリプレシンを併用する方法がある**（第3章，P.62参照）**．心不全の既往患者では，NYHAの心機能分類に基づいてアドレナリンにシタネスト-オクタプレシン®を併用することによりアドレナリンの投与量を少なくすることができる**（表5-8）**．

表5-8 心疾患の重症度と歯科用局所麻酔薬の選択基準

NYHA Ⅰ度	1/8万アドレナリン添加2％リドカイン2カートリッジ投与
NYHA Ⅱ度	1/8万アドレナリン添加2％リドカイン1カートリッジ投与 (必要ならシタネスト-オクタプレシン3カートリッジ以内)
NYHA Ⅲ度	1/8万アドレナリン添加2％リドカイン1/2カートリッジ投与 (必要ならシタネスト-オクタプレシン3カートリッジ以内)
NYHA Ⅳ度	歯科治療は禁忌である

3）歯科治療中のモニタリング

　歯科治療中は自動血圧計を使って，血圧，脈拍数，パルスオキシメータをモニタする．狭心症や心筋梗塞などの虚血性心疾患を合併していればRPP（rate pressure product）もモニタする（**第3章，P.63参照**）．不整脈があれば心電図もモニタしたほうがよい（**第6章，P.129参照**）．

　歯科治療中は血圧，脈拍数の変化を参考に，歯科治療の開始・継続・中断を決定する（**表5-9**）．

表5-9 循環動態変動と歯科治療

収縮期血圧	心拍数	歯科治療
200mmHg	140回／分	歯科治療の続行は危険である
180mmHg	120回／分	歯科治療を中断して，安静にする
160mmHg	100回／分	要注意，いつでも中断できる体制をとる
		歯科治療を開始，継続してもよい

4）心不全増悪時の救急処置

　もしも歯科治療中に心不全が増悪して呼吸困難を訴えたら，ただちに歯科治療を中断して救急処置を行う．
①座位ないしは半座位にして，安静を図る．
②酸素吸入（約5L/分）を行う．
③内科主治医に連絡して，救急車で病院に搬送する．

5）実際の歯科治療方法

　心不全既往患者に歯科治療を行う際には，下記のような注意が必要である．
①当日は，いつもの心不全治療薬を規則正しく服用していることを確認する．
②心疾患の重症度分類に基づいて，**表5-7**を参考にして歯科治療内容を決定する．

③自動血圧計を使用して血圧，脈拍数，SpO_2をモニタする．
④狭心症があればRPP，不整脈があれば心電図もモニタしたほうがよい．
⑤心不全症状があればデンタルチェアの背板を挙げて，半座位ないしは座位にする．
⑥精神鎮静法やリラックス歯科を利用して精神的ストレスを軽減する．
⑦局所麻酔注射を行うときは，心疾患の重症度分類に基づいて，**表5-8**を参考に歯科用局所麻酔薬の種類と投与量を決定する．
⑧刺入時には，表面麻酔を併用して穿刺痛を軽減し，局所麻酔薬はゆっくりかつ十分量を投与して確実に局所麻酔を効かせる．
⑨歯科治療中は5〜10分ごとに血圧と心拍数を測定しながら，**表5-9**を参考に歯科治療の中断・継続を決定する．
⑩こうして，「怖くない・痛くない」歯科治療を行う．

ONE POINT CORNER 心不全患者では，NYHA分類とMETs表を用いて心機能を評価しよう！

俳句で覚える基礎疾患

「心不全」

水平位 歯医者は楽でも わしゃ苦しい

[解説]
歯科治療は水平位診療が一般的だが，重症の心不全患者（起坐呼吸のある患者）は横たわると息苦しさを感じる．歯科医師は患者の息苦しさに気づかず，いつものように水平位診療を続けようとする．
確かに歯科医師にとっては水平位診療のほうが楽である．楽な姿勢のほうが良い歯科治療ができるので，患者は幸せになるとの考え方もあるかもしれないが，やはり，起坐呼吸のある心不全患者は水平位診療が息苦しい．

〈参考文献〉
1. Malamed SF, Sheppard GA. Handbook of medical emergencies in the dental office. St Louis : CV Mosby, 1978.
2. 髙階經和．心電図を学ぶ人のために．第4版．東京：医学書院，2007．
3. 循環器病の診断と治療に関するガイドライン（2009年度合同研究班報告）．慢性心不全治療ガイドライン（2010年改訂版）．一般社団法人 日本循環器学会ホームページ．
4. 循環器病の診断と治療に関するガイドライン（2010年度合同研究班報告）．急性心不全治療ガイドライン（2011年改訂版）．一般社団法人 日本循環器学会ホームページ．
5. 厚生労働省．運動所要量・運動指針の策定検討会．健康づくりのための運動指針2006．生活習慣病予防のために．＜エクササイズガイド2006＞．2006．
6. 高久史麿，尾形悦郎，黒川清，矢崎義雄（監修）．新臨床内科学．第9版．東京：医学書院，2009．
7. 杉本恒明，矢崎義雄（総編集）．内科学．第9版．東京：朝倉書店，2008．
8. 浦部晶夫，島田和幸，川合眞一（編集）．今日の治療薬2012 解説と便覧．第34版．東京：南江堂，2012．
9. 西田百代．イラストでわかる有病高齢者歯科治療のガイドライン．東京：クインテッセンス出版，2004．
10. 椙山加綱（編著）．ヒヤリ・ハット こんなときどうする？ 歯科治療時の救急テクニック1．第2版．京都：永末書店，2011．
11. 丹羽均，澁谷徹，城茂治，椙山加綱，深山治久（編集）．臨床歯科麻酔学．第4版．京都：永末書店，2011．
12. 金子譲（監修），福島和昭，原田純，嶋田昌彦，一戸達也，丹羽（編）．歯科麻酔学．第7版．東京：医歯薬出版，2011．
13. 丹羽均．5．基礎疾患に関連して起こる全身的偶発症（2）．特集：歯科治療時の全身的偶発症と全身管理法．歯科医療　2011；25：41-48．

第6章

不整脈患者の歯科治療

I 刺激伝導系の生理

I-1 心臓の電気的活動

　心臓は休むことなく収縮と拡張を続けて，全身に血液を循環させるというポンプ機能を営んでいる．心臓のこのような力学的現象の裏には，それにともなう電気的活動がある．
　心臓は多数の心筋細胞から成り，個々の細胞では陽イオンと陰イオンが細胞膜のイオンチャネルを介して出入りすることによって電気が発生する．この電気は非常に小さいので，電気回路を通して増幅させ記録紙に描かせたものが心電図である．各疾患によって特徴のある電気的活動の変化を示すことから，心電図が心臓病の診断に使われるようになった．

I-2 自動能と刺激伝導系

　心臓は自ら反復して電気的な興奮を発生する能力がある．これを自動性という．このような電気的興奮は特殊な心筋細胞が連なった刺激伝導系と呼ばれる道筋を伝わって心臓全体に伝搬される．刺激伝導系は洞結節（洞房結節ともいう），心房内刺激伝導系，房室結節（房室接合部ともいう），ヒス束，左脚・右脚，プルキンエ線維から構成されている．
　心臓内で最初に電気的興奮を発生するのは洞結節で，ここからの興奮が刺激伝導系を伝わって心臓全体の興奮を引き起こす**（図6-1）**．静止状態では，細胞内は細胞外に比べマイナスに荷電している．つまり細胞外は＋極，細胞内は－極に分かれて，分極している．しかし，心筋細胞内にNa^+が流入すると，プラスイオンが細胞内に入り込むので，細胞内外の電位差がゼロになって分極状態ではなくなる．つまり脱分極状態となる．この電気変化を活動電位という．
　こうして発生した活動電位が刺激伝導系を次々と伝わって左右心室のプルキンエ線維に至り，心室筋を収縮させるので，心臓はポンプ機能を営むことができる．

I-3 電気的興奮の発生頻度

　洞結節における電気的興奮の発生頻度は60〜100回／分で，心臓の拍動リズムはこの洞結節の頻度に支配されるので，洞結節はペースメーカと呼ばれている．

洞結節以外にも心房，房室接合部，ヒス束，心室など各部分にも電気的興奮を発生する能力があり，その発生頻度は75回／分（心房），50〜60回／分（房室接合部），40〜50回／分（ヒス束），30〜40回／分（心室）と，それぞれ固有の速さを有している**（図6-2）**．これらの部位は通常は機能していないが，洞結節による正常なペーシングが障害されると，潜在性ペースメーカ（異所性中枢：ectopic focusという）としてペーシング活動を行うようになる．

図6-1　心臓の刺激伝導系

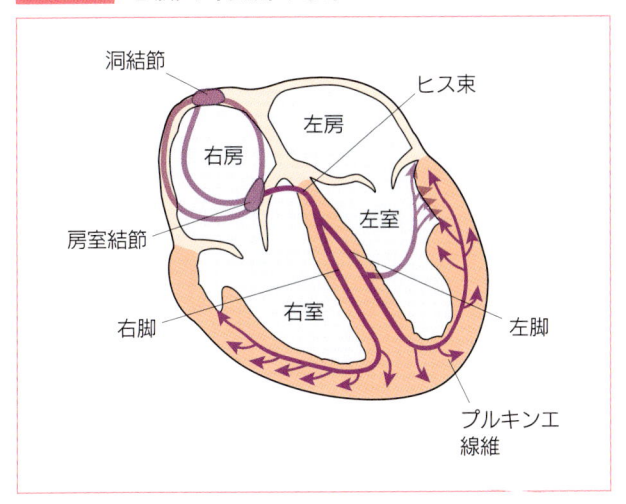

図6-2　洞結節および下位中枢の自動能

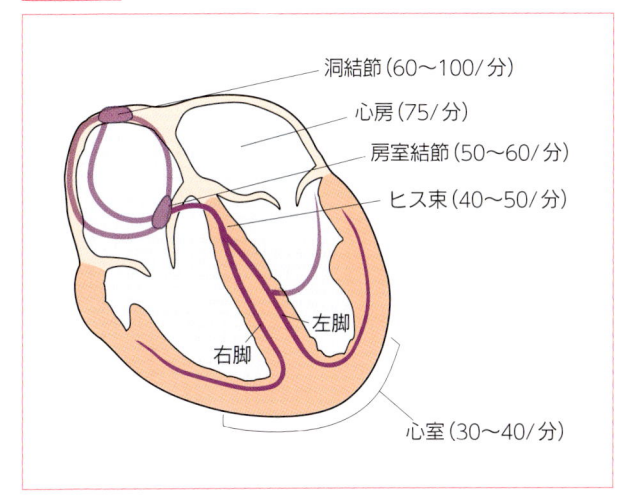

I-4 ■ 電気的興奮と心電図

1) 心電図の誘導

　心臓の電気的興奮は立体的に伝わっていくので，これを正確に知るためにはいろいろな場所に電極をつけて，それぞれの場所から電気的変化をみる必要がある．心電図を記録する誘導には6つの肢誘導（双極肢誘導：Ⅰ，Ⅱ，Ⅲ，単極肢誘導：aV_R，aV_L，aV_F）と6つの胸部誘導（V_1，V_2，V_3，V_4，V_5，V_6）がある**（図6-3）**．

　肢誘導の場合は通常，右手（赤色），左手（黄色），右足（黒色），左足（緑色）に電極を付ける（アキクミ（秋組）と覚える）．第Ⅰ誘導は右手（赤色）→左手（黄色），第Ⅱ誘導は右手（赤色）→左足（緑色），第Ⅲ誘導は左手（黄色）→左足（緑色）により導出される．なお右足（黒色）はアースとして使用する．胸部誘導の電極は，V_1は第4肋間胸骨右縁，V_2は第4肋間胸骨左縁，V_3はV_2とV_3の中点，V_4は第5肋間左鎖骨中線，V_5はV_4の水平面と前腋窩線との交点，V_6はV_4の水平面と中腋窩線との交点に設置する**（図6-4）**．

　各誘導が心臓のどの部分の電気的変化を表しているかを知っていると便利である**（表6-1）**．たとえばⅡ，Ⅲ，aV_F誘導で心筋梗塞を示す所見（異常Q波）があれば下壁梗塞と診断できる．

図6-3 心電図の標準12誘導

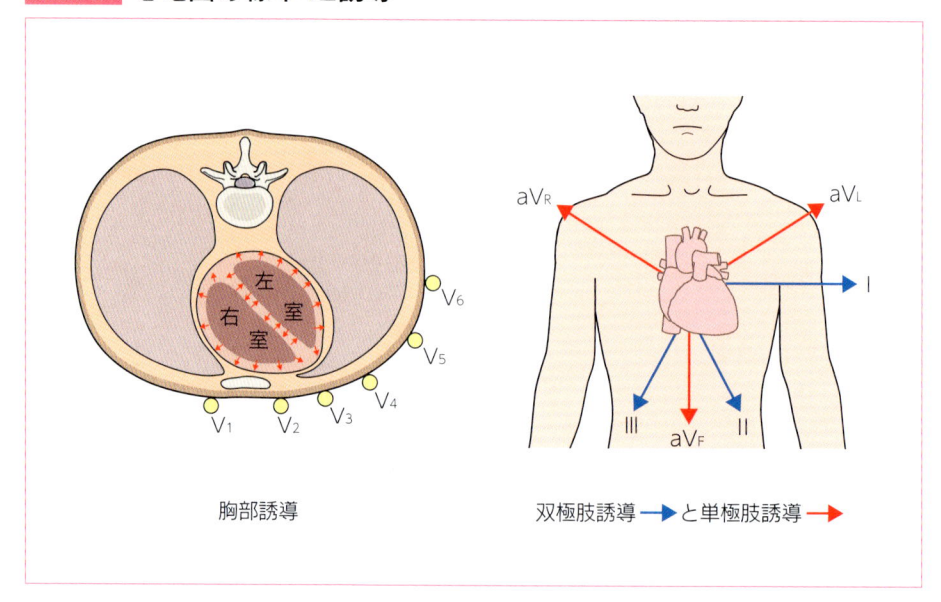

胸部誘導

双極肢誘導 →　と単極肢誘導 →

図6-4 心電図電極の位置

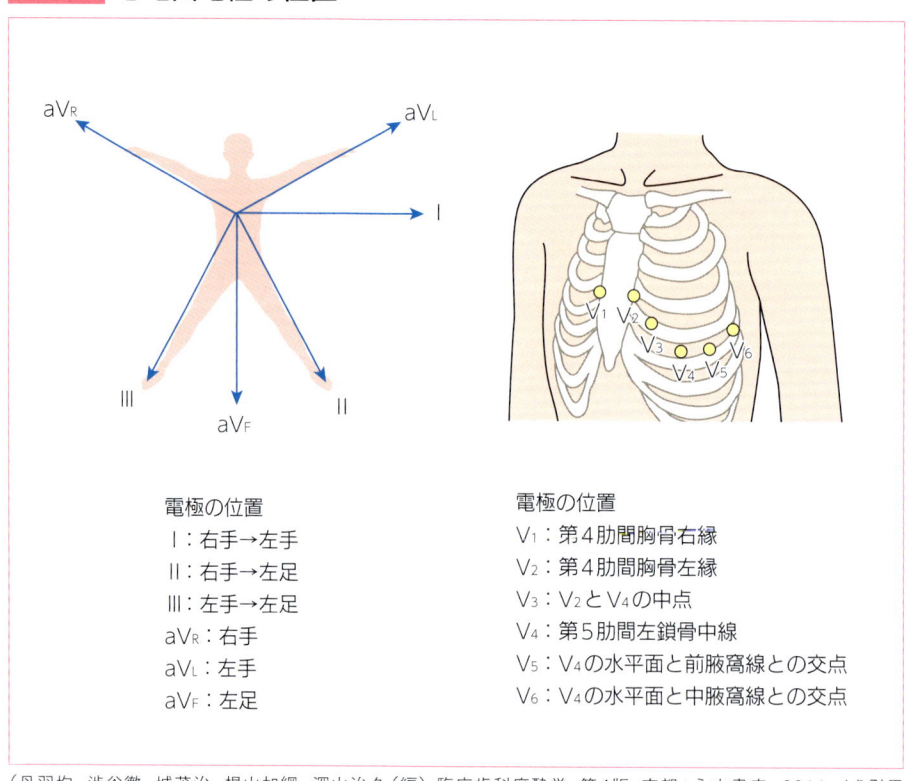

電極の位置
- Ⅰ：右手→左手
- Ⅱ：右手→左足
- Ⅲ：左手→左足
- aV_R：右手
- aV_L：左手
- aV_F：左足

電極の位置
- V₁：第4肋間胸骨右縁
- V₂：第4肋間胸骨左縁
- V₃：V₂とV₄の中点
- V₄：第5肋間左鎖骨中線
- V₅：V₄の水平面と前腋窩線との交点
- V₆：V₄の水平面と中腋窩線との交点

（丹羽均，澁谷徹，城茂治，椙山加綱，深山治久（編）．臨床歯科麻酔学．第4版．京都：永末書店，2011．より引用改変）

表6-1 心電図誘導と心臓の部位との関係

心臓の部位	中隔	前壁	前壁中隔	側壁	下壁
心電図の誘導	V₁,₂	V₂₋₄	V₁₋₄	V₅,₆	Ⅱ, Ⅲ, aV_F

2）心電図波形の意味

心電図の波形の名称は心電図を初めて記録したEinthoven（アイントホーフェン）が，アルファベットのPから6文字を取ってP，Q，R，S，T，Uと命名した**(図6-5)**．心電図の記録には縦横1mm間隔で，5mmごとに太線が引かれた方眼紙が用いられる．縦軸の10mmは1mV，横軸の1mmは0.04秒になっている**(図6-6)**．

図6-5 心電図の基本波形

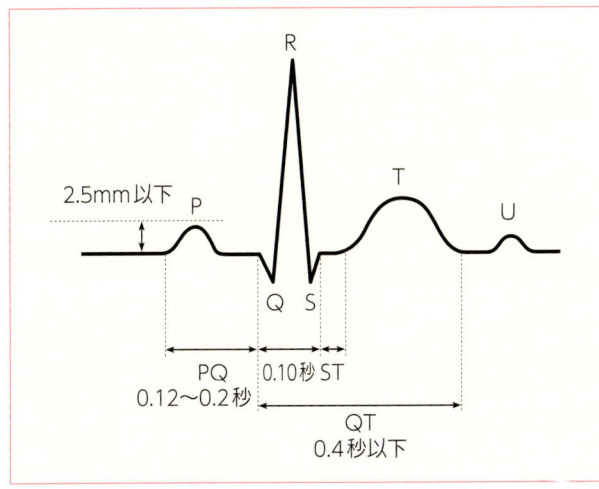

図6-6 正常心電図

（丹羽均ほか（編），臨床歯科麻酔学．第4版．京都：永末書店，2011．より引用改変）

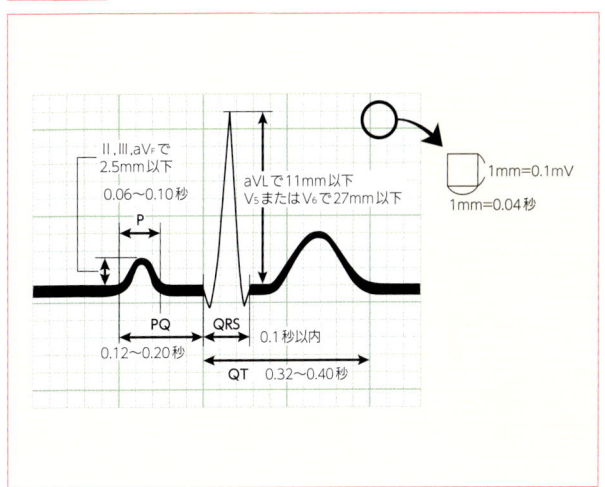

各波形は心房と心室の脱分極や再分極を意味している**(図6-7)**．

① P波：心房の興奮（脱分極）過程を表す．P波に異常があれば心房性の異常である．

② QRS群：心室の興奮（脱分極）過程を表す．Q波，R波，S波は心室の興奮に関係するので，まとめてQRS群と呼んでいる．幅は0.1秒以内で，幅が広くなれば興奮の心室内伝導に時間がかかっていることを表す．QRS群に異常があれば心室性の異常であるといえる．

③ T波：心室の電気的回復（再分極）過程を表す．T波が平坦化あるいは陰性化すれば心筋虚血を疑う．

④ U波：T波に続いてみられ，再分極の遅延と考えられる．臨床上あまり重要ではない．

⑤ PQ間隔（PR間隔ともいう）：P波の始まりからQRS群の始まりまでの時間で，房室伝導時間を表す．正常値は0.12～0.2秒で，これより短かければWPW症候群，延長すれば第1度房室ブロックを疑う．

⑥ ST部分：S波の終わりからT波の始まりまでの基線の部分で，誘導により多少異なるが，一般にST部分が1mm以上上昇すれば冠攣縮性狭心症あるいは急性心筋梗塞，1mm以上低下すれば労作狭心症を疑う．

⑦ QT間隔：Q波の始まりからT波の終わりまでの時間で，心室の電気的収縮期を表す．

図6-7 心電図の波形とその意味

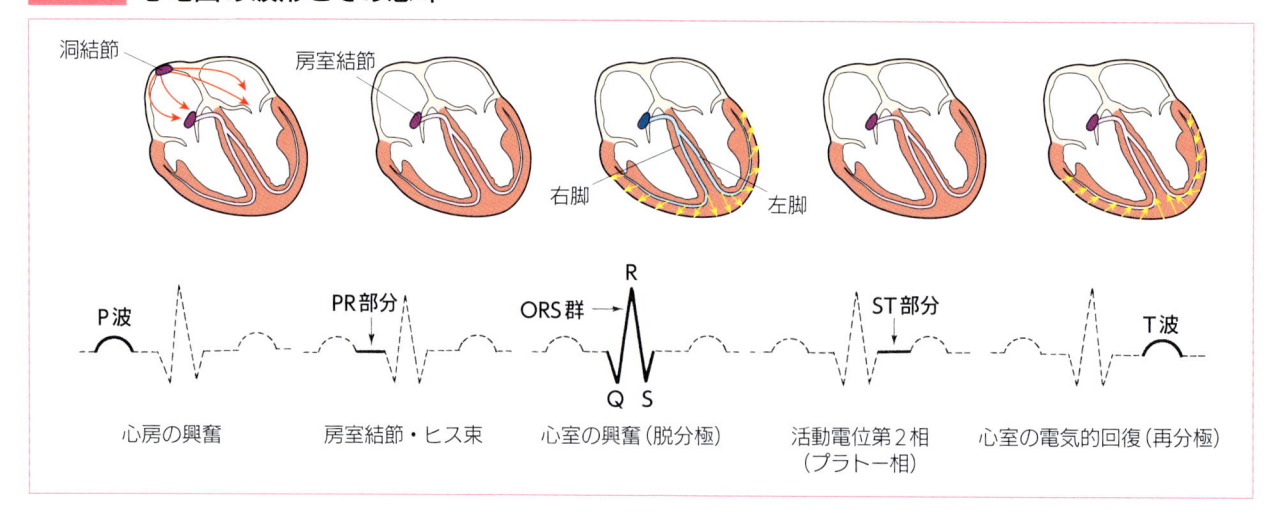

心房の興奮 / 房室結節・ヒス束 / 心室の興奮（脱分極） / 活動電位第2相（プラトー相） / 心室の電気的回復（再分極）

P波 / PR部分 / QRS群 / ST部分 / T波

II 不整脈の基礎医学

II-1 原因疾患

　通常，不整脈は基礎疾患と関連して認められる．洞徐脈は心筋梗塞の初期，甲状腺機能低下症，上室性期外収縮は高血圧性心疾患，虚血性心疾患，心臓弁膜症，心筋症，心房細動は僧帽弁狭窄症，甲状腺機能亢進症，虚血性心疾患，心室性期外収縮は急性心筋梗塞，心筋症，心室頻拍や心室細動は急性心筋梗塞，心筋症が原因疾患となる．またWPW（Wolf-Parkinson-White）症候群やLGL（Lown-Ganong-Levine）症候群の患者では発作性上室性頻拍の起こることがある（表6-2）．

　薬物の影響もある．β遮断薬，Ca拮抗薬，ジギタリス，カテコラミンなどを服用している患者では洞徐脈，心房性期外収縮，房室ブロックなどの不整脈をみることがある．

　基礎疾患や薬物と関係なく発生することもある．洞頻脈，洞徐脈，上室性期外収縮，心室性期外収縮などは心疾患のない健常人でも起こりうる．たとえば歯科治療時の精神緊張が原因となって頻脈になるし，血管迷走神経反射が起これば徐脈になる．高齢者では上室性期外収縮の発生頻度が増加するし，疼痛刺激により血圧が著しく上昇すれば心室性期外収縮が出現することもある．

II-2 ■ 分　類

1）発生機序による分類

不整脈は発生機序によって刺激生成異常と興奮伝導異常の2種類に大別される（表6-3）．

表6-2　不整脈の原因疾患

	不整脈の種類	誘因または原因
基礎疾患と関連してみられる不整脈 （基礎疾患患者にみられる不整脈）	洞頻脈, 洞徐脈 洞不全症候群 上室性期外収縮 発作性上室性頻拍 心房細動 心室性期外収縮 （散発性, 多発性, 多源性, 連続性, R on T型） 心室頻拍 心室細動 房室ブロック（第1度, 第2度, 第3度） 右脚ブロック 左脚ブロック	原因となる基礎疾患 ・高血圧 ・虚血性心疾患 ・心臓弁膜症 ・心筋症 ・心筋炎 ・心不全 ・急性心筋梗塞 ・甲状腺疾患 ・WPW症候群 ・その他の疾患
基礎疾患と関係なくみられる不整脈 （健常者にもみられる不整脈）	洞頻脈, 洞徐脈, 洞性不整脈 上室性期外収縮（散発性） 発作性上室性頻拍 発作性心房細動 心室性期外収縮（散発性） 洞房ブロック 房室ブロック（第1度） 右脚ブロック	健常者における誘因 ・精神的ストレス ・疼痛刺激 ・疲労, 睡眠不足 ・高齢, スポーツ ・喫煙, 飲酒 ・副交感神経緊張 ・その他

表6-3　不整脈の分類（発生機序による分類）

刺激生成異常	洞結節の刺激生成異常		洞（性）頻脈（sinus tachycardia） 洞（性）徐脈（sinus bradycardia） 洞性不整脈（sinus arrhythmia） 洞不全症候群（sick sinus syndrome）
	異所性部位の 刺激生成	上室性	上室性期外収縮（premature supraventricular contraction：PSVC） （心房性期外収縮（premature atrial contraction：PAC）ともいう） 発作性上室性頻拍（paroxysmal supraventricular tachycardia：PSVT） （発作性心房性頻拍（paroxysmal atrial tachycardia：PAT）ともいう） 心房細動（atrial fibrillation：AF）
		心室性	心室性期外収縮（premature ventricular contraction：PVC） 心室頻拍（ventricular tachycardia：VT） 心室細動（ventricular fibrillation：VF）
興奮伝導異常	刺激伝導路の遮断		洞房ブロック（sinoatrial block：SA block） 房室ブロック（atrial venticular block：AV block） 脚ブロック（bundle branch block：BBB）
	異常な伝導路の伝導		WPW症候群（Wolf-Parkinson-White syndrome）

(1) 刺激生成異常

刺激生成異常には，洞結節の刺激生成に異常が生じる場合と電気刺激が洞結節以外の異所性中枢から発生する場合がある．前者には洞(性)頻脈，洞(性)徐脈，洞性不整脈，洞不全症候群などがある．後者はさらに刺激の発生場所により上室性(心房と接合部を含む)と心室性に分けられる．上室性不整脈には上室性期外収縮，発作性上室性頻拍，心房細動などがあり，心室性不整脈には心室性期外収縮，心室頻拍，心室細動などがある．

(2) 興奮伝導異常

興奮伝導異常には，電気刺激の伝導が刺激伝導系のどこかで遮断される場合と電気刺激が正規の伝導路以外の通路を通る場合がある．刺激伝導が洞結節内で障害されれば洞房ブロック，房室接合部内で障害されれば房室ブロック，心室内で障害されれば脚ブロックとなる．刺激が正規の伝導路以外の通路を通るものにWPW症候群がある．これは刺激が房室接合部を通らず，Kent(ケント)束，Mahaim(マハイム)線維，James(ジェームス)束といった別の通路を通って心室に至るものである．

表6-4 不整脈の分類（心拍数による分類）

	頻脈性不整脈	徐脈性不整脈
上室性	洞(性)頻脈 上室性期外収縮 発作性上室性頻拍 心房細動	洞(性)徐脈 洞不全症候群 洞房ブロック
心室性	心室性期外収縮 心室頻拍 心室細動	房室ブロック 脚ブロック

2) 心拍数による分類

また不整脈は心拍数により，頻脈性不整脈と徐脈性不整脈に分けられる（**表6-4**）．

(1) 頻脈性不整脈

洞(性)頻脈，上室性期外収縮，発作性上室性頻拍，心房細動，心室性期外収縮，心室頻拍，心室細動などは頻脈性不整脈に含まれる．

(2) 徐脈性不整脈

洞(性)徐脈，洞停止，洞房ブロック，房室ブロックなどは徐脈性不整脈と呼ばれている．

II-3 ■ 種　類

1）洞性頻脈，洞性徐脈

　心臓の調律が洞結節により支配され，洞結節からの興奮が正常の刺激伝導系を介して伝達されている状態を洞調律という．洞調律のリズム（心拍数）は正常では60～100回／分である．

　洞調律のリズムが100回／分以上を洞性頻脈（洞頻脈ともいう．単に頻脈ともいう），60回／分未満を洞性徐脈（洞徐脈ともいう．単に徐脈ともいう）という（**図6-8**）．洞性頻脈の多くは生理的で運動，精神的興奮などの交感神経緊張によりみられる．また，アドレナリンやイソプロテレノールなどのβ受容体刺激作用のある薬物によっても起こる．一方，洞性徐脈はスポーツマンや高齢者，甲状腺機能低下症の患者，あるいは歯科治療時の血管迷走神経反射など副交感神経緊張によりみられる．ジギタリスやβ遮断薬などの薬物服用者にも起こりやすい．

2）洞性不整脈

　洞性不整脈は，刺激は洞結節から発生するが，遅い心拍の時期と速い心拍の時期が交互に現れるもので，通常は呼吸性に認められる．呼吸性不整脈は小児でよくみられ，息を吸ったときに心拍数が増加し，息を吐いたときに心拍数が減少する．これは迷走神経の興奮度合いが変化するからである．

　なお心電図のR-R間隔からおよその心拍数を求めることができる（**図6-9**）．

図6-8　洞性頻脈と洞性徐脈

正常調律　　　　　　洞性頻脈　　　　　　洞性徐脈

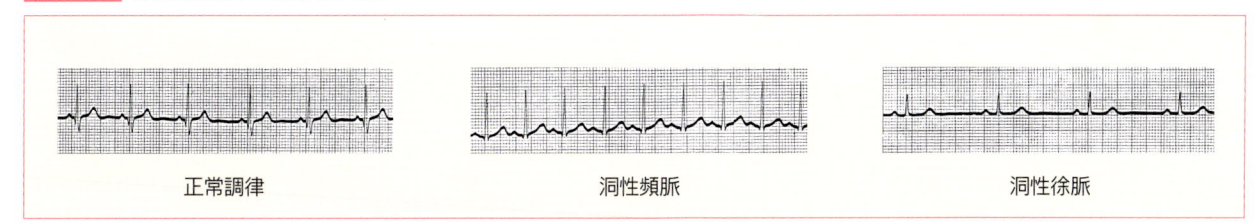

図6-9　心拍数の計算の仕方

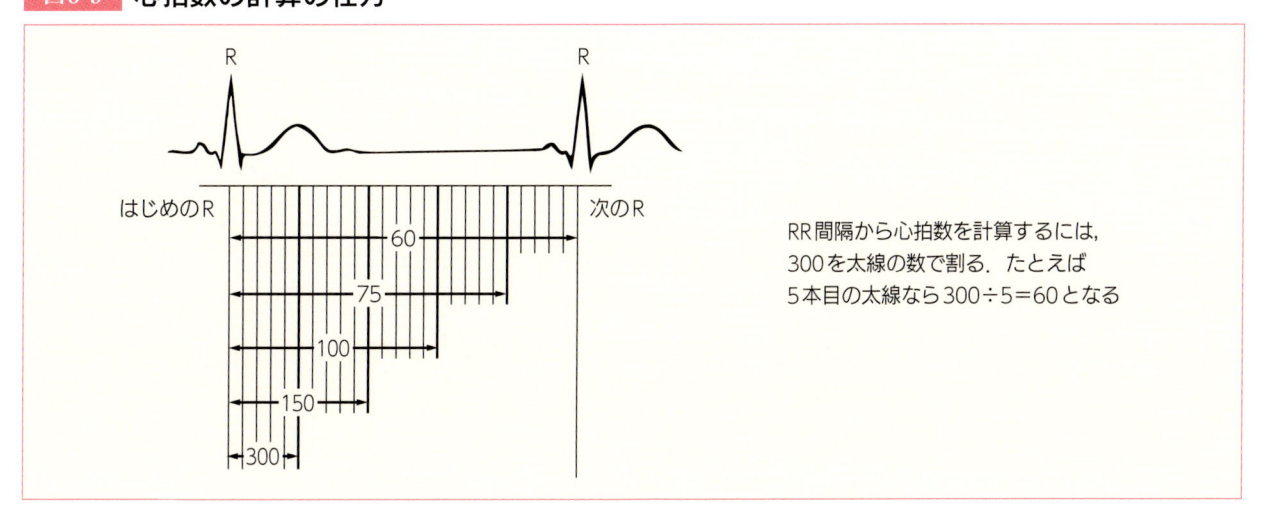

RR間隔から心拍数を計算するには，300を太線の数で割る．たとえば5本目の太線なら300÷5＝60となる

心電図の太線に一致するR波を見つけ，次のR波がn番目の太線と重なれば，心拍数は300÷nで求められる．たとえば太線で2本目なら300÷2＝150回／分，3本目なら300÷3＝100回／分，4本目なら300÷4＝75回／分，5本目なら300÷5＝60回／分，6本目なら300÷6＝50回／分となる．したがって3本目より短ければ頻脈，5本目より長ければ徐脈とただちに診断できる．

3）洞不全症候群

洞機能不全は心電図の特徴から洞徐脈，洞停止または洞房ブロック，徐脈頻脈症候群の3型に分類される（図6-10）．洞機能不全には一過性（機能的）の場合と慢性（器質的）の場合があり，後者，つまり器質的心疾患や洞結節周囲組織の変性による慢性的病態の場合を洞不全症候群と呼んでいる．原因疾患としては虚血性心疾患，高血圧，心筋症，心膜炎，心筋炎などがある．

数秒以上の洞停止が起こると，失神，めまいなどの脳虚血症状をみる．狭心症状，動悸，息切れ，倦怠感，易疲労性などの心不全症状の現れることもある．徐脈頻脈症候群ではAdams-Stokes（アダムス・ストークス）発作の起こることがある．

なおAdams-Stokes発作とは，不整脈が原因となって心拍出量が著しく減少して脳血流量が減少し，脳虚血状態が惹起されて失神，めまいなどの症状を引き起こすものをいう．

図6-10　洞不全症候群

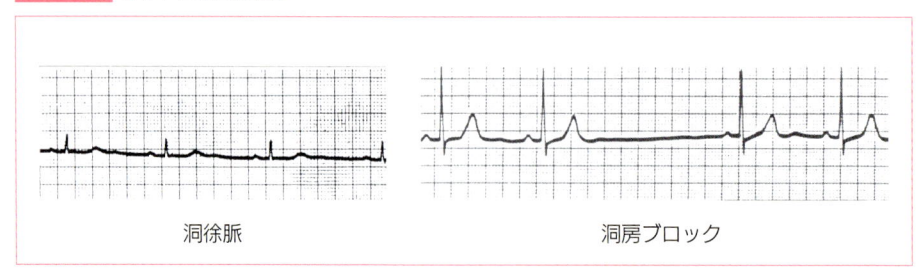

洞徐脈　　　　　　　　　　洞房ブロック

4）上室性期外収縮

通常，電気的興奮は洞結節から生じるが，ときに洞結節以外の異所性中枢から予定された周期よりも早期に生じることがある．これを期外収縮という．期外収縮は興奮の生じる部位により，上室性期外収縮と心室性期外収縮に大別される．

上室性とは心室性に対する言葉で，異所性中枢が房室接合部を含む心房内に存在する場合をいう．すなわち，心房性期外収縮と接合部性期外収縮を合わせて上室性期外収縮という．心房性期外収縮では形状の異なるP波が正常よりも早期に認められるが，接合部性期外収縮ではP波は認められない．しかし両者は区別しにくいことが多いので，まとめて上室性期外収縮と呼んでいる．心室の興奮は正常なので，QRS群の形はほぼ正常である（図6-11）．

右房負荷や左房負荷をきたす疾患と関係する場合もあるが，多くの場合，病的意味はない．高齢者で認められることが多い．ただ上室性期外収縮が頻発すると心房細動に移行することもあるので，歯科治療中に頻発する場合（2段脈や3段脈など）は治療を中断して安静を図る．

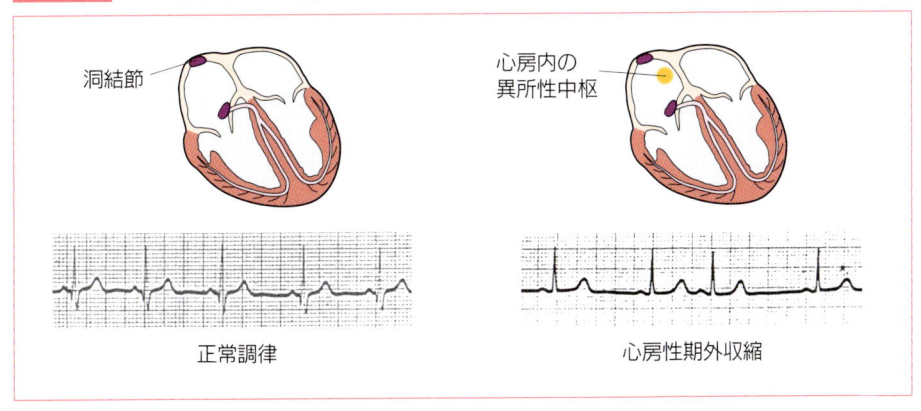

5）発作性上室性頻拍

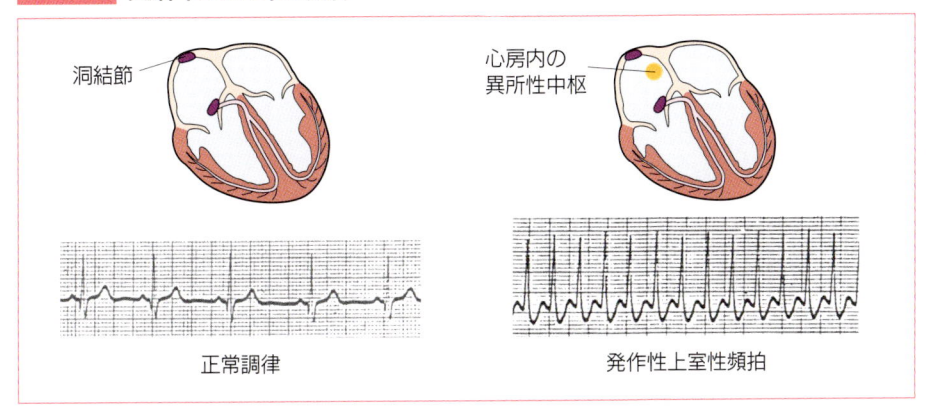

発作性上室性頻拍は，毎分160〜220回の規則正しい心房性あるいは接合部性調律が特徴的で，波形は単に上室性期外収縮が連続的に頻発しているように見える**（図6-12）**．一般にWPW症候群（後述）にともなって起こるが，過度の精神的ストレスなどにより健常人にも発生しうる．通常，150回／分を上回るような心拍数は生理的ストレスや基礎疾患に対する反応としては異常であり，多くの場合，動悸や胸部不快感などの臨床症状が出現する．

発作性上室性頻拍は通常の洞性頻脈と区別できないことがある．頸動脈マッサージやバルサルバ操作などの迷走神経刺激療法により，突然消失すれば発作性上室性頻拍である．頸動脈マッサージは，示指と中指の2本の指で右側の頸動脈を15〜20秒間圧迫しながら付近をマッサージするように指を動かす操作で，バルサルバ操作は深く息を吸わせた後，声門を閉じて強制呼気を行わせ，約10〜15秒間力ませて胸腔内圧を上昇させる操作である．いずれも副交感神経の興奮をもたらし，心拍数を減少させる．

図6-11 **上室性期外収縮**

正常調律　　　心房性期外収縮

図6-12 **発作性上室性頻拍**

正常調律　　　発作性上室性頻拍

6) 心房細動

心房細動は電気的刺激が心房内の至る所から発生するので，P波は認められない．心房の興奮は速い小さな不規則な波形となって現れる．これをF波（細動波）という．心室の興奮を示すQRS群の波形はほぼ正常だが，R-R間隔がまったく不規則になるので絶対性不整脈ともいう（図6-13）．心房の効果的な収縮が行われないので，洞調律に比べて1回拍出量が減少する．

心房細動は僧帽弁疾患，甲状腺機能亢進症，高血圧症，冠動脈疾患などの基礎疾患に合併して生じるが，健常人でも発作性に起こることがあり，これを発作性心房細動（paroxysmal atrial fibrillation：Paf「パフ」と読む）という．

心房細動の患者では，心房内に血栓が生じて脳梗塞が起こることがある．再発ないしは予防的に抗血栓療法（抗凝固薬，抗血小板薬）を受けている患者もいるので，観血的処置を行う際には術後出血に注意しなければならない（**第4章，P.77参照**）．

7) 心室性期外収縮

心室性期外収縮は電気的興奮が心室内の異所性中枢から予定された周期よりも早期に発生し，正常の刺激伝導系とはまったく異なる経路を通って心室を興奮させるので，心室の興奮を表すQRS群が正常とはまったく異なった形状，つまりQRS群の幅が0.1秒（2.5mm）以上に広くなり，引っかかりのある奇妙な形を示す．洞結節からの興奮があればP波は生じるが，幅広いQRS群に隠れて見えないことが多い（**図6-14**）．

図6-13　心房細動

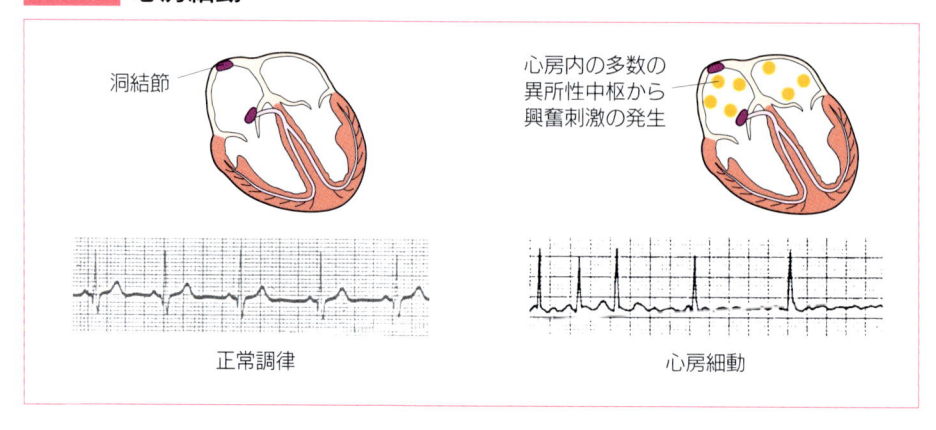

図6-14　心室性期外収縮

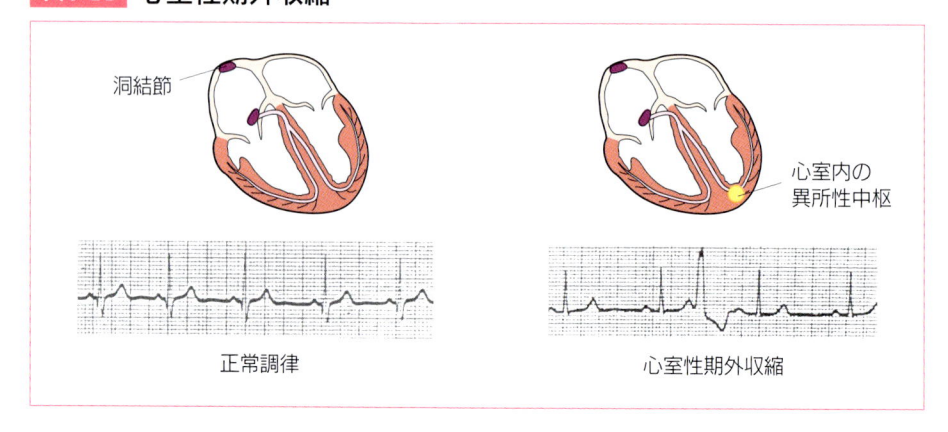

心室性期外収縮はすべての器質的心疾患で多く認められる．健常人にも起こりうるが，上室性期外収縮と比べると頻度ははるかに低い．

（1）上室性期外収縮との鑑別

上室性期外収縮と心室性期外収縮の鑑別診断は簡単である．両者とも期外収縮なのでQRS群が予定された周期よりも早期に出現するが，QRS群の形状がほぼ正常なら上室性期外収縮，正常とは似ても似つかない幅広い異様な形をしていれば心室性期外収縮である．

下記の方法により簡単に見つけられる．

①まず心電図を目から離して（約50cm），じっと眺める．
②指で基線に触れて，左から右へ滑らせながらR波の所でピッと声を出す．
③ピッ，ピッ，ピッが，ピッ，ピピッとなったら早期収縮，つまり期外収縮である．
④次に，心電図を目にぐっと近づけて（約20cm），じっと見つめる．
⑤期外収縮のQRS群の形状が前後の波形と同じか否かを見比べる．
⑥QRS群の形がほぼ同じなら上室性期外収縮，著しく異なれば心室性期外収縮である．

（2）危険な心室性期外収縮

心室性期外収縮の中でも多発性，多源性，連続性，R on T型の4種類の心室性期外収縮は心室頻拍や心室細動に移行しやすいので，危険な心室性期外収縮と呼ばれている（図6-15）．

①多発性心室性期外収縮

心室性期外収縮の発生頻度が増加した場合で，正常なQRS群と期外収縮が交互に出現する場合を2段脈，3個目が期外収縮なら3段脈という．

図6-15　危険な心室性期外収縮

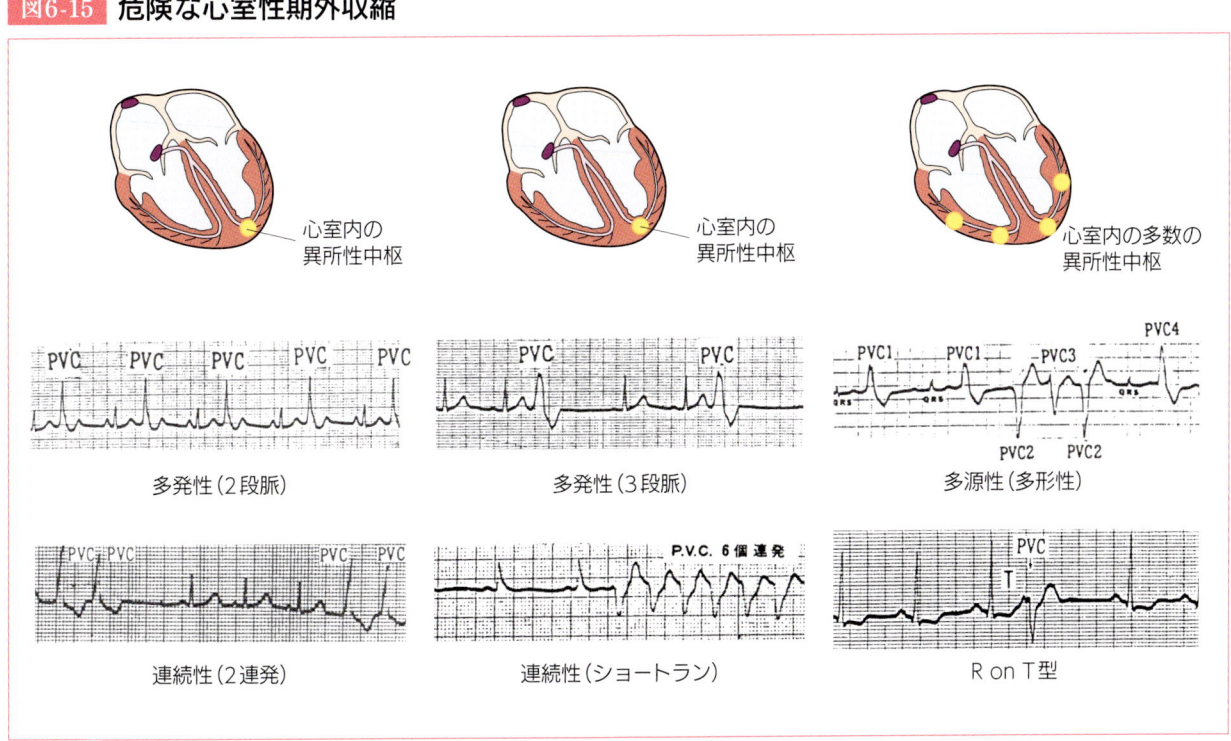

多発性（2段脈）　　多発性（3段脈）　　多源性（多形性）

連続性（2連発）　　連続性（ショートラン）　　R on T型

Lown（ローン）の分類（図6-16）では期外収縮の頻度が1時間に30回以上を頻発性としているが，歯科治療中は1時間の回数を数えている間に歯科治療が終わってしまうかもしれないので，1分間6回以上を目安にして，これ以上多発すれば歯科治療を中断して安静にする．

②多源性心室性期外収縮

単一の異所性中枢から生じた心室性期外収縮は同じ形状を呈するが，異なった異所性中枢から生じた心室性期外収縮は異なった波形を示す．

異所性中枢が複数存在するので多源性といい，異なった形状を示すので多形性ともいう．

③連続性心室性期外収縮

2つ以上の心室性期外収縮が連続して発生する場合で，2個連続したら2連発，3個連続したら3連発という．そして2個以上連発する状態をショートラン（short run）と呼び，3連発以上になれば心室頻拍と診断する．急性心筋梗塞初期には約30％に連続性心室性期外収縮がみられる．

④R on T型心室性期外収縮

期外収縮が，先行する正常なQRS群に接近して，期外収縮のR波が，先行するT波の上に重なる場合をR on T型という．

T波の頂上付近は受攻期（vulnerable phase）と呼ばれ，相対的不応期の細胞と不応期を脱した細胞が混在している時期なので，この時期に期外収縮が発生すると心室細動に移行しやすくなる．非常に危険な心室性期外収縮である．

図6-16 心室性期外収縮のLown分類

グレード	心室性期外収縮（PVC）の出現	
I	散発性	1時間29個以下
II	頻発性	1時間30個以上
III	多源性	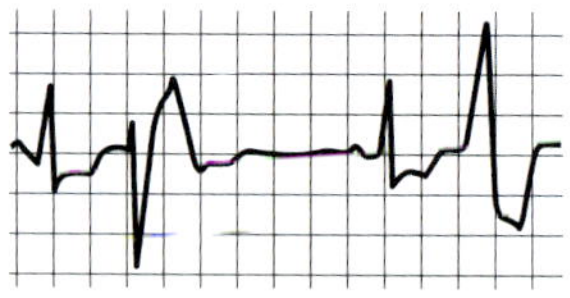
IV	a	2連発 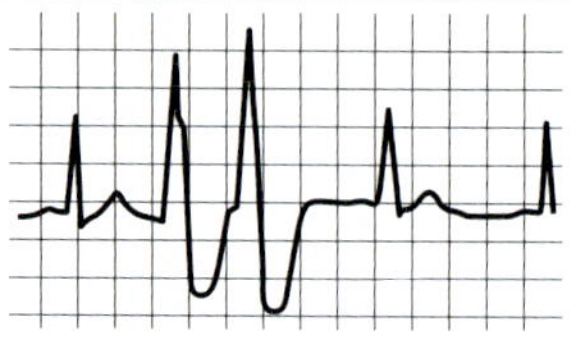
IV	b	3連発以上 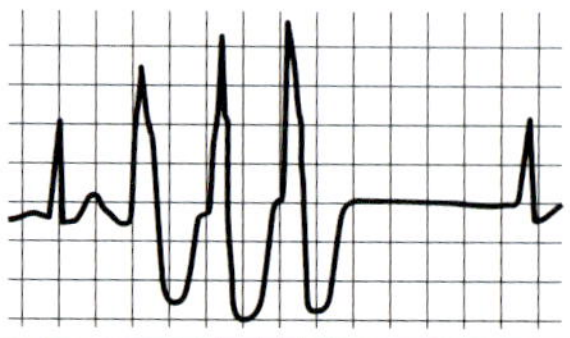
V	R on T	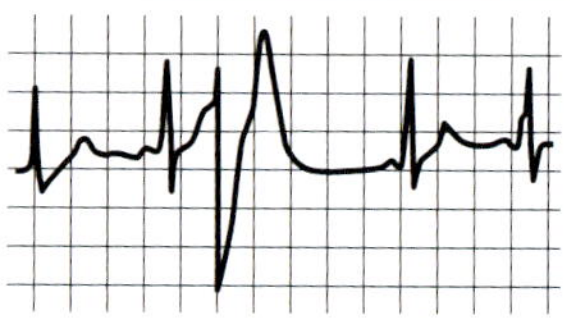

（高久史麿, 尾形悦郎, 黒川清, 矢崎義雄（監修）. 新臨床内科学. 第9版. 東京：医学書院, 2009. より）

8）心室頻拍

心室頻拍は心室性頻拍とも呼ばれ，心室性期外収縮が3個以上連続する場合をいう．幅広いQRS群が1分間に140〜220回の頻度でほぼ規則的に出現する(図6-17)．動悸，胸痛，心不全，血圧低下，Adams-Stokes発作などを引き起こす．心室頻拍は心筋梗塞など重大な器質的心疾患で認められ，心室細動に移行しやすい非常に重篤な不整脈である．

心拍数が比較的少ないときは頸動脈で脈拍を触知することもあるが，心拍数が多いときは脈拍触知ができなくなる．これを無脈性心室頻拍という．無脈性心室頻拍はAED（自動体外式除細動器）の適応である．

9）心室細動

心室細動は，刺激が心室内の至る所から迅速に発生して，脈拍触知はできない(図6-18)．もっとも多い原因は急性心筋梗塞である．器質的心疾患の末期状態でも出現する．

心電図上，P波もQRS群もなく，大きさや形状の不規則な波がみられる．心室細動はAEDの適応であり，ただちに電気的除細動を行わなければならない．

10）洞房ブロック

洞機能不全の1つで，洞結節自体の機能は正常で活動電位は生じるが，洞結節から心房への興奮の伝搬が遮断された場合をいう(図6-10)．洞不全症候群は主として器質的心疾患や洞結節周囲組織の変性による慢性的病態を指すが，洞房ブロックの場合は，原因の大部分が副交感神経緊張や薬物による機能的かつ一過性のものである．

図6-17 心室頻拍

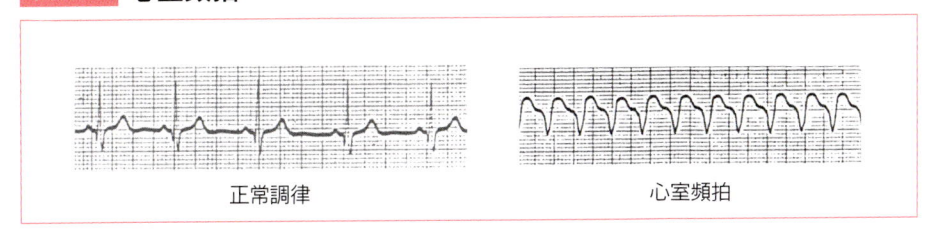

正常調律　　　心室頻拍

図6-18 心室細動

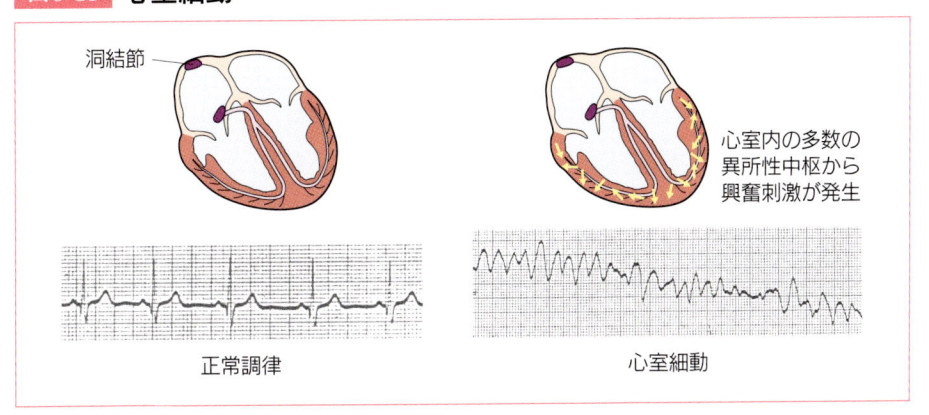

洞結節

心室内の多数の異所性中枢から興奮刺激が発生

正常調律　　　心室細動

洞結節で生じた興奮が心房に伝わらず，心房が興奮しないのでP波が消失する．心房が興奮しないので心室も興奮しない．したがってQRS群も消失する．つまり，洞房ブロックではP波とQRS群の両方がときどき抜け落ちる．

洞房ブロックには，PP間隔が徐々に短縮してP波が欠如するWenckebach（ウェンケバッハ）型とP波が突然欠如してPP間隔が正常なPP間隔の整数倍（2倍，3倍など）に延長するMobitz（モービッツ）Ⅱ型がある．

11）房室ブロック

房室接合部で心房から心室への刺激伝導が障害されているものを房室ブロックという．原因としては虚血性心疾患，高血圧症，心筋炎などの器質的障害によるものと，迷走神経緊張などの機能的障害によるものがある．房室ブロックは程度により1度，2度，3度に分けられる(**図6-19**)．

図6-19 房室ブロック

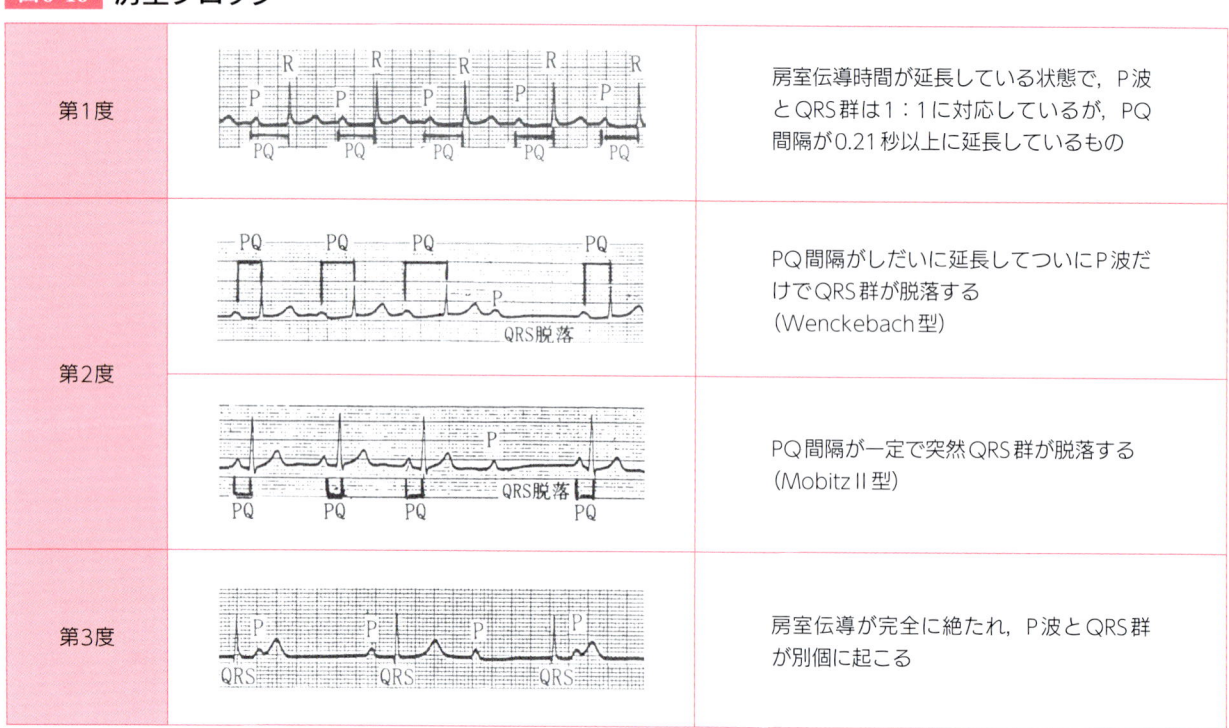

第1度		房室伝導時間が延長している状態で，P波とQRS群は1：1に対応しているが，PQ間隔が0.21秒以上に延長しているもの
第2度		PQ間隔がしだいに延長してついにP波だけでQRS群が脱落する（Wenckebach型）
第2度		PQ間隔が一定で突然QRS群が脱落する（MobitzⅡ型）
第3度		房室伝導が完全に絶たれ，P波とQRS群が別個に起こる

(1) 第1度房室ブロック

房室伝導時間が延長している状態で，P波とQRS群は1：1に対応しているが，PQ間隔が0.21秒以上に延長する．心房からの刺激はすべて房室接合部を通過するが，通過するのに時間がかかる．不整脈に分類されているが，脈拍のリズム不整は認められない．

(2) 第2度房室ブロック

第2度房室ブロックにはWenckebach型（MobitzⅠ型ともいう）とMobitzⅡ型がある．

Wenckebach型ではPQ間隔が心拍ごとにしだいに延長していって，ついに心室に刺激が伝わらなくなってQRS群が脱落する．多くの場合，房室接合部内の伝導障害による．

　MobitzⅡ型は心房から心室への刺激伝導がときどき通らなくなるもので，PQ間隔は一定だが，突然QRS群が脱落する．伝導障害を生じる部位は房室接合部ではなくヒス束より遠位部である．Wenckebach型よりもMobitzⅡ型のほうが予後は重篤で，ブロックにともなう症状のある場合は心臓ペースメーカの適応となる．

(3) 第3度房室ブロック

　房室接合部において興奮伝導が完全に絶たれ，心房からの興奮が心室にまったく伝わらない状態である．興奮が心室に伝わらないと心臓は血液を拍出できなくなるので，房室接合部の第2のペースメーカがはたらいて心室を興奮させる．

　こうして心房と心室はまったく別個に興奮するので，PP間隔とRR間隔はそれぞれ規則正しいが，P波とQRS群の間に関連はなく互いに独立している．第3度房室ブロックは多くの場合，植え込み型ペースメーカの適応となる．

12) 脚ブロック

　房室接合部を通過した刺激はヒス束を経て左脚と右脚に伝わり，ほとんど同時に左室と右室を興奮させるが，右脚または左脚で刺激伝導がブロックされることがある．これを脚ブロックといい，右脚の刺激伝導が障害されたものを右脚ブロック，左脚の刺激伝導が障害されたものを左脚ブロックという**(図6-20)**．

　脚ブロックでは両心室が同時に興奮せず，ブロックされた側の心室の興奮伝導に時間的な遅れが生じる．QRS群の幅が0.12秒（3mm）以上に延長した場合を完全型，0.12秒未満の場合を不完全型という．不完全型というのはブロックが不完全にしか起こっていないという意味ではなく，両心室の興奮伝導時間が短いという意味である．なお，脚ブロックでは脈拍の不整は認めない．

図6-20　脚ブロック

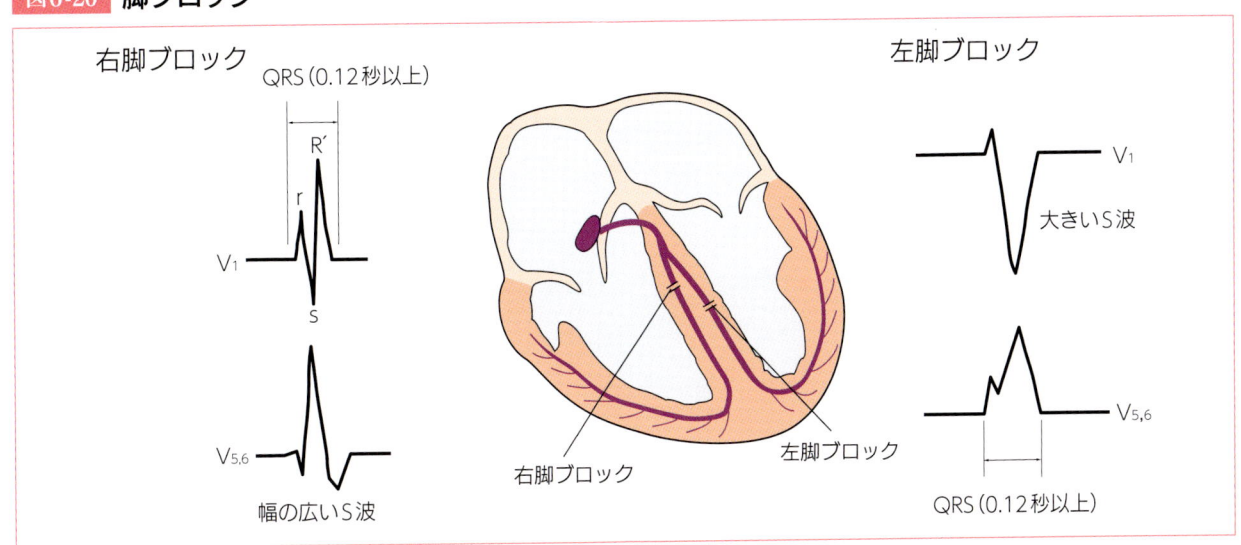

(1) 右脚ブロック

原因疾患として虚血性心疾患，心筋症，刺激伝導系の原因不明の線維化，大動脈基部の石灰化などがあるが，原因不明がもっとも多い．健常人にもみられることがある．

右脚の伝導がブロックされるので左室がまず興奮し，次いで左室から右室へ刺激が伝わり，右室が遅れて興奮する．典型的にはV₁誘導でQRS群がrsR′型のM型を示す．

(2) 左脚ブロック

左脚ブロックは器質的心疾患に合併することが多い．左脚ブロックの場合はまず右室が興奮し，左室の興奮は遅れるので，典型的にはV₅,₆誘導で，QRS群がrsR′型のM型あるいは結節のある幅広いR波を示す．

左脚はヒス束から始まってすぐに前放線と後放線の2本の分枝に分かれる．左脚の前放線がブロックされた場合を左前放線ブロック，後放線がブロックされた場合を左後放線ブロックという．左前放線ブロックでは著しい左軸偏位，左後放線ブロックでは著しい右軸偏位が特徴的である．

13) WPW症候群

Wolf（ウォルフ），Parkinson（パーキンソン），White（ホワイト）という3名の心臓病学者によって報告された症候群で，3人の名前にちなんでWPW症候群という．

一種の先天異常で，心房から来た刺激が房室接合部を通らないで近くにある別の伝導路，つまり副伝導路を通って素早く心室に伝わり心室を興奮させる．そのために心電図上，PQ間隔が短くなってP波に続いてすぐQRS群が始まり，QRS群の立ち上がり部分に特徴的なΔ（デルタ）波が認められる（**図6-21**）．

WPW症候群はそれ自体は無症状で，予後も良好であり脈拍のリズム不整も認めないが，ときに発作性上室性頻拍や心房細動を発生することがある．このような患者ではリスクが高い．

図6-21 WPW症候群の心電図

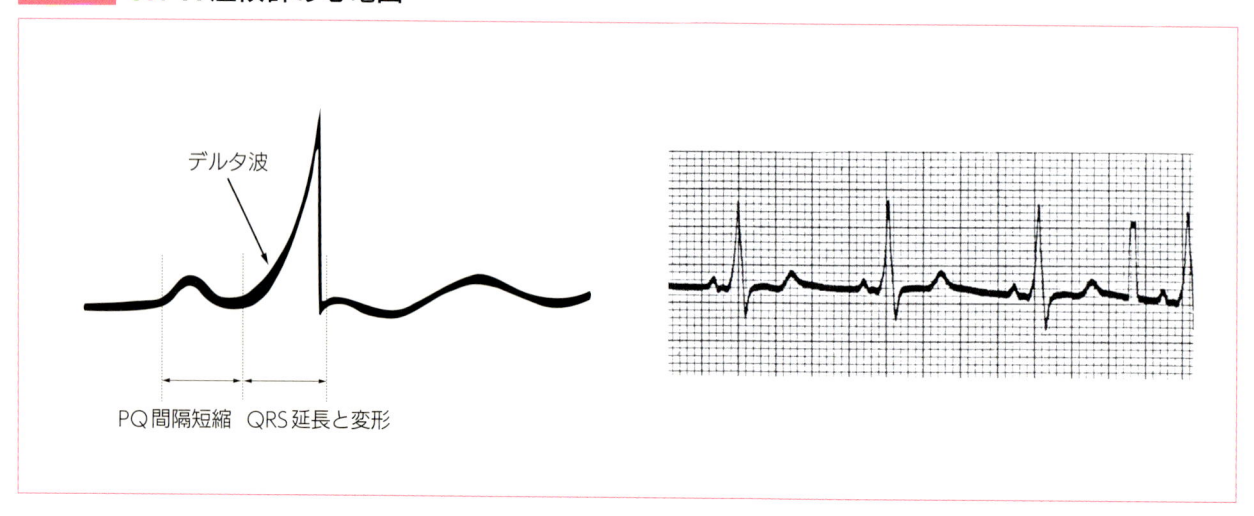

II-4 ■ 治療

不整脈の治療法には薬物療法，心臓ペースメーカ，カテーテルアブレーション，植え込み型除細動器，心臓再同期療法，外科手術などがある．

1）薬物療法

抗不整脈薬の分類には活動電位に及ぼす作用に基づくVaughan Williams（ヴォーン・ウィリアムス）分類が有名だが，最近ではイオンチャネル，受容体，ポンプなどに対する作用に基づいたSicilian Gambit（シシリアン・ギャンビット）分類が提唱されている．主な抗不整脈薬を**表6-5**に示す．

2）心臓ペースメーカ

(1) 適応症

植え込み型ペースメーカの適応についてはガイドラインが作成されている．詳細な適応は個々の疾患や病態により異なるが，一般的にはめまい，失神，痙攣などの臨床症状や心不全を有する房室ブロック，2束および3束ブロック，洞不全症候群，徐脈性心房細動，過敏性頸動脈洞症候群・反射性失神，閉塞性肥大型心筋症などが適応となる．徐脈性心房細動では40回／分未満の心室拍数，5秒以上の心室停止なども考慮される．

(2) 3桁の記号

ペースメーカのペーシング様式は3桁の記号で表される．左がペーシング（電気刺激）する部位，中央がセンシング（感知）する部位，右がレスポンス様式を意味する（**表6-6**）．Aは心房（atrium），Vは心室（ventricle），Dはその両方（dual）を表す．Iは抑制（inhibited）で，自己心拍があれば抑制されて刺激を発生しない．これに対して，T（triggered）は自己心拍があれば，それに同期して刺激を発生する．Dはその両方（dual）の機能をもっていることを意味する．

(3) ペーシングの波形

たとえば第3度房室ブロックでは，心室に電極を挿入して心室ペーシングを行う．心室に電極のあるVVIでは，鋭いペースシグナルに続いてQRS群が出る．ただし，自己心拍のある場合にはシグナルは抑制される．一方，洞不全症候群では心房に電極を置いて心房ペーシングを行うAAIが用いられる．ペースシグナルに続いてP波が現れ，それを受けて正常なQRS群が現れる．DDDでは心房と心室の両方ともペーシングされるので，2種類のシグナルがみられる．心房ペーシングでP波が現れ，心室ペーシングで幅広いQRS群が現れる．その際，心室ペーシングは心房のペースシグナルに同期して心房ペーシングの160msec後に行われる（**図6-22，6-23**）．

(4) 最近の機種

最近のペースメーカは本体が小型化されて，電池の耐用年数も約10年と長期寿命のものがほとんどであり，外部からの電気干渉によっても不具合を生じにくいタイプが多い．

表6-5 主な抗不整脈薬

主な作用	クラス		一般名	商品名	適応症	備考
ナトリウムチャネル遮断 (Naチャネル遮断薬)	I群	a	プロカインアミド ジソピラミド キニジン シベンゾリン ピルメノール	アミサリン リスモダン キニジン シバノール ピメノール	期外収縮、発作性頻拍、心房細動 上室性・心室性期外収縮・頻拍、心房細動・粗動 期外収縮、発作性頻拍、心房細動 頻脈性不整脈 頻脈性不整脈(心室)	上室性、心室性不整脈に有効
		b	リドカイン メキシレチン アプリンジン	キシロカイン メキシチール アスペノン	上室性・心室性期外収縮、発作性頻拍、心室性不整脈 頻脈性不整脈 頻脈性不整脈	心室性不整脈に有効
		c	プロパフェノン フレカイニド ピルジカイニド	プロノン タンボコール サンリズム	頻脈性不整脈 頻脈性不整脈(発作性心房細動・粗動、心室性) 頻脈性不整脈(発作性心房細動・粗動、心室性)	上室性、心室性不整脈に有効
カリウムチャネル遮断 (再分極遅延薬)	III群		ソタロール アミオダロン ニフェカラント	ソタコール アンカロン シンビット	生命に危険のある心室頻拍、心室細動 生命に危険のある心室頻拍、心室細動、肥大型心筋症にともなう心房細動 致死的心室頻拍、心室細動	他剤無効の重症不整脈に適応
カルシウムチャネル遮断 (Ca拮抗薬)	IV群		ベプリジル ベラパミル ジルチアゼム	ベプリコール ワソラン ヘルベッサー	持続性心房細動、頻脈性不整脈(心室性) 頻脈性不整脈(心房細動・粗動、発作性上室性頻拍) 頻脈性不整脈(上室性)	房室伝導の抑制作用
β受容体遮断 (β遮断薬)	II群		プロプラノロール ナドロール ランジオロール* エスモロール*	インデラル ナディック オノアクト ブレビブロック	期外収縮、発作性頻拍、頻拍性心房細動、洞性頻脈、心房細動 頻脈性不整脈 心房細動、洞性頻脈の頻脈性不整脈 上室性頻拍性不整脈	頻脈性不整脈に有効
受容体・ポンプ等	ムスカリンM₂受容体遮断 アデノシンA₁受容体作動 Na/K-ATPase遮断		アトロピン ATP ジゴキシン	アトロピン アデホス ジゴシン	迷走神経性徐脈、迷走神経性房室ブロック、他の徐脈・房室伝導障害 発作性上室性頻拍 心房細動・粗動による頻脈、発作性上室性頻拍	

*:Sicilian Gambit分類に含まれない抗不整脈薬

表6-6 ペーシング様式を示すペースメーカコード

1 ペーシング部位	2 感知する部位	3 レスポンス様式
A（心房）	A（心房）	I（抑制）
V（心室）	V（心室）	T（同期）
D（心房と心室の両方）	D（心房と心室の両方）	D（抑制と同期の両方）

例：VVIは心室に電極をおいて心室ペーシングする様式，AAIは心房に電極をおいて心房ペーシングする様式で，第3文字のIは自己心拍数を感知するとペースメーカの刺激が抑制されるレスポンス様式であることを示す．DDDはペーシングも感知も心房，心室の両方で行われる抑制型兼同期型様式．

図6-22 ペーシングモードの種類

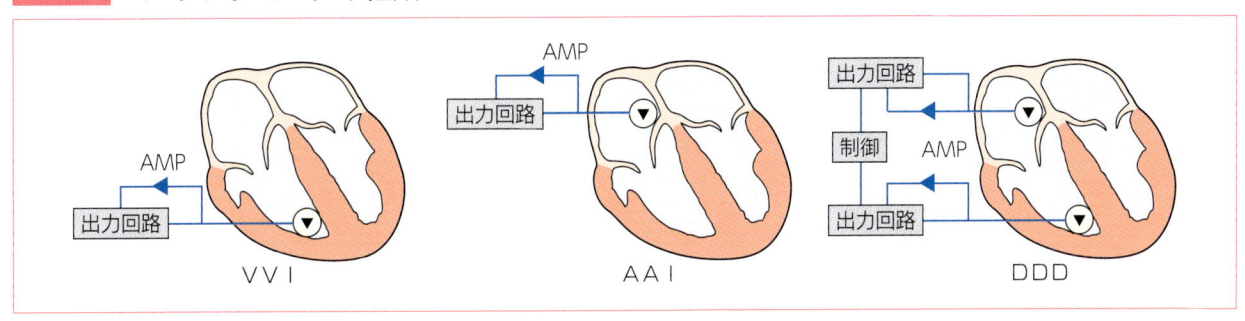

図6-23 人工ペーシングの心電図

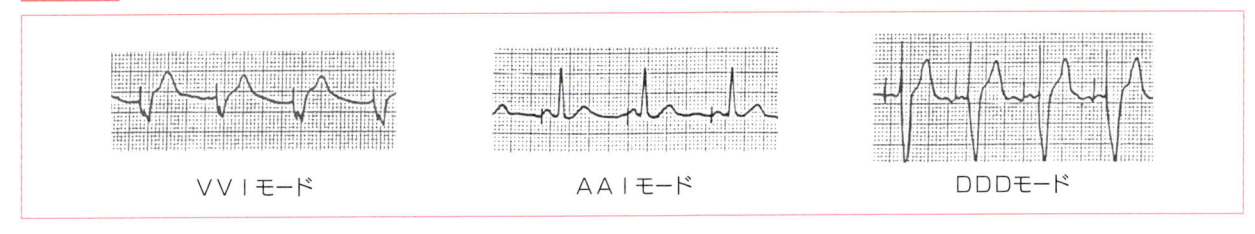

3）カテーテルアブレーション

心房細動，発作性上室性頻拍，WPW症候群，心室頻拍などに対して高周波通電により不整脈の原因となる心筋，たとえばWPW症候群ではKent束などを焼灼する方法である．なお，アブレーション（ablation）とは剝離，切断，切除，焼灼などの手術操作を意味する．

薬物療法は対症療法だが，カテーテルアブレーションは根治的な治療法であり，とくにWPW症候群では成功率が非常に高く，合併症もきわめて少ないことから，症状のある場合には第一選択の治療法として行われている．

4）植え込み型除細動器（Implantable Cardioverter-Defibrillator：ICD）

ICDは，心室細動や心室頻拍などの致死的心室性不整脈において不可欠な治療法で，心室細動が確認された症例，器質的心疾患にともなう持続性心室頻拍があり，失神発作，脳虚血症状，胸痛を訴える症例，カテーテルアブレーションが無効あるいは不可能な症例にも有効である．本体の中には精密なコンピュータが内蔵されていて，不整脈を診断して自動的に電気的除細動を行う．

注意すべき点は，心臓ペースメーカよりも電磁波の影響を受けやすく誤作動が起こりやすいことである．歯科治療時にも電磁波への注意が必要である．

5）心臓再同期療法（Cardiac Resynchronization Therapy：CRT）

　CRTは左右の心室をペーシングすることにより，心筋の収縮を促進して心臓のポンプ機能を改善する治療法である．薬物療法が有効でなかった慢性心不全（左室駆出率35％以下）に対して行われる．心房細動を合併した心不全患者にも適用されることがある．

6）外科手術

　かつては頻脈性心房細動に対する房室ブロック形成術やWPW症候群に対する副伝導路切断術などが行われたが，最近はカテーテルアブレーションが広く普及したのであまり行われなくなった．カテーテルアブレーションが不可能な症例や成功しなかった症例，他の心臓手術を同時に行う場合，たとえば僧帽弁形成術や僧帽弁置換術を行う際に心房細動に対する外科手術としてメイズ（maze：迷路）手術を行うことがある．

III　不整脈と歯科治療

　歯科医師にとって心電図は取っつきにくい代物である．学生時代に講義時間数が少なかったことにもよるだろう．しかし最近では，共用試験（CBT）や国家試験問題にも出題されるようになった．実際，高齢患者の歯科治療に際して心電図をモニタしてみると，心房細動，期外収縮，房室ブロック，徐脈などの不整脈が比較的多いのには驚かされる．脳梗塞の患者のなかには心房細動により左房内に血栓が生じて脳塞栓症が起こったという患者もいる．また，高齢の在宅患者では定期的に内科を受診して投薬，尿・血液検査が行われていても，心電図検査までは行われていないことも多く，歯科で心電図をモニタして初めて不整脈のあることがわかることも稀ではない．

　患者の心電図を見て，その心電図の異常を診断するとなると，心電図についてかなりの専門的知識が要求される．歯科医師は内科医ではないので，異常心電図を診断して治療するわけではない．難しい心電図を判読する専門的な知識は必要ないが，ただ心電図検査で診断された不整脈について，歯科治療においてどの程度のリスクになるのか，その不整脈が歯科治療中に悪化したのか，しなかったのかを判別できる知識は必要であろう．

　不整脈患者における歯科治療上の問題点は不整脈の増悪であり，不整脈の多発をいかに防ぐか，もしも多発したらどうすればよいのかを知らなければならない．

Ⅲ-1 ■ 不整脈患者の問診の取り方

1）不整脈患者を発見する

　初診時に患者が記入する問診票を見れば不整脈の既往がわかるし，薬剤手帳を見れば抗不整脈薬の種類を知ることができる．しかし，自分の不整脈に関して正確な情報をもっていない患者もいる．不整脈のあることは知っていても，その正確な診断名まで知っている患者は少ないだろう．

　これまでに心電図検査で異常を指摘された患者，心悸亢進，脈の欠滞などの脈の不整を感じたことのある患者，不整脈の原因となりうる基礎疾患 (図6-24，表6-2) を合併している患者については，問診時にパルスオキシメータをモニタするか，橈骨動脈を触知すれば不整脈の有無がわかる．心電図検査を行うか，内科主治医に聞けば不整脈の種類を知ることができる．

図6-24　不整脈の原因疾患

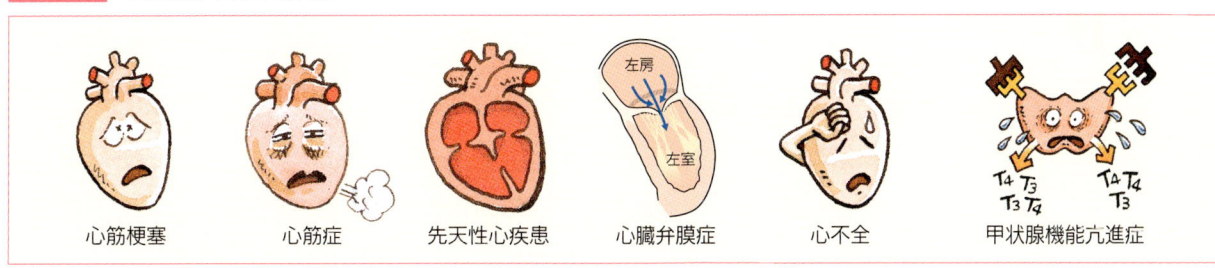

心筋梗塞　　心筋症　　先天性心疾患　　心臓弁膜症　　心不全　　甲状腺機能亢進症

2）不整脈の重症度を評価する

（1）基礎疾患と関連した不整脈

　たいていの不整脈は内科医によりコントロールされているので，重症の不整脈を有する患者が歯科医院を訪れることは稀だが，散発性の上室性あるいは心室性期外収縮，慢性の心房細動を有する患者は来院する可能性がある．とくに高齢者では，高血圧性心疾患，心臓弁膜症，虚血性心疾患など種々の基礎疾患と関連して期外収縮や心房細動を合併していることがある．

（2）不整脈の重症度判定基準

　歯科治療時には，表6-7を参考に重症度判定を行う．日頃から抗不整脈薬を規則正しく服用して，不整脈が十分コントロールされていることを確認することが重要である．

（3）歯科治療にともなう不整脈の増悪

　問診の段階で心室性期外収縮はあるが，散発性なので歯科治療可能と評価して歯科治療を始めてみると，歯科治療にともなう不安感や恐怖心，治療中の疼痛，アドレナリンの大量投与などにより多発性あるいは多源性に移行するかもしれない．上室性期外収縮も頻発すると，発作性上室性頻拍や特発性心房細動に移行するかもしれない．歯科治療中のモニタリングは必要である．

表6-7　不整脈の重症度に基づく歯科治療方針

不整脈の重症度	不整脈の種類	歯科治療方針
経過観察	散発性の上室性期外収縮（毎分6回未満）	注意深い全身管理の下に歯科治療を行うことができる
	散発性の心室性期外収縮（毎分6回未満）	
	慢性の心房細動（心拍数：60〜100回／分）	
	第1度の房室ブロック	
	脚ブロック	
重症の不整脈	頻脈性の心房細動	歯科治療は危険である．ただちに内科主治医に連絡する
	持続型の発作性上室性頻拍	
	第2度の房室ブロック	
	多発性の心室性期外収縮	
	多源性の心室性期外収縮	
	連続性の心室性期外収縮	
	R on T型の心室性期外収縮	
	第3度の房室ブロック	
致死的不整脈	心室頻拍	非常に危険である．ただちに救急車で病院に搬送する
	心室細動	

3）主治医から情報を得る

不整脈は健常人でもみられることがあるが，多くの場合は種々の基礎疾患と合併して認められる（**表6-2**）．基礎疾患に起因する不整脈の場合は，不整脈に関する情報のほかに，原因疾患の病状や心予備力についても内科主治医から情報を得るようにする．

4）どのような薬を服用しているか

問診時には内科医から処方された抗不整脈薬を内科医の指示どおりに服用していることを確認する．内科医の指示どおりに規則正しく服用していない患者は，歯科治療中に不整脈が多発しやすい．

抗不整脈薬としてはNaチャネル遮断薬，Ca拮抗薬，β遮断薬などが処方される（**表6-5**）．これらの薬物の中には他の基礎疾患においても処方されるものもあり，迷うことがある．

また心房細動のある患者では抗不整脈薬以外に，抗血栓薬が投与されていることがあるので，観血的処置時には後出血に注意しなければならない（**第4章，P.77参照**）．

III-2　不整脈患者の歯科治療に際しての注意点

1）重症度に基づいた歯科治療

一般に散発性の上室性ないしは心室性期外収縮，慢性の心房細動の患者に対しては通常の歯科治療が可能である．しかし不整脈の重症度は種類によって異なるので，不整脈の種類ごとに歯科治療の可否を判断する必要がある（**表6-7**）．

たとえば心房細動の場合，慢性か発作性か，頻脈や徐脈があるのかないのかによって重症度は異なる．慢性の心房細動でも心室反応がつねに60～100回／分の範囲に保たれていれば歯科治療は可能であるが，著しい頻脈性や徐脈性の心房細動は歯科治療のリスクが高い．Adams-Stokes発作や心不全のある場合には歯科治療は危険である．また発作性の心房細動がときどき起こるような患者では歯科治療中にも頻拍発作の起こる可能性がある．このような患者の歯科治療は大学病院か大きな病院に依頼したほうがよい．

　もしも歯科治療中に急性心筋梗塞のような重篤な合併症が起こったら，無脈性心室頻拍や心室細動など致命的な不整脈が出現するかもしれない．ただちに歯科治療を中止して，AEDを用いて一次救命処置（basic life support：BLS，**下巻，第24章参照**）を行いながら，救急車で病院に搬送しなければならない．

2）原因疾患に対する注意

　不整脈の多くは種々の基礎疾患と関連している．僧帽弁狭窄症，甲状腺機能亢進症では心房細動，高血圧性心疾患，虚血性心疾患，心臓弁膜症，心筋症では上室性あるいは心室性期外収縮，心筋梗塞や心筋症では心室性期外収縮を認めることがある（**表6-2**）．

　基礎疾患に起因する不整脈の場合には，その基礎疾患に対しても全身管理上のリスク評価が必要である．詳細は各疾患の項を参照していただきたい．

3）抗血栓療法患者に対する注意

　不整脈の原因疾患が心臓弁膜症の場合には抗血栓薬を服用しているかもしれないし，心臓弁膜症と関係がなくても抗血栓療法を受けているかもしれない．たとえば心房細動の患者は心房細動の原因が僧帽弁狭窄症であろうと，甲状腺機能亢進症であろうと，抗血小板薬が処方されている可能性がある．そのような場合には，観血的処置後に創部から後出血をみることがある．

　最近，トロンビン阻害薬のダビガトラン（プラザキサ®）やⅩa因子阻害薬のリバロキサバン（イグザレルト®）が非弁膜症性心房細動患者における虚血性脳卒中，および全身性塞栓症の発症予防の目的で処方されているので注意しなければならない（**第4章，P.79参照**）．

4）ペースメーカ装着患者に対する注意

　房室ブロック，2束および3束ブロック，洞不全症候群，徐脈性心房細動，過敏性頸動脈洞症候群・反射性失神，閉塞性肥大型心筋症は埋め込み型ペースメーカの適応である．

　最近のペースメーカは外部からの電気干渉に対する安全装置が以前と比べてかなり進歩したが，歯科治療に際して問題となるのは根管長測定器，歯髄診断器，イオン導入器，超音波スケーラー，電気メスなどである．
①根管長測定器と歯髄診断器は問題なく使用できる．
②イオン導入器はペースメーカに影響を与えるので使用しない．
③超音波スケーラーには磁走型（マグネット型）と電歪型（ピエゾ型）があり，磁走型は使用してはいけない．電歪型もペースメーカに影響を与えるので使用しないほうがよい．つまり，両型とも使用しないほうがよい．

④電気メスにはモノポーラーとバイポーラーがあり，バイポーラーのほうが影響を受けにくいといわれているが，一般の歯科医院ではどちらも使用しないほうが無難である．

　以上をまとめると，根管長測定器，歯髄診断器，イオン導入器，超音波スケーラー，電気メスのうち，使用できるのは根管長測定器と歯髄診断器，使用しないほうがよいのはイオン導入器，超音波スケーラー，電気メスとなる．

5) 歯科治療中のストレス軽減

　不整脈のある患者に歯科治療を行う際には，歯科治療に対する不安感や恐怖心といった精神的ストレス，注射刺入時の穿刺痛，治療中に麻酔が切れたときの疼痛，局所麻酔薬の反復投与によるアドレナリンの投与量増加などにより不整脈が増悪する可能性がある．

(1) 精神的ストレスの軽減

　スタッフによる心理的アプローチや，薬物による精神鎮静法は精神的ストレスの軽減に効果的である．著者が実践している「リラックス歯科」は，精神鎮静法に加えて日頃家庭のリビングルームやドライブ中に聴いている「お気に入りのCD」を持参してもらい，ヘッドフォンで音楽を楽しみながら歯科治療を受けてもらう方法である．精神鎮静法によりリラックスした状態で自分の好きな音楽が耳元から流れて来るので大変好評である．ヘッドフォンで聴くので自分だけの音楽世界に埋没でき，タービンの不快な音が気にならない．オープン式ヘッドフォンを使うので術者の声は聞こえる．人間の聴覚には指向性があり，聴きたいと思う声や音を優先的に聴くことができるので，スタッフがときどき「音楽を聴いてくださいね」と優しく声をかけるとさらに効果的となる．

(2) 確実な局所麻酔効果

　歯科治療中の痛みは特別である．歯科医師は「少し痛いですけど，ちょっと我慢してくださいね」と親切に言うけれど，患者にとって歯髄の痛みは「少し」どころではない．とても我慢できる類のものではない．「歯科治療は痛いから嫌いだ」というイメージに拍車をかける結果となり，不安感や恐怖心はさらに増強する．つまり，精神的ストレスと身体的ストレスは表裏一体の関係にある．歯科医師が「歯科治療は怖くありませんよ」と，いくら優しい声で説得しても，患者は過去の嫌な思い出を拭い去ることはできないだろう．「痛いから怖い」と思い続けている．

　注射時の穿刺痛は表面麻酔薬の塗布や細い注射針の使用により軽減できるし，薬液注入時の痛みは注入速度を緩徐にすることで軽減できる．治療中の疼痛は局所麻酔薬を十分量投与して確実に麻酔を効かせることで解決できるだろう．

(3) アドレナリンの投与量

　麻酔を確実に効かせれば，局所麻酔薬の反復追加投与は必要なくなり，アドレナリンの投与量も大量にならなくてすむ．たいていの場合，1/8万アドレナリン添加2％リドカイン・カートリッジ1〜2本の使用は可能であり，必要に応じてシタネスト-オクタプレシン®を併用する．つまり，アドレナリンとシタネスト-オクタプレシン®の併用である．

6）歯科治療中のモニタリング
（1）心電図によるモニタリング
　原則的に言えば，不整脈のある患者は心電図をモニタする．心電図検査では12誘導を記録するが，モニタリングには12誘導ではなくモニタ誘導を使う．モニタ誘導としては第Ⅱ誘導（右手－左足），CS_5（右鎖骨下－心尖部），CM_5（胸骨柄－心尖部）が一般的である**（第3章，P.64参照）**．CS_5とCM_5は電極を胸壁に貼付するので，歯科診療では種々の制約がある．不整脈の検出なら他の誘導でも可能である．第Ⅱ誘導は右手と左足に電極を付けるが，左足に電極を付けることができなければ，第Ⅰ誘導でもよい．第Ⅰ誘導は右手と左手に電極を付ける．第Ⅱ誘導よりR波の高さが少し低いかもしれないが，リズムの不整は検出できる．

（2）パルスオキシメータによるモニタリング
　自動血圧計に心電図機能が搭載されていなければ，パルスオキシメータでも脈拍の不整を知ることはできる．パルスオキシメータのモニタ音のリズムが不規則になったら不整脈を疑う．ただ注意しなければならないことは体動でも不規則になるので，その点を鑑別しなければならない．体動による影響を受けにくいパルスオキシメータや画面上に脈波形の表示されるパルスオキシメータを使えば鑑別は難しくない．

（3）心電図とパルスオキシメータ
　パルスオキシメータのモニタ音の変化で脈の不整は発見できるが，不整脈の種類を知ることはできない．上室性期外収縮か心室性期外収縮かを鑑別するには，やはり心電図が必要である．
　特発性頻拍発作や頻脈性の心房細動では脈拍欠損が起こるかもしれない．脈拍欠損とは心臓の収縮回数が多すぎて心室内の血液を有効に拍出できなくなり，心拍数に比べて脈拍数が少なくなってしまう状態である．このような場合にはパルスオキシメータは心拍数を正しく表示できないので，心電図モニタが必要となる．

7）不整脈増悪時の救急処置
　もしも歯科治療中に不整脈が増悪したら，ただちに歯科治療を中断して救急処置を行う．ただ救急処置法は不整脈の種類と重症度により異なる**（表6-7）**．
①上室性期外収縮が毎分6回以上に増加したら，安静を図る．
②心室性期外収縮が毎分6回以上に増加したら，安静を図る．
③心房細動の心室反応が毎分100回以上に増加したら，安静を図る．
④頻脈性の心房細動が持続するようなら，内科主治医に連絡する．
⑤発作性の上室性頻拍が持続するようなら，内科主治医に連絡する．
⑥多発性，多源性，連続性，R on T型心室性期外収縮が出現したら，内科主治医に連絡する．
⑦第2度房室ブロックが出現したら，内科主治医に連絡する．
⑧第3度房室ブロックが出現したら，ただちに救急車を要請する．
⑨無脈性心室頻拍や心室細動が出現したら，ただちに救急車を要請して，AEDで電気的除細動を行う．

8) 実際の歯科治療方法

不整脈患者に歯科治療を行う際には，下記のような注意が必要である．

① 当日は，いつもの抗不整脈薬を規則正しく服用していることを確認する．
② 自動血圧計を使用して血圧，脈拍数，SpO_2，心電図をモニタする．
③ 精神鎮静法やリラックス歯科を利用して精神的ストレスを軽減する．
④ 刺入時には表面麻酔を併用して穿刺痛を軽減し，局所麻酔薬はゆっくりかつ十分量を投与して確実に局所麻酔を効かせる．
⑤ 歯科治療中は不整脈に注意して，表6-7を参考に歯科治療の中断・継続を決定する．
⑥ こうして，「怖くない・痛くない」歯科治療を行う．

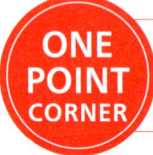

ONE POINT CORNER　心房細動患者では，徐脈と頻脈と抗血栓薬に注意しよう！

俳句で覚える基礎疾患

「不整脈」

細動は　徐脈，頻脈　抗血栓

[解説]
　心房細動では心拍数が60～100回/分にコントロールされていることが重要である．徐脈が続けば血圧が低下して脳血流量が減少するし，頻脈が持続すれば心拍出量が減少して心不全症状が出現する．また，心房細動の患者は塞栓症を予防するために抗血栓薬を服用していることがあり，抜歯後出血に注意しなければならない．

〈参考文献〉
1. 循環器病の診断と治療に関するガイドライン（2009年度合同研究班報告）．不整脈薬物治療に関するガイドライン（2009年改訂）．一般社団法人 日本循環器学会ホームページ．
2. 循環器病の診断と治療に関するガイドライン（2010年度合同研究班報告）．不整脈の非薬物治療ガイドライン（2011年改訂版）．一般社団法人 日本循環器学会ホームページ．
3. 落合慈之（監修）．循環器疾患ビジュアルブック．東京：学研メディカル秀潤社，2010．
4. Goldman MJ（著），吉利和，宮下英夫（訳）．図解心電図学．心電図読み方のコツ．Principles of Clinical Electrocardiography. 12th ed. 京都：金芳堂，1999．
5. 髙階經和．心電図を学ぶ人のために．第4版．東京：医学書院，2007．
6. 高久史麿，尾形悦郎，黒川清，矢崎義雄（監修）．新臨床内科学．第9版．東京：医学書院，2009．
7. 杉本恒明，矢崎義雄（総編集）．内科学．第9版．東京：朝倉書店，2008．
8. 浦部晶夫，島田和幸，川合眞一（編集）．今日の治療薬2012 解説と便覧．第34版．東京：南江堂，2012．
9. 真鍋庸三．4. 基礎疾患に関連して起こる全身的偶発症（1）．特集：歯科治療時の全身的偶発症と全身管理法．歯科医療　2011；25：29-40．
10. 西田百代．イラストでわかる有病高齢者歯科治療のガイドライン．東京：クインテッセンス出版，2004．
11. 椙山加綱（編著）．ヒヤリ・ハット こんなときどうする？ 歯科治療時の救急テクニック1．第2巻．京都：永末書店，2005．
12. 丹羽均，澁谷徹，城茂治，椙山加綱，深山治久（編）．臨床歯科麻酔学．第4版．京都：永末書店，2011．
13. 金子譲（監修），福島和昭，原田純，嶋田昌彦，一戸達也，丹羽均（編）．歯科麻酔学．第7版．東京：医歯薬出版，2011．

第7章

心臓弁膜症患者の歯科治療

I 心臓弁膜症の基礎医学

I-1 ■ 定　義

　心臓には三尖弁，僧帽弁，肺動脈弁，大動脈弁の4つの弁膜がある(**図7-1**)．これらのうち障害を受けやすいのは左心系の僧帽弁と大動脈弁である．**図7-2**は正常な弁膜と狭窄および閉鎖不全の弁膜の動きを示す．弁の開きが不十分なため弁口が狭くなり，血液の流れが妨げられる状態を狭窄という．一方，弁の閉鎖が不十分になり，モレが生じて血液の流れが逆流する状態を閉鎖不全という．狭窄と閉鎖不全はさまざまな程度に合併して起こっていることが多い．

　僧帽弁の狭窄症と閉鎖不全症，大動脈弁の狭窄症と閉鎖不全症における弁の動きの異常，血流障害の状態を**図7-3**と**図7-4**に解説する．

図7-1　心臓の構造

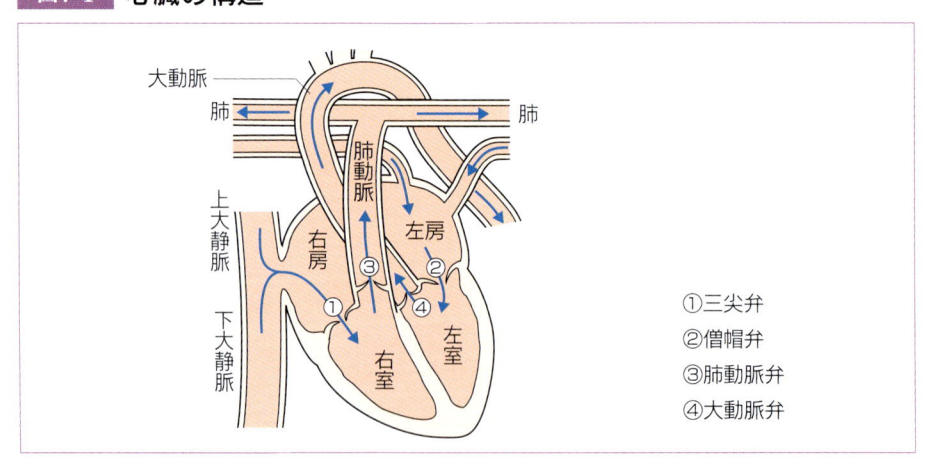

①三尖弁
②僧帽弁
③肺動脈弁
④大動脈弁

図7-2　正常弁と狭窄弁・閉鎖不全弁の動き

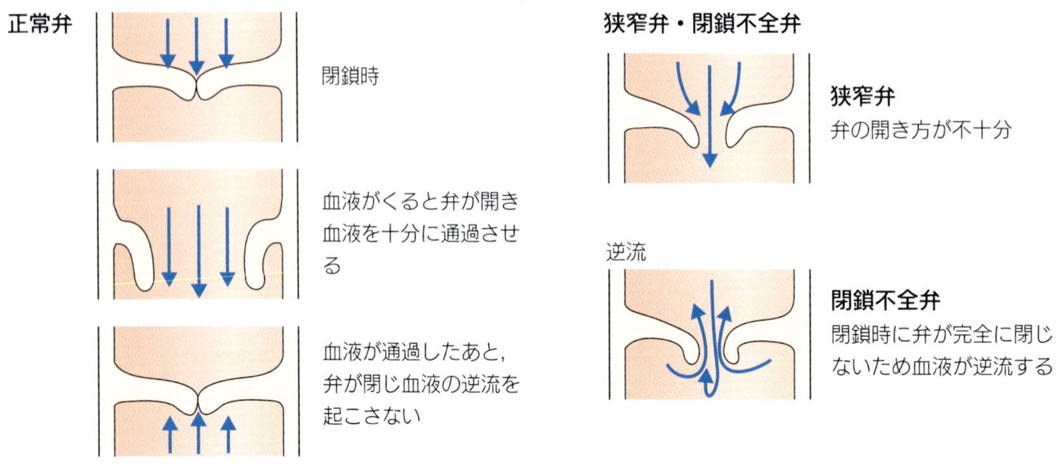

正常弁
- 閉鎖時
- 血液がくると弁が開き血液を十分に通過させる
- 血液が通過したあと，弁が閉じ血液の逆流を起こさない

狭窄弁・閉鎖不全弁
- **狭窄弁**　弁の開き方が不十分
- 逆流
- **閉鎖不全弁**　閉鎖時に弁が完全に閉じないため血液が逆流する

図7-3 僧帽弁狭窄症と閉鎖不全症

正常弁
左房
僧帽弁輪
左室

左室拡張期
弁が開き，血液が左房から左室に流れる

左室収縮期
弁が閉じ，血液の左室から左房への逆流は起こらない

左房の拡大
左房
左室
弁の開き方が不十分

左房
逆流
左室
左室の拡大や肥大
閉鎖時に弁が完全に閉じないために血液が逆流する

僧帽弁狭窄症
弁が瘢痕化し，弁の開きが不十分となったために弁口が狭くなり，左房から左室への血流が妨げられる

僧帽弁閉鎖不全症
弁が瘢痕化して完全に閉じなくなったために左室収縮期に血液が左房に逆流する

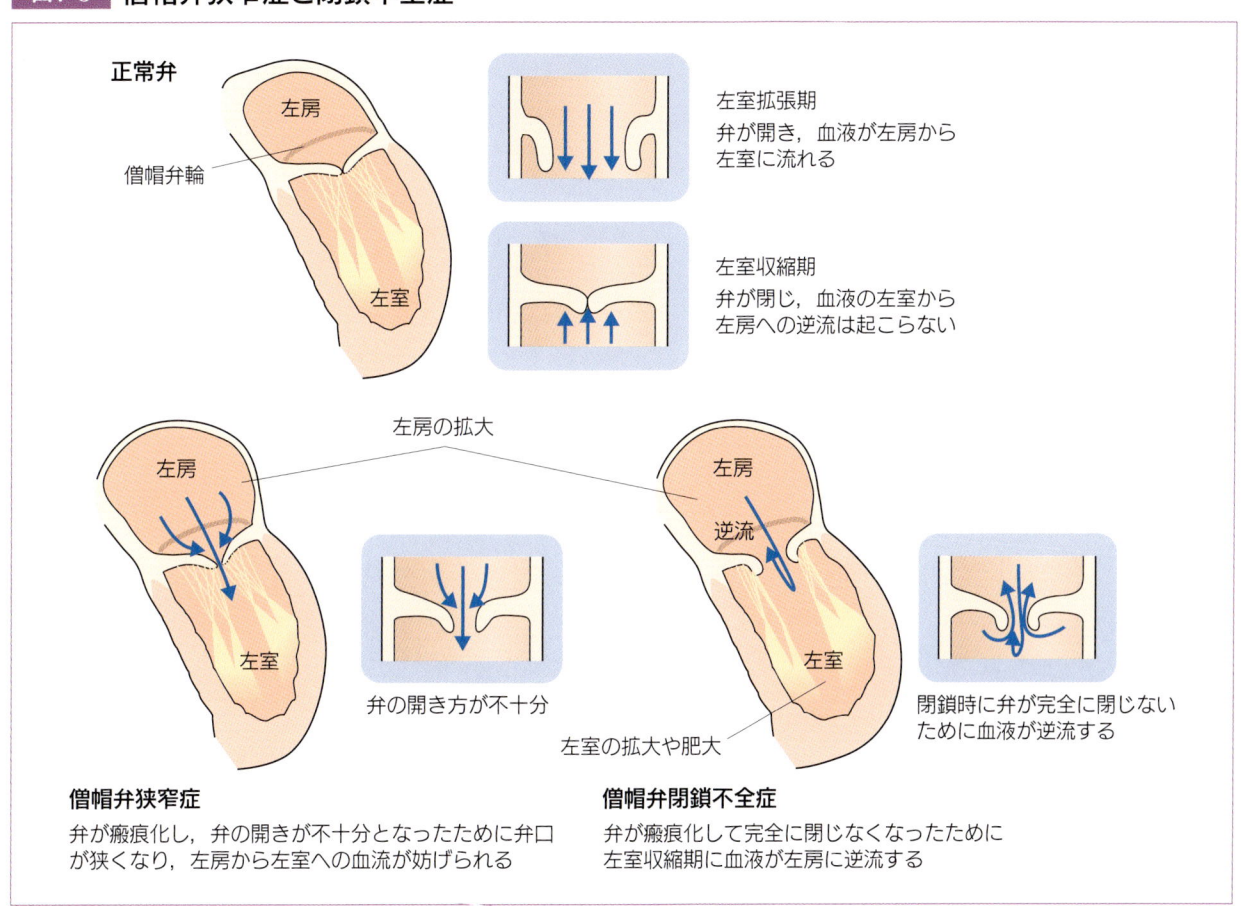

図7-4 大動脈弁狭窄症と閉鎖不全症

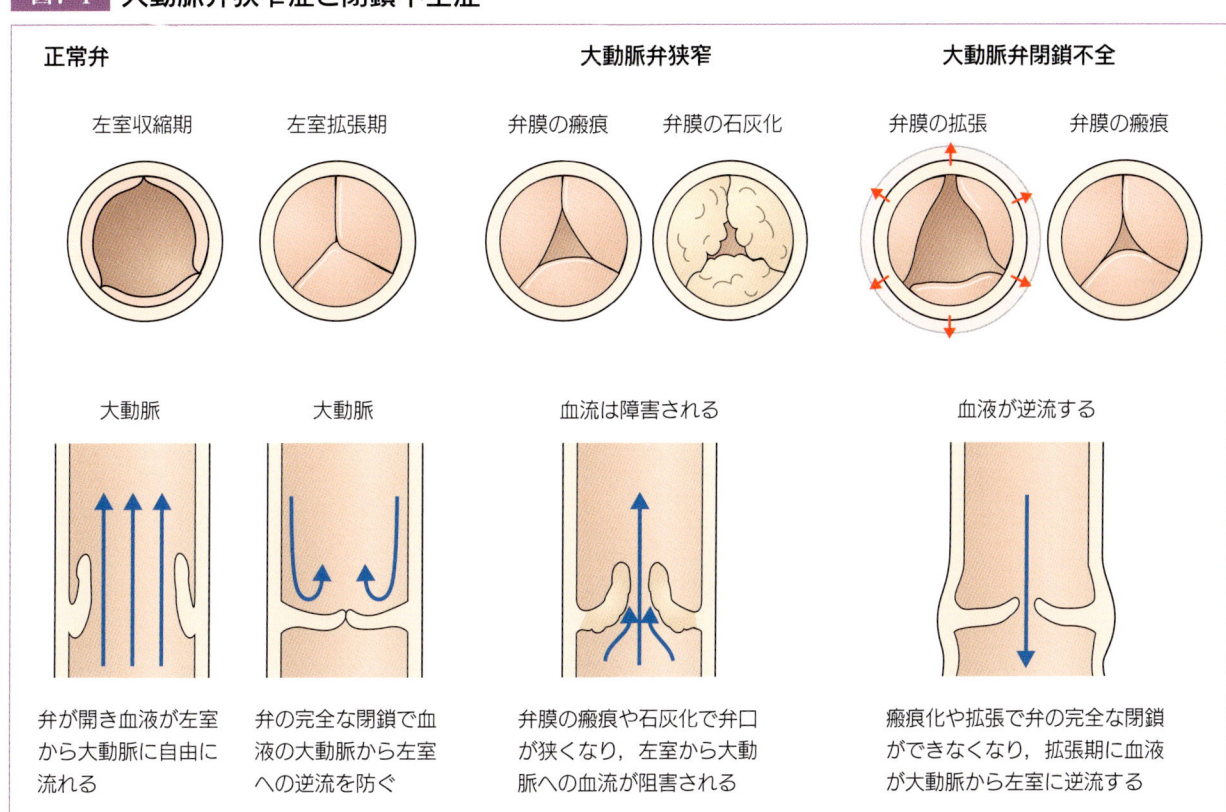

正常弁
左室収縮期　左室拡張期

大動脈弁狭窄
弁膜の瘢痕　弁膜の石灰化

大動脈弁閉鎖不全
弁膜の拡張　弁膜の瘢痕

大動脈　大動脈　血流は障害される　血液が逆流する

弁が開き血液が左室から大動脈に自由に流れる

弁の完全な閉鎖で血液の大動脈から左室への逆流を防ぐ

弁膜の瘢痕や石灰化で弁口が狭くなり，左室から大動脈への血流が阻害される

瘢痕化や拡張で弁の完全な閉鎖ができなくなり，拡張期に血液が大動脈から左室に逆流する

I-2 ■ 成　因

　　後天性の心臓弁膜症の成因として，かつてはリウマチ熱が多かったが，近年は激減している．代わって動脈硬化性や老化変性による弁の石灰化や，炎症に合併するものが増加している．

　　リウマチ熱はA群溶血性連鎖球菌の感染に引き続いて関節，皮膚，心臓などの結合組織を侵す疾患である．心臓では急性期に心筋や心外膜に病変がみられるが，これらは比較的よく治り，跡を残さない．しかし，弁膜では瘢痕による変形，癒着，腱索の短縮，乳頭筋の線維化なども加わり，狭窄や閉鎖不全を起こすようになる．これらの変化は僧帽弁と大動脈弁に多く，三尖弁や肺動脈弁にはあまり生じない．ただし形態的にリウマチ性心臓弁膜症と考えられても，リウマチ熱の既往が明らかでないことは多い．

　　このような弁障害があっても，心臓の代償機能によって十数年以上にわたって無症状のまま経過することが多い．しかし慢性の弁の変形，長期間の心臓負荷に加齢要因も加わり，中年以後心臓の余力が相対的に減少し始めた頃になって臨床症状が現れるようになる．

　　ただし一般に中年の女性に多い，いわゆる「リウマチ」と呼ばれている疾患は関節リウマチすなわち関節の疾患であり，リウマチ熱とは異なる．

I-3 ■ 病態生理と臨床症状

　　歯科医院を訪れる後天性の心臓弁膜症患者の多くは僧帽弁狭窄症，閉鎖不全症，大動脈弁狭窄症，閉鎖不全症なので，これらの弁膜症について述べる．

1) 僧帽弁狭窄症
(1) 病態生理

　　僧帽弁の肥厚，癒着により弁口部が漏斗状を呈し狭くなって，左房から左室への血液流入が障害されるので，左房は圧負荷を受けて拡大し，一方，心拍出量は減少する(**図7-5**)．原因のほとんどはリウマチ性である．

図7-5 僧帽弁狭窄症の病態生理

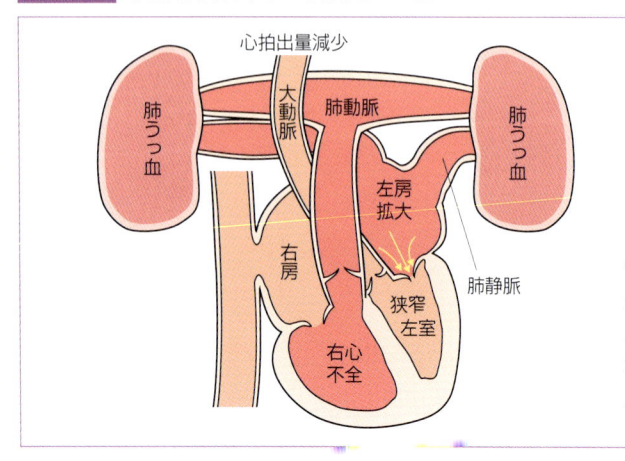

僧帽弁狭窄症
左房は狭い弁口を通して左室に送血しなければならないために，圧負荷から左房拡大となり，心房細動を起こしやすい．左房内圧の高い状態が続くと肺静脈圧も高くなり，肺うっ血から右心不全となる

(2) 臨床症状

30〜40歳代頃に労作性呼吸困難，易疲労感などの症状が出現し，進行すると肺うっ血から肺水腫，右心不全に陥る．左房負荷から心房細動が生じると，左房や左心耳内の血流がうっ滞して血栓が形成される**(図7-6)**．左房内血栓が剥離すると脳塞栓を起こす危険性がある．塞栓症をきたした僧帽弁狭窄症の約80％は心房細動が原因といわれ，血栓予防のために抗血栓薬を服用していることがある**(図7-7)**．感染性心内膜炎は比較的少なく，ハイリスクとすべきかどうかは議論が分かれている．

図7-6　僧帽弁の血栓形成

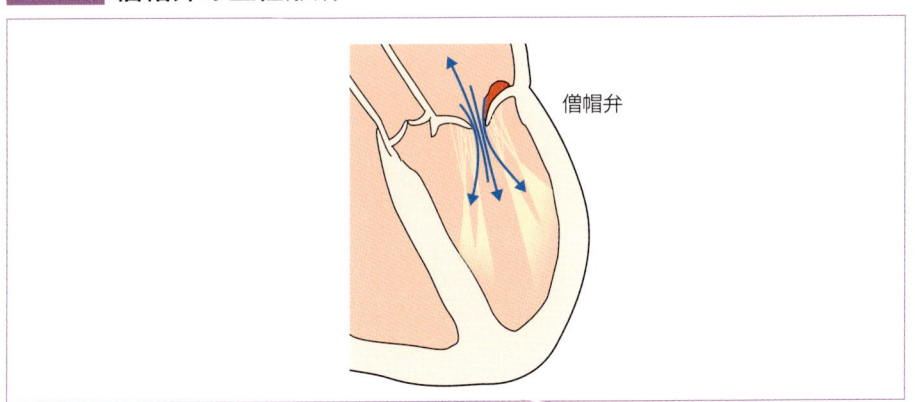

図7-7　僧帽弁狭窄症と心房細動と脳塞栓症の関係

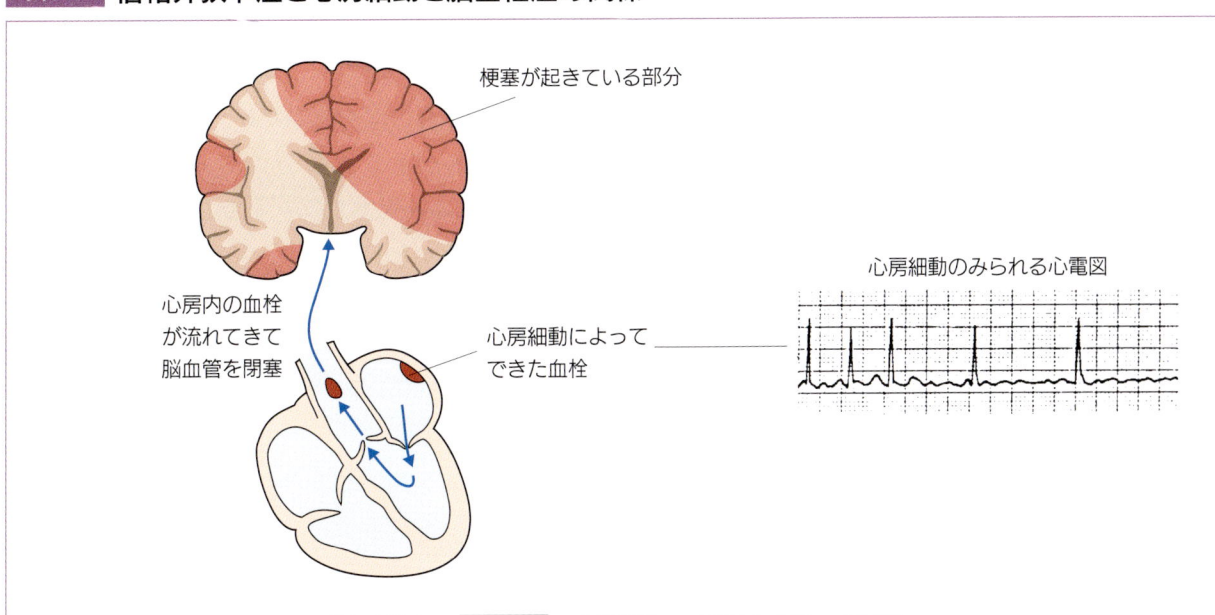

僧帽弁狭窄 → 左房負荷 → 心房細動 → 左房内に血栓 → 脳塞栓

僧帽弁狭窄症の場合，左房は狭い僧帽弁を通して左室に送血しなければならないため，左房は圧負荷を受け，左房拡大から心房細動が生じる．心房細動では心房は細かく無秩序に収縮するため，心房細動でもとくに頻脈型の場合は，左房内に血栓が形成されやすく，脳塞栓の原因となることが多い

2）僧帽弁閉鎖不全症

（1）病態生理

僧帽弁の閉鎖が不完全なために，収縮期に左室から左房へ血液が逆流する状態をいう．収縮期に左室から左房へ血液が逆流するので，左房は容量負荷を受けて拡大し，肺うっ血から肺水腫が起こる．一方，左室は拡張期に左房から大量の血液を受けて拡大して肥大する（図7-8）．原因のほとんどはリウマチ性であるが，他の原因として僧帽弁逸脱症候群，左室肥大，乳頭筋断裂がある．

（2）臨床症状

30〜40歳代頃に労作性呼吸困難，易疲労感などの症状が出現する．心房細動は僧帽弁狭窄症よりも起こりにくいが，感染性心内膜炎は起こりやすい．逆流をともなう僧帽弁逸脱症候群患者は感染性心内膜炎のハイリスク患者である．

図7-8 僧帽弁閉鎖不全症の病態生理

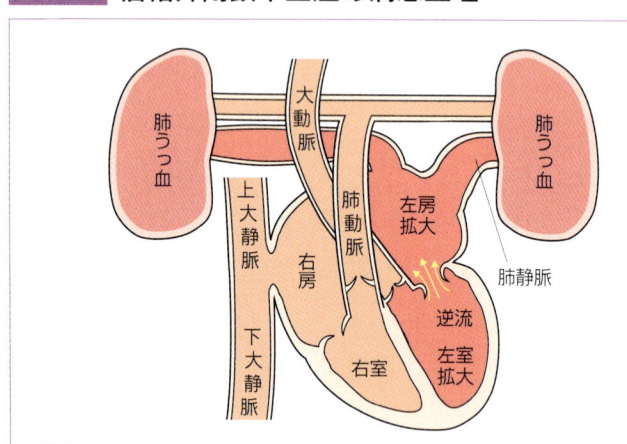

僧帽弁閉鎖不全症
弁が閉じないために，左室の収縮期に左室から左房に血液が逆流して，左房は容量負荷を受けるようになる．一方，左室も左房に逆流した量だけよけいに血液を受容することになり，左房も左室もともに容量負荷を受け，しだいに拡張と肥大を生じてくる．左房の容量負荷が続くと心房細動を起こしやすい

3）大動脈弁狭窄症

（1）病態生理

大動脈弁の肥厚，癒着，石灰化により弁口部が狭くなって，収縮期に左室から大動脈への血液流出が障害され左室圧が上昇する．左室圧の上昇により左室は肥大し，コンプライアンスが低下して拡張能が低下する（図7-9）．原因としてはリウマチ性，動脈硬化性，先天性などがある．

図7-9 大動脈弁狭窄症の病態生理

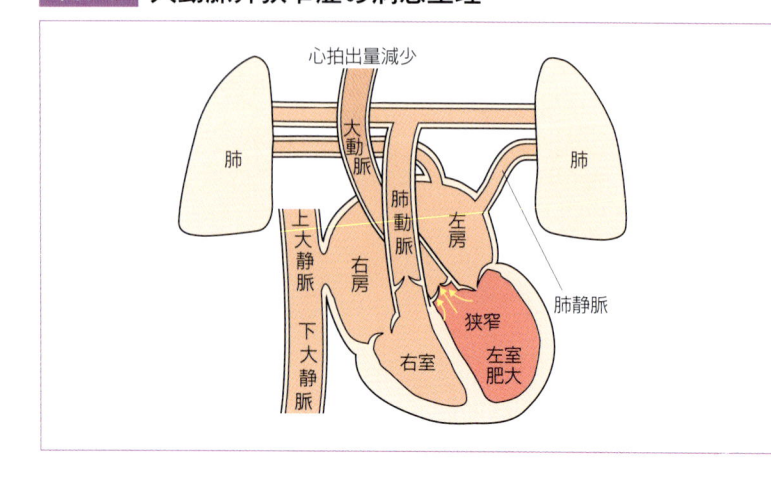

大動脈弁狭窄症
左室は狭窄した大動脈弁の弁口を通して大動脈に送血しなければならないため，圧負荷から左室肥大となる

(2) 臨床症状

長期間の左室代償期ののち，呼吸困難，労作性失神，狭心症の三主徴が出現する．進行すると，左室不全に陥る．症状がなくても突然死することがある．大動脈弁狭窄症は大動脈弁閉鎖不全症よりも感染性心内膜炎になりにくいといわれている．

4）大動脈弁閉鎖不全症

(1) 病態生理

大動脈弁の閉鎖が不完全なために拡張期に大動脈から左室へ血液が逆流するので，左室は容量負荷を受けて拡大して肥大する．収縮期血圧は上昇し，拡張期血圧は低下する**(図7-10)**．原因はリウマチ性，梅毒性のほか，大動脈炎症候群，Marfan（マルファン）症候群などがある．

図7-10 大動脈弁閉鎖不全症の病態生理

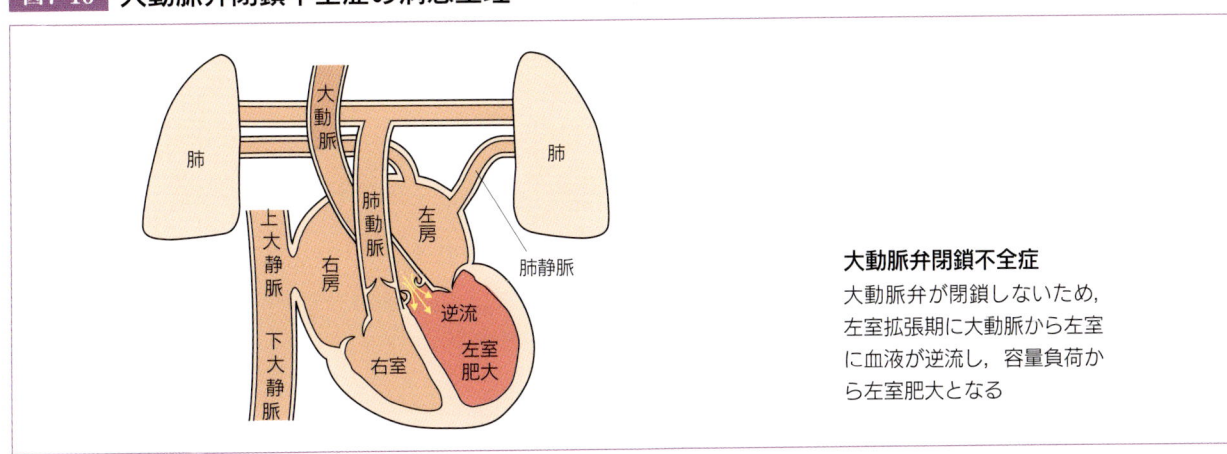

大動脈弁閉鎖不全症
大動脈弁が閉鎖しないため，左室拡張期に大動脈から左室に血液が逆流し，容量負荷から左室肥大となる

(2) 臨床症状

長期間無症状で経過したのち易疲労感，労作時呼吸困難が出現する．進行して動悸，狭心症，左心不全が現れると，全身状態は急激に悪化する．大動脈弁閉鎖不全症は感染性心内膜炎が起こりやすく，ハイリスク群に含まれる．

I-4 検 査

1）胸部エックス線検査

僧帽弁狭窄症では左第3弓（左心耳）の膨隆，気管支分岐角度の開大，二重陰影（double shadow）などの左房拡大の所見がみられ，僧帽弁閉鎖不全症では，これら左房拡大所見のほかに左室拡大の所見（左第4弓突出）がみられる**(図7-11)**．

大動脈弁狭窄症では，左室肥大により左第4弓（左室）が円形に突出し，狭窄後拡張（post-stenotic dilatation）により上行大動脈が太くなって右第1弓（大動脈弓）が拡大する．大動脈弁閉鎖不全症では，左室の肥大・拡大により左第4弓（左室）が左下方へ突出して心胸郭比が0.5以上に増大する**(図5-6参照)**．

図7-11 正常胸部エックス線像

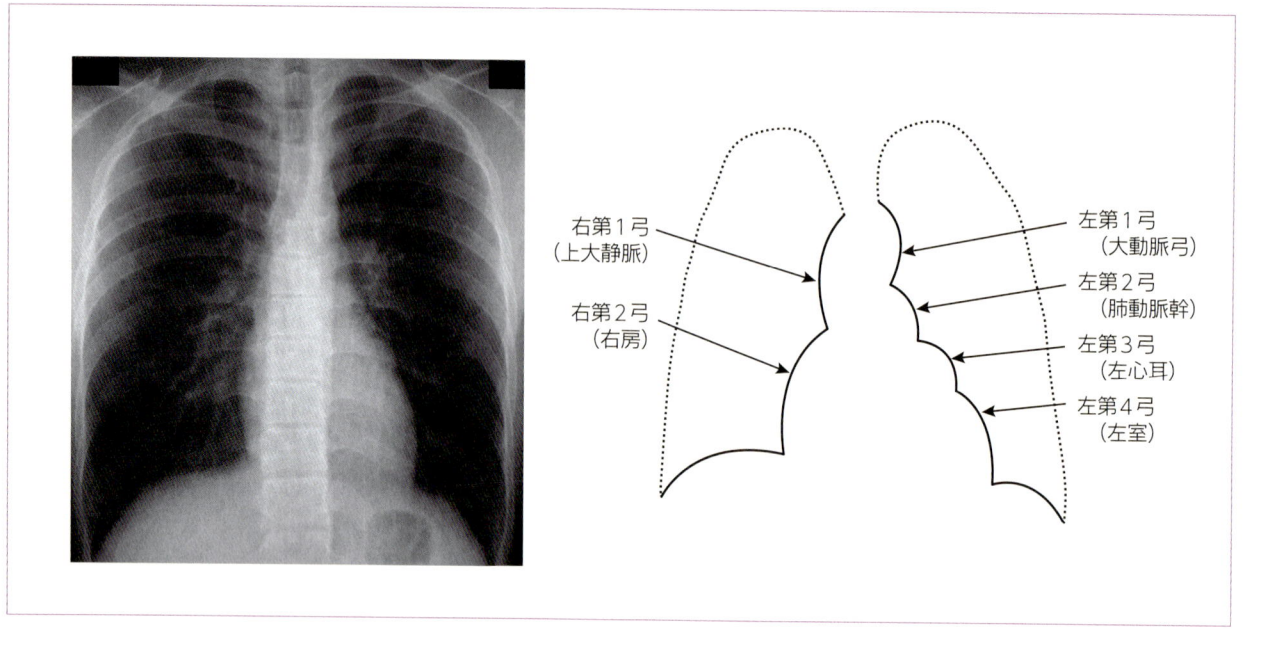

右第1弓（上大静脈）
右第2弓（右房）
左第1弓（大動脈弓）
左第2弓（肺動脈幹）
左第3弓（左心耳）
左第4弓（左室）

2）心電図検査

僧帽弁狭窄症では左房の圧負荷所見がみられる．第Ⅱ誘導で幅の広い二峰性のP波（僧帽P波という），V_1で二相性のP波（左房P波という）がみられる（P.91，図5-7参照）．心房細動があればP波はなくF波（細動波）がみられる（P.114，図6-13参照）．僧帽弁閉鎖不全症では左室肥大を反映してV_5のR波が増高する．

大動脈弁狭窄症では，胸部誘導の高電位とST-T変化をともなう左室ストレインパターンが認められる．大動脈弁閉鎖不全症では，ST低下や陰性T波をともなう左室肥大の所見がみられる．

3）心エコー図検査

僧帽弁狭窄症では前尖の拡張期後退速度（DDR）の低下，前尖と後尖が拡張期に平行運動する特徴的な所見がみられる．左房拡大により左房径（left atrial dimension：LAD）が増大する．僧帽弁閉鎖不全症では左房拡大と左室肥大を反映して左房径と左室後壁厚（posterior wall thickness：PWth）の増大が認められる．

大動脈弁狭窄症，大動脈弁閉鎖不全症では左室肥大のために左室後壁厚が増大する．また断層心エコー図や連続波ドプラ法を用いて弁口面積を計測できるし，カラードプラ心エコーにより逆流程度が評価できる．

4）心臓カテーテル検査

左房左室圧較差や左室大動脈圧較差から，弁口面積や弁口血流量が計算できる．左室造影により僧帽弁逆流の重症度評価も可能である．

I-5 ■ 治　療

1）薬物療法

　心不全症状があれば心不全の治療薬が処方される（**P.92，表5-3参照**）．心房細動などの不整脈があれば抗不整脈薬が投与される（**P.122，表6-5参照**）．弁逆流があれば，感染性心内膜炎の予防のために抗菌薬が投与されることもある．また抗凝固療法や抗血小板療法を受けていることがある（**第4章，P.73参照**）．

2）外科的治療法

　僧帽弁狭窄症においては，弁口面積が1.5cm^{2}未満でNYHA II度以上の心不全があれば，経皮経静脈的僧帽弁交連裂開術（切開術ともいう）の適応となる．重症例では直視下交連切開術や弁置換術などが実施される．僧帽弁閉鎖不全症では弁形成術が第一に選択されるが，高度な障害があれば人工弁置換術が行われる．大動脈弁狭窄症，大動脈弁閉鎖不全症においても重症例では弁置換術が選択される．

II　心臓弁膜症と歯科治療

　一般の歯科診療所では，心臓弁膜症の患者に遭遇する機会は少ないかもしれない．しかし在宅寝たきりの脳梗塞患者のなかには，原因疾患として心臓弁膜症を有する患者がいるだろう．僧帽弁狭窄症では左房負荷により心房細動が起こり，左房内に血栓が形成されて，その壁在性血栓が剥がれて大動脈から脳動脈に至り，脳塞栓を引き起こし，寝たきりになる可能性があるからである．

　心臓弁膜症があっても，若い頃は自覚症状もなく心機能が比較的良好に保たれているので，歯科治療に支障をきたすことは少ない．しかし，高齢患者では加齢にともない易疲労感，労作性呼吸困難などの臨床症状を認めるようになり，上室性や心室性の期外収縮，心房細動，重症例では心不全が出現して歯科治療上のリスクは高くなる．

　また，心臓弁膜症の患者は感染性心内膜炎についても注意しなければならない．感染性心内膜炎の感染源として歯科処置の占める割合は大きいといわれており，とくに人工弁置換術後の患者では重篤な心内膜炎を引き起こしやすく，致命率がきわめて高い．観血的な歯科治療に際しては感染性心内膜炎の予防に努めることが重要である．

　心臓弁膜症患者における歯科治療上の問題点は，心不全の増悪，不整脈の増悪，感染性心内膜炎の発症であり，肺水腫，不整脈の多発，抜歯後の感染性心内膜炎をいかに防ぐか，もしも起こったらどうすればよいのかを知っておかなければならない．

II-1 ■ 心臓弁膜症患者の問診の取り方

1) 心臓弁膜症患者を発見する

初診時に患者が記入する問診票を見れば，心臓弁膜症の既往や心臓病薬の服用の有無がわかるし，薬剤手帳を見れば常用薬の種類を知ることができる．

しかし，心臓の弁に異常があることは知っていても，僧帽弁なのか大動脈弁なのか，狭窄症なのか閉鎖不全症なのかについては十分認識していない患者もいる．僧帽弁狭窄症兼大動脈弁閉鎖不全症のような連合弁膜症の場合には，病名を明確に記載できないかもしれない．

(1) リウマチ熱の既往

小児期にリウマチ熱に罹患した既往があれば，医者からリウマチ性の心臓弁膜症といわれたことがあるかどうか聞く．ただ，最近はリウマチ熱が原因で発症する心臓弁膜症は減っている．

(2) 心雑音，心肥大，心房細動の診断

心雑音，心肥大，心房細動などを指摘されたことのある患者には，心臓弁膜症と診断されたかどうか聞く．

(3) 脳梗塞の既往

脳梗塞の患者には心房細動の有無を確認する．もし心房細動があれば，内科主治医から心房細動の原因が心臓弁膜症であると言われているかどうか聞く．

(4) 心不全の徴候

心不全症状の患者には，心不全の原因疾患が心臓弁膜症であると言われているかどうか聞く．

2) 心臓弁膜症の重症度を評価する

内科主治医からの紹介状に，心エコー所見や心電図検査結果などが同封されていることがある．これら心臓弁膜症に関する内科的情報と，日常生活活動の状況から心予備力を評価する．

(1) 心エコー所見による評価

心エコー所見が添付されていれば，弁口面積や逆流率もわかるし，心腔拡大や心室肥大の有無も確認できる．

僧帽弁狭窄症や大動脈弁狭窄症で，弁口面積が1.5cm^{2}未満なら中等度，1.0cm^{2}未満なら重症の狭窄，僧帽弁閉鎖不全症や大動脈弁閉鎖不全症で逆流率が30%以上なら中等度，50%以上なら重症の逆流があると判断する**(表7-1)**．

表7-1 心エコー所見による狭窄・逆流の評価

	僧帽弁狭窄症	僧帽弁閉鎖不全症	大動脈弁狭窄症	大動脈弁閉鎖不全症
	弁口面積（4〜6cm^2）	逆流率	弁口面積（3〜4cm^2）	逆流率
軽度	>1.5cm^2	<30%	>1.5cm^2	<30%
中等度	1.0〜1.5	30〜49%	1.0〜1.5	30〜49%
重症	<1.0cm^2	≧50%	≦1.0cm^2	≧50%

左房径(LAD)が42mm以上なら左房負荷による左房拡大と判断するし，左房内に血栓があれば脳塞栓が起こる可能性がある．心室中隔厚(IVSth)や左室後壁厚(PWth)が13mm以上なら左室肥大があると診断する**(表7-2)**．

表7-2 心エコー所見による拡大・肥大の評価

	測定項目	略語表記	評価基準
心腔拡大	左室拡張末期径	LVDd (left ventricular end-diastolic dimension)	55mm以上(男性)，51mm以上(女性)：左室腔拡大
	左室収縮末期径	LVDs (left ventricular end-systolic dimension)	38mm以上(男性)，34mm以上(女性)：左室腔拡大
	右室拡張末期径	RVDd (right ventricular end-diastolic dimension)	33mm以上(男性)，32mm以上(女性)：右室腔拡大
	左房径	LAD (left atrial dimension)	42mm以上(男性)，41mm以上(女性)：左房拡大
心室肥大	心室中隔厚	IVSth (thickness of intraventicular septum)	13mm以上：左室肥大(中隔肥大)
	左室後壁厚	PWth (thickness of posterior wall)	13mm以上：左室肥大
	心室中隔厚／左室後壁厚	IVSth／PWth	1.3以上：非対称性中隔肥大(肥大型心筋症)

左室駆出率(EF)が40〜50％であれば軽度，30〜40％であれば中等度，30％未満であれば高度の収縮不全があると評価する**(表7-3)**．

表7-3 心エコー所見による心筋収縮能の評価

重症度	左室駆出率(EF)
正常	50％以上
軽度	40〜50％
中等度	30〜40％
高度	30％未満

(2) NYHAの心機能分類による評価

NYHA(New York Heart Association：ニューヨーク心臓協会)の心機能分類**(表7-4)**とMETs表**(表7-5)**を用いて，4METs程度の日常生活活動時の症状の有無を聞いて心予備力を評価する．坂道歩行，階段昇降などの日常生活活動で疲労感，動悸，呼吸困難，狭心痛などの症状がなければNYHA I度(無症候性)，症状があればNYHA II度(軽度)と評価する**(第5章，P.97参照)**．

表7-4 NYHA（New York Heart Association）の心機能分類

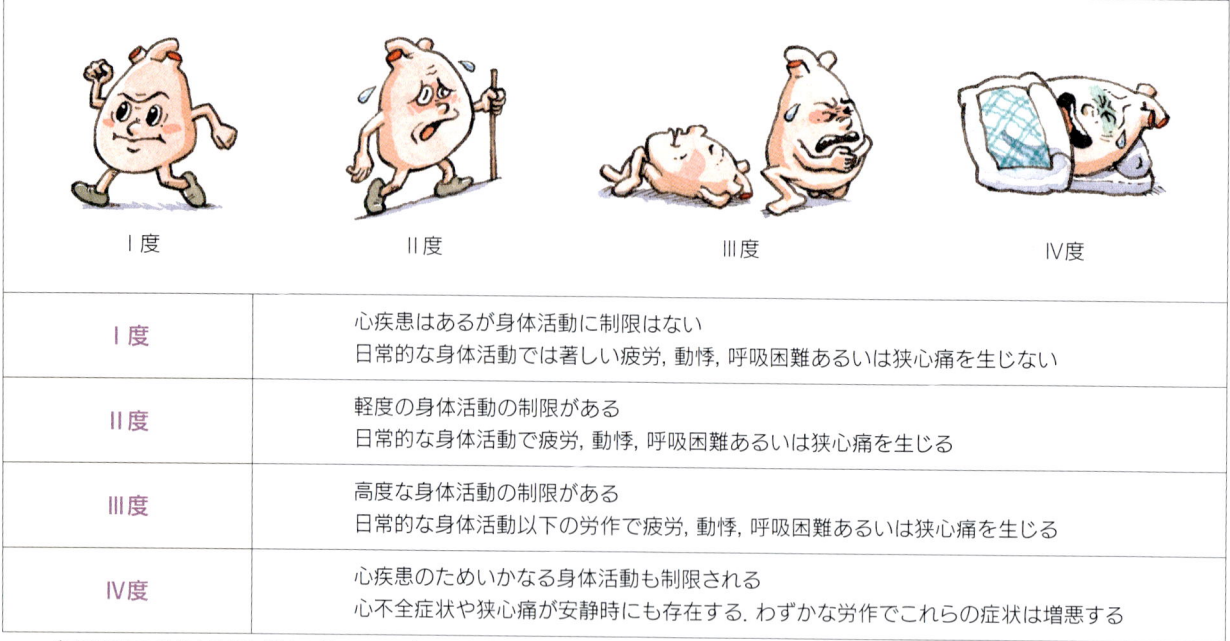

I度	心疾患はあるが身体活動に制限はない 日常的な身体活動では著しい疲労，動悸，呼吸困難あるいは狭心痛を生じない
II度	軽度の身体活動の制限がある 日常的な身体活動で疲労，動悸，呼吸困難あるいは狭心痛を生じる
III度	高度な身体活動の制限がある 日常的な身体活動以下の労作で疲労，動悸，呼吸困難あるいは狭心痛を生じる
IV度	心疾患のためいかなる身体活動も制限される 心不全症状や狭心痛が安静時にも存在する．わずかな労作でこれらの症状は増悪する

（循環器病の診断と治療に関するガイドライン（2010年度合同研究班報告），急性心不全治療ガイドライン（2011年改訂版），日本循環器学会HPより）

表7-5 METs（metabolic equivalents）と身体活動

METs	身体活動内容
1.0	静かに座って音楽鑑賞
3.0	通常歩行（平地を4km/時で歩く） 軽度な階段昇降 洗　車 ゴルフの打ちっ放し
3.3	歩行（平地を4.9km/時で歩く）
3.5	掃除機での掃除 モップがけ
3.8	やや速歩（平地を5.6km/時で歩く） 浴室での風呂洗い
4.0	速歩（平地を5.7～6.0km/時で歩く） 階段を楽に2階まで上る 自転車・サイクリング（16km/時未満） 子どもと遊ぶ（歩く／走る：ややきついと感じる程度） 通　勤 車いすを押す 庭掃除 屋根の雪下ろし
4.5	庭の草むしり
5.0	子どもと活発に遊ぶ（歩く／走る：きついと感じる程度） かなり速歩（平地を6.4km/時で歩く）
5.5	電動芝刈り機を使って歩きながら芝を刈る
6.0	軽いジョギング，家具や家財道具の運搬
8.0	ランニング（8km/時），水泳（軽度のクロール）

　健常人では，活発な身体活動は3METs以上，ややきついと感じる身体活動は4METs以上である．4METs以上の身体活動ができれば小手術に耐えられる．

（厚生労働省．運動所要量・運動指針の策定検討会．健康作りのための運動指針2006．生活習慣病予防のために．＜エクササイズガイド2006＞．を一部改変．丹羽均ほか（編集），臨床歯科麻酔学．第4版．京都：永末書店，2011．より）

(3) 自覚症状，理学所見による評価

　起坐呼吸，夜間発作性呼吸困難，末梢浮腫，腹水などの心不全症状があれば重症と評価する．とくに大動脈弁狭窄症の患者で呼吸困難，労作時失神，狭心痛の三主徴があればハイリスクである（P.88　図5-2，P.89　図5-4参照）．

　心電図所見において頻脈性の心房細動，多発性や多源性の心室性期外収縮が認められれば重症の不整脈と考える（第6章，P.114参照）．

　大動脈閉鎖不全症の患者で収縮期血圧が160mmHg以上なら中等症，180mmHg以上なら重症の高血圧があると判断する（P.25，図2-5参照）．

(4) 感染性心内膜炎の危険性

　人工弁置換術後の患者，感染性心内膜炎の既往患者，先天性心疾患，大動脈弁閉鎖不全症，僧帽弁閉鎖不全症，逆流をともなう僧帽弁逸脱症候群の患者は，観血的歯科治療により感染性心内膜炎の起こる可能性が高いので，抗菌薬の予防投与が必要である．

3) 主治医から情報を得る

　内科主治医とコンタクトをとり，心臓弁膜症の重症度，心不全症状の有無，コントロール状態，不整脈の有無，感染性心内膜炎のリスク，抗血栓薬の処方などについての情報を得るとともに，歯科治療により心不全や不整脈が悪化する危険性のある患者かどうかを聞く（第5章，P.98参照）．感染性心内膜炎のリスクが高い患者では抗菌薬の投与量，抗血栓療法中の患者では歯科処置後の出血傾向についても意見交換しておく必要がある（第4章，P.77参照）．

4) どのような薬を服用しているか

　心不全症状がある患者では，アンジオテンシン変換酵素（angiotensin converting enzyme：ACE）阻害薬，アンジオテンシンⅡ受容体拮抗薬（angiotensin Ⅱ receptor blocker：ARB），β遮断薬，利尿薬，血管拡張薬，ジギタリスなどが重症度に応じて処方される（P.92，表5-3参照）．

　また抗不整脈薬（P.122，表6-5参照）や抗血栓薬（抗凝固薬，抗血小板薬）（P.75，表4-3参照）も処方されることがある．

Ⅱ-2　心臓弁膜症患者の歯科治療に際しての注意点

1) 重症度に基づいた歯科治療

(1) 心エコー所見，NYHA分類による評価（表7-6）

① 僧帽弁狭窄症や大動脈弁狭窄症では弁口面積が$1.5cm^2$以上，僧帽弁閉鎖不全症や大動脈弁閉鎖不全症では逆流率が30％未満，左室駆出率が50％以上，坂道歩行，階段昇降などの日常生活活動（4METs）で疲労感，動悸，呼吸困難，狭心痛などの症状がなければ（NYHA Ⅰ度），通常の歯科治療が可能である．

② しかし狭窄症で弁口面積が$1.0～1.5cm^2$，閉鎖不全症で逆流率が30～49％，左室駆出率が40～50％，坂道歩行，階段昇降などの日常生活活動で症状が出現する場合（NYHA Ⅱ度）は要注意である．歯科治療時間は30分以

内に制限するか，あるいは30分ごとに休憩をとるほうがよいだろう．
③弁口面積が1.0cm²未満，逆流率が50％以上，左室駆出率が40％未満，日常的な身体活動以下の労作で症状が出現する場合（NYHA Ⅲ度）はリスクが高い．歯科治療は応急処置にとどめて，大学病院か大きな病院に紹介するほうがよい．

表7-6 重症度に基づいた歯科治療

弁口面積	逆流率	左室駆出率	NYHAの分類	歯科治療内容
>1.5cm²	<30%	≧50%	NYHA Ⅰ度	通常の歯科治療が可能である
1.0～1.5cm²	30～49%	40～50%	NYHA Ⅱ度	短時間（30分以内）の歯科治療なら可能である
<1.0cm²	≧50%	<40%	NYHA Ⅲ度	歯科治療は応急処置に限り，大学病院へ紹介する

(2) 自覚症状，理学所見による評価

①起坐呼吸，夜間発作性呼吸困難，末梢浮腫，腹水などの心不全症状のある患者，大動脈弁狭窄症で呼吸困難，労作時失神，狭心痛の三主徴のある患者は歯科治療のリスクがきわめて高いので，大学病院か大きな病院に紹介する**（第5章，P.98参照）**．

②心拍数が毎分100回以上の心房細動，多発性や多源性の心室性期外収縮のある患者は内科主治医に相談するか，あるいは大学病院か大きな病院に紹介するほうがよい**（P.126，表6-7参照）**．

③大動脈弁閉鎖不全症の患者で高血圧が合併していれば，高血圧の項で述べた基準に基づいて歯科治療の可否を判断する**（P.36，表2-9参照）**．

2）感染性心内膜炎に対する注意

(1) 定　義

感染性心内膜炎（infective endocarditis：IE）とは，心臓の弁膜や心室中隔欠損部などの心内膜に細菌などが付着・増殖して塊（疣贅：ゆうぜい，vegetation, verruca）となり，弁破壊や塞栓症による全身性の合併症をきたす重篤な疾患である．死に至ることもある．

内膜面より隆起した疣贅は壊れやすく，その破片が血行を介して他の臓器で塞栓を起こしたり，また心内膜や弁膜に感染が起こると心内膜や弁膜の破壊が進行し，もともとあった心疾患がさらに悪化して心不全を起こす．人工弁が脱落することもある．

(2) 発症機序

歯科治療に限らず，ブラッシングや咀嚼など日常生活においても，口腔内の微生物が血液中に入り込むことがある．健常な患者ではこのような菌血症が起こっても生体防御機構によって血液中の微生物は速やかに排除され，心臓に感染を起こすことはない．しかし心臓弁膜症や先天性心疾患のある患者，人工弁置換術後の患者では，血中に入った微生物が損傷のある弁膜や解剖学的に欠陥のある心内膜に着床して疣贅を形成しやすい**（図7-12）**．

図7-12 観血的歯科処置によって起こる感染性心内膜炎

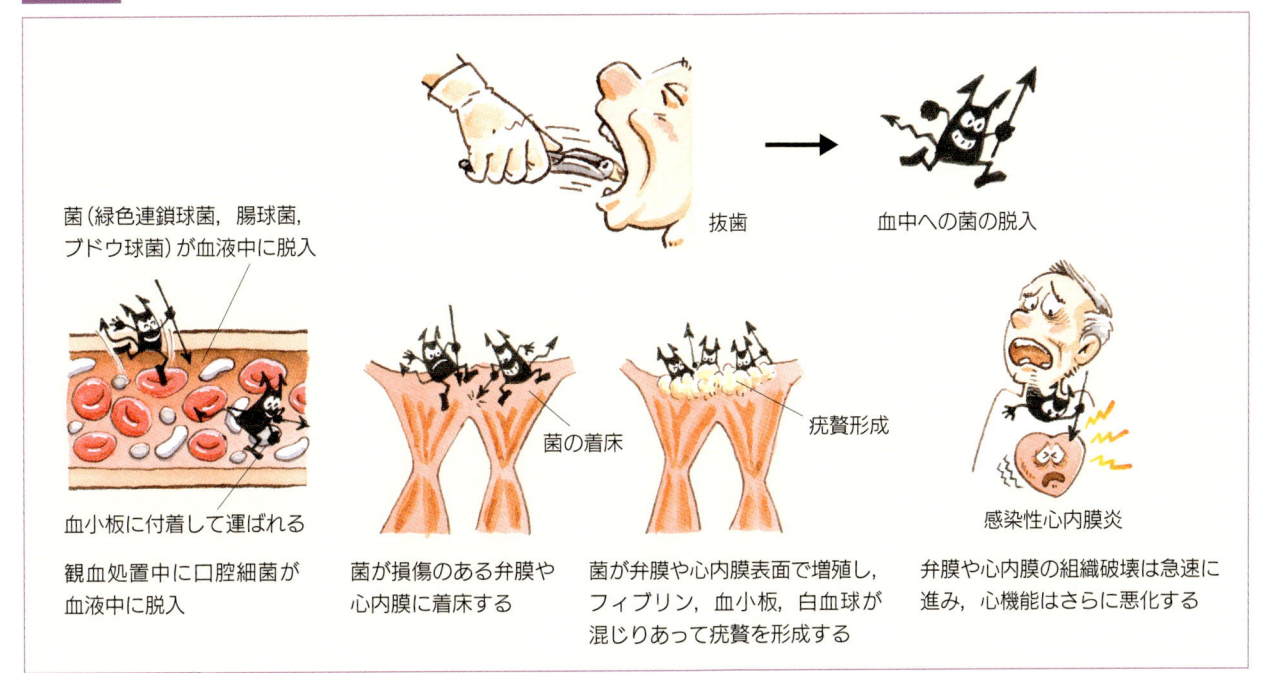

菌（緑色連鎖球菌，腸球菌，ブドウ球菌）が血液中に脱入
抜歯
血中への菌の脱入
血小板に付着して運ばれる
菌の着床
疣贅形成
感染性心内膜炎
観血処置中に口腔細菌が血液中に脱入
菌が損傷のある弁膜や心内膜に着床する
菌が弁膜や心内膜表面で増殖し，フィブリン，血小板，白血球が混じりあって疣贅を形成する
弁膜や心内膜の組織破壊は急速に進み，心機能はさらに悪化する

(3) 分類

感染性心内膜炎は臨床経過から，突然の高熱で発症し，数日ないしは数週間の経過で弁破壊が短期間に進む予後不良の急性心内膜炎と，数か月かけて徐々に進行する亜急性心内膜炎に分けられる．急性の場合の起炎菌は黄色ブドウ球菌（*Staphylococcus aureus*）が多く，亜急性では緑色レンサ球菌（*Streptococcus viridans*）が多い．したがって，亜急性心内膜炎の予防を目的とした抗菌薬の投与は主として緑色レンサ球菌に対して行われる．

感染性心内膜炎が惹起されるためには，菌血症がある一定時間持続する必要がある．抗菌薬の予防投与は菌血症の発生を予防するのではなく，菌血症が持続しないように微生物を根絶するために行われる．

(4) 病態生理

感染性心内膜炎が起こりやすい心疾患に共通してみられる血行動態は，圧の高い部分から狭い弁口や欠損孔を通って圧の低い部分に血液が噴出することである．たとえば僧帽弁閉鎖不全では高圧の左室から低圧の左房への血液の逆流，心室中隔欠損では高圧の左室から低圧の右室への血液の短絡が起こる（図7-13）．

図7-13 感染性心内膜炎の血行動態

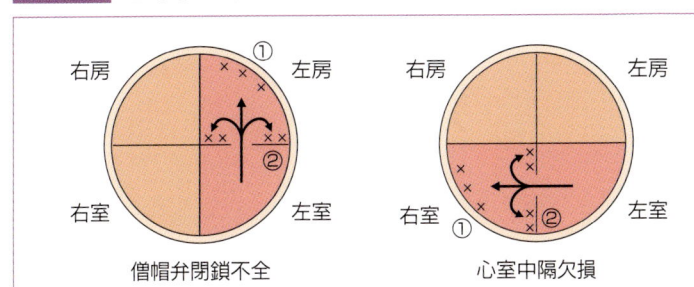

右房　左房
右室　左室
僧帽弁閉鎖不全

右房　左房
右室　左室
心室中隔欠損

①逆流または短絡する血液のジェット流が衝突する心内膜は損傷を受けやすく，このような心内膜表面に血栓形成が起こる

②血液が噴出する弁口，または欠損孔の周囲の低圧部側に血液の乱流が生じ，血栓形成が起こる

逆流あるいは短絡した血液のジェット流が衝突する心内膜は損傷を受けやすく，血液の噴出する弁口や欠損孔の低圧部の心内膜には血液の乱流が生じやすい．このような部分は血小板やフィブリンが凝集しやすく微生物増殖の格好の場となる．したがって疣贅は，僧帽弁閉鎖不全症では逆流血流が衝突や乱流を生じやすい僧帽弁の左房側，心室中隔欠損症ではシャントした異常ジェット血流が衝突や乱流を生じやすい右室の心内膜面に生じやすい．

(5) 臨床症状

感染性心内膜炎の臨床症状(表7-7)は，以下のように分けて考えるとわかりやすい．

①感染による全身症状：発熱，倦怠感，食欲不振，体重減少
②基礎疾患，弁障害の進行による症状：心雑音，心不全
③疣贅の塞栓による症状：脳梗塞，肺塞栓
④亜急性心内膜炎の免疫学的異常：関節炎，腎炎，心筋炎，心膜炎

人工弁置換術後，心臓弁膜症，先天性心疾患などの心疾患があり感染性心内膜炎のリスクが高い患者において，歯科処置後に原因不明の発熱や倦怠感がみられたら，感染性心内膜炎を疑って内科医に紹介すべきである．

約80％以上の例に心雑音（拡張期逆流性）を認めるといわれているが，日頃から聴診器を使い慣れていないと心雑音の有無を判定することは難しい．一般の歯科医院で日頃から聴診器を使用している歯科医師はほとんどいないのではないか．歯科治療後に心雑音が出現したと判断するためには治療前に心雑音のないことを確かめておかなければならないが，歯科医師がすべての患者に対して歯科治療の前に心雑音の有無を確認することは現実的ではない．つまり歯科医師にとって，心雑音は感染性心内膜炎発症時の診断基準とはならない．

チアノーゼ性の先天性心疾患を有する小児では，心臓手術の前に歯科治療を依頼されることがある．これは手術後の感染性心内膜炎を予防するためだが，依頼された歯科医師は感染性心内膜炎の発生と先天性心疾患の増悪の両方に注意しなければならず，全身管理が容易ではない．

表7-7 感染性心内膜炎の臨床症状

1	発熱	80～85％でみられる．診断基準は38℃以上だが，亜急性型では微熱が続く場合もある．リスクの高い患者で原因不明の発熱が持続すれば，感染性心内膜炎の可能性を考える
2	心雑音	今まで聴取されなかった逆流性雑音が聴取されたら，感染性心内膜炎を疑う
3	末梢血管病変	眼瞼結膜，頰部粘膜，四肢などに微小血管塞栓に起因する点状出血が認められる
4	全身性塞栓症	重要な合併症で約40％にみられ，脾梗塞，腎梗塞，脳梗塞などを発症する
5	うっ血性心不全	弁の破壊，逆流，腱索断裂により生じる．大動脈弁逆流による心不全は死亡率が高い

(6) ハイリスク患者

感染性心内膜炎に関するガイドライン（2008年度改訂版）は感染性心内膜炎の起こりやすい患者を3クラスに分けて，抗菌薬による予防投与の必要性について記載している(表7-8)．

①予防投与必要

人工弁置換術後，先天性心疾患，大動脈弁閉鎖不全症，僧帽弁閉鎖不全症，僧帽弁逸脱症候群，閉塞性肥大型心筋症などの患者はリスクが高い．とくに人工弁が置換されている患者は感染性心内膜炎に罹患する危険性がきわめて高いだけでなく，いったん感染性心内膜炎を起こすと非常に重篤な状態となり，心不全が増悪して死亡することもある．

図7-14 感染性心内膜炎に抗菌薬が効きにくい理由

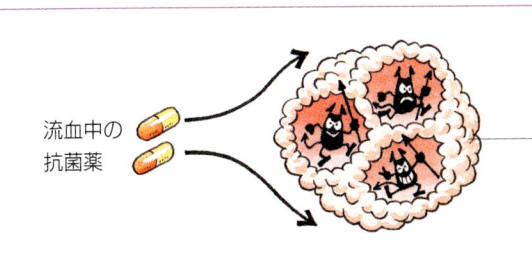

流血中の抗菌薬

弁膜や内膜表面にできた疣贅中にいったん細菌集落が潜伏してしまうと，この菌を殺すには抗菌薬の長期，大量投与が必要になってくる

図7-14に示したように，弁膜表面に細菌が着床し細菌集落が疣贅中に深く潜伏してしまうと，抗菌薬による治療に著しく抵抗するようになる．治療には長期大量の抗菌薬投与が必要になる．

②予防投与不必要

一方，あえて予防の必要がないものとして二次口型心房中隔欠損症，心室中隔欠損症・動脈管開存症・心房中隔欠損症の根治術後6か月以上経過した残存短絡のないもの，冠動脈バイパス術後，逆流のない僧帽弁逸脱などが列記されている．なお閉塞性肥大型心筋症は感染性心内膜炎を起こしやすいが，非閉塞性の肥大型心筋症はハイリスクではない．

表7-8 感染性心内膜炎を起こしやすい心疾患

Class I	とくに重篤な感染性心内膜炎を引き起こす可能性が高く，抗菌薬の予防投与をすべき患者	後天性心疾患	人工弁置換術後（生体弁，同種弁を含む）
			感染性心内膜炎の既往
		複雑性チアノーゼ性先天性心疾患	単心室
			完全大血管転位
			ファロー(Fallot)四徴症
			体循環系と肺循環系の短絡造設術後
Class IIa	感染性心内膜炎を引き起こす可能性が高く，抗菌薬の予防投与をしたほうがよい患者	心臓弁膜症	大動脈弁閉鎖不全症
			僧帽弁閉鎖不全症
			弁逆流をともなう僧帽弁逸脱
		非チアノーゼ性先天性心疾患	心室中隔欠損症
			動脈管開存症
			大動脈縮窄症
			一次口型心房中隔欠損症
		後天性心疾患	閉塞性肥大型心筋症
Class IIb	感染性心内膜炎を引き起こす可能性が必ずしも高くないが，抗菌薬の予防投与を行う妥当性が否定できない患者	後天性心疾患	人工ペースメーカあるいはICD植え込み患者
		その他	長期の中心静脈カテーテル留置

（循環器病の診断と治療に関するガイドライン（2007年度合同研究班報告）．感染性心内膜炎の予防と治療に関するガイドライン（2008年改訂版）．日本循環器学会HP．より）

(7) 歯科治療と抗菌薬

表7-8に示すような心疾患患者に表7-9のような歯科処置を行う場合は，感染性心内膜炎を予防するために抗菌薬の投与を考慮しなければならない．観血的歯科処置はすべて感染性心内膜炎を惹起する危険性があるが，とくに多量の出血をともなう口腔外科的処置，根尖を超える大きな侵襲をともなう歯科処置，たとえば抜歯，膿瘍切開，嚢胞摘出術，インプラント手術，歯周外科などは感染性心内膜炎を起こす危険性が高いので抗菌薬の予防投与が必要である．

表7-9 感染性心内膜炎を起こしやすい歯科治療

起こしやすい歯科治療	外科処置	抜歯
		膿瘍切開
		嚢胞摘出術
		インプラント手術
		歯周外科
注意すべき歯科治療	歯周処置	ポケット測定
		歯肉縁下歯石の除去
		清掃不良な口腔のブラッシング
	補綴処置	クラウンの形成
		歯肉圧排処置
	歯内療法	抜髄処置，初回の感染根管治療

表7-10 歯科治療時の抗菌薬予防投与法（米国心臓協会）

ペニシリンアレルギーのない場合		一般名	略号	商品名	投与方法
成人	経口投与可能	アモキシシリン	AMPC	サワシリンカプセル	2.0gを処置1時間前に経口投与
				パセトシンカプセル	
	経口投与不能	アンピシリン	ABPC	ビクシリン注射用	2.0gを処置30分前に静注
小児	経口投与可能	アモキシシリン	AMPC	サワシリン細粒	50mg/kgを処置1時間前に経口投与
				パセトシン細粒	
	経口投与不能	アンピシリン	ABPC	ビクシリン注射用	50mg/kgを処置30分前に静注

ペニシリンアレルギーのある場合		一般名	略号	商品名	投与方法
成人	経口投与可能	クリンダマイシン	CLDM	ダラシンカプセル	600mgを処置前1時間に経口投与
		セファレキシン	CEX	ケフレックスカプセル	2.0gを処置1時間前に経口投与
		セファドロキシル	CDX	ドルセファンカプセル	
		アジスロマイシン	AZM	ジスロマック錠	500mgを処置1時間前に経口投与
		クラリスロマイシン	CAM	クラリシッド錠	
	経口投与不能	クリンダマイシン	CLDM	ダラシンS注射液	600mgを処置前1時間に静注
		セファゾリン	CEZ	セファメジンα注射用	1.0gを処置30分前に静注
小児	経口投与可能	クリンダマイシン	CLDM	ダラシンカプセル	20mg/kgを処置前1時間に経口投与
		セファレキシン	CEX	ケフレックスシロップ用細粒	50mg/kgを処置1時間前に経口投与
		セファドロキシル	CDX	ドルセファンドライシロップ	
		アジスロマイシン	AZM	ジスロマック細粒小児用	15mg/kgを処置1時間前に経口投与
		クラリスロマイシン	CAM	クラリシッドドライシロップ	
	経口投与不能	クリンダマイシン	CLDM	ダラシンS注射液	20mg/kgを処置前1時間に静注
		セファゾリン	CEZ	セファメジンα注射用	25mg/kgを処置30分前に静注

（循環器病の診断と治療に関するガイドライン（2007年度合同研究班報告），感染性心内膜炎の予防と治療に関するガイドライン（2008年改訂版），日本循環器学会HPより）

(8) 抗菌薬投与の実際

　AHA（American Heart Association：米国心臓協会）のガイドランの標準的予防法（**表7-10**）によると，アモキシシリン2.0gを処置予定の1時間前に経口投与し，処置が6時間以内に終了すれば追加投与は必要ないとしている．商品名で言えばサワシリン®250mgを8カプセルないしはパセトシン®250mgを8カプセルとなる．しかし，この研究の対象となった患者の体重は平均70kgであり，日本人には過量すぎるという意見もあり，わが国では30mg/kg，つまり体重50kgなら1.5gといわれている．日本化学療法学会口腔外科委員会は，リスクの少ない患者におけるアモキシシリンの経口投与量を500mgとしている（**表7-11**）．

　以上のことから，体重50kgの日本人ならサワシリン®250mgないしはパセトシン®250mgを歯科治療1時間前に6カプセル経口投与する．リスクの少ない患者では2カプセルでよいといえる．

表7-11　歯科治療時の抗菌薬予防投与法（日本化学療法学会）

ペニシリンアレルギーのない成人		一般名	略号	商品名	投与方法
ハイリスク群		アンピシリン	ABPC	ビクシリン注射用	2.0gを加刀30分前より点滴
		クリンダマイシン	CLDM	ダラシンS注射液	600mgを加刀30分前より点滴
リスクの少ない群	経口投与可能	アモキシシリン	AMPC	サワシリンカプセル	500mgを加刀45分前に内服
				パセトシンカプセル	
		セフジトレン	CDTR	メイアクトMS錠	300mgを加刀45分前に内服

ペニシリンアレルギーのある成人		一般名	略号	商品名	投与方法
リスクの少ない群	経口投与可能	アジスロマイシン	AZM	ジスロマック錠	500mgを加刀45分前に内服
		クラリスロマイシン	CAM	クラリシッド錠	400mgを加刀45分前に内服

（循環器病の診断と治療に関するガイドライン（2007年度合同研究班報告）．感染性心内膜炎の予防と治療に関するガイドライン（2008年改訂版）．日本循環器学会HPより）

(9) 歯科治療時の注意点

　歯科治療時には抗菌薬の予防投与のほかに，下記のような注意が必要である．

①ハイリスク患者では口腔内を衛生的に保つ必要があり，口腔内処置を行う前には炎症を抑えるために口腔内洗浄を実施し，定期的に歯科医師のケアを受けることが必要である．

②歯科処置直前にポビドンヨードなどの口腔消毒薬を使用すると，菌血症の発生率や程度を抑制できるといわれているので，歯科処置の約30秒前に15〜30倍に希釈したイソジンガーグル®15mLで口腔洗浄する．

③抗菌薬の投与回数を少なくするため，1回の治療にできるだけ多くの観血的処置を行うようにする．数回に分ける必要のある場合は，耐性菌を増やさないために抗生物質の再投与まで7〜14日は間をあけるようにする．

④創面が広範囲に及ぶ歯科処置の場合は縫合処置を行い，開放創を作らないようにする．

⑤自然に起こる乳歯の脱落や，単なる矯正バンド装着には抗菌薬を投与する必要はない．

⑥義歯床縁の適合不良で口腔粘膜に潰瘍が形成されると，この部分から血中に細菌が侵入する危険性が高いので，床縁の適合状態には十分に気をつける．

⑦感染性心内膜炎のハイリスク患者に対して，長期間にわたり殺菌性の含嗽薬を使用させてはならない．長期間の含嗽薬使用によって正常な口腔細菌叢が変わり，真菌性の心内膜炎を引き起こす危険性がある．

⑧ウォーターピックのような口腔洗浄装置の使用は，菌血症を起こす可能性があるので使用するべきではない．

3）循環動態変動に対する注意

歯科治療中には歯科治療に対する不安感や恐怖心，治療中の疼痛刺激，アドレナリンの大量投与などにより心拍数が増加して血圧が上昇しやすい．反面，血管迷走神経反射が起これば心拍数が減少して血圧が低下する．健常人なら症状を呈しないような循環動態変動でも心臓弁膜症の患者では左房負荷の増大，心拍出量の減少，冠血流量の減少などが顕著に現れ，心不全が増悪するかもしれない．

（1）僧帽弁狭窄症

僧帽弁狭窄症では頻脈を回避することが重要である．心拍数が増加すると左室拡張時間が短縮するので，左房から左室への血液流入量が減少し，左房圧が上昇して心拍出量が減少する．心房細動を合併している場合には心房収縮が欠如しているので，左房圧の上昇と心拍出量の減少はさらに著しくなる．

一方，著しい徐脈も避けなければならない．左房から左室への血液流入量が制限され1回拍出量が減少しているので，心拍数の減少は心拍出量の減少と血圧低下を招来する．歯科治療中は心拍数を50〜90回／分の範囲（つまり正常範囲の60〜100回／分より少し少なめ）に維持する．

（2）僧帽弁閉鎖不全症

僧帽弁閉鎖不全症では徐脈を回避することが重要である．心拍数が減少すると左室収縮時間が延長するので，左室から左房への血液逆流量が増加する．心拍数は60回／分以上を保つ．

また著しい血圧上昇は後負荷の増大をまねき，左室からの駆出量が減少して左室から左房への血液逆流量が増加する．歯科治療中は収縮期血圧を180mmHg以下に維持する．

（3）大動脈弁狭窄症

大動脈弁狭窄症では心拍出量の維持と心筋虚血の予防が重要である．心拍数が増加すると駆出時間が減少して，1回拍出量が減少する．また，心拍数の増加は心筋酸素需要量を増大させて心筋虚血を惹起する．一方，心拍数の減少は左室駆出時間を延長するが，左室肥大による左室拡張能の低下と大動脈弁口面積の減少により，やはり心拍出量は減少する．

血圧が著しく上昇すると，後負荷の増大により1回拍出量が減少して心筋酸素需要量が増大する．一方，血圧が低下すると冠血流量が減少して心筋虚血が起こる．すなわち，大動脈弁狭窄症では心拍数の増加と減少，血圧の上昇と低下のいずれもが悪影響を及ぼすので循環管理が難しい．

（4）大動脈弁閉鎖不全症

大動脈弁閉鎖不全症では徐脈を回避することが重要である．心拍数が減少すると左室拡張時間が延長して，大動脈から左室への血液逆流量が増加する．心拍数は60回／分以上を保つ．

また末梢血管抵抗が増大すると後負荷が増大して，大動脈弁逆流量が増加する．しかし，過度の拡張期血圧低下は冠血流量を減少させて心筋虚血をまねく．

4）歯科治療中のストレス軽減

心臓弁膜症患者の歯科治療に際しては，血圧と心拍数の著しい変動を回避して循環動態の安定化を図ることがきわめて重要である．

(1) 精神的ストレスの軽減

精神的ストレスにより血圧が上昇して心拍数が増加する．患者に不安感を与えないためには，歯科医師と患者との信頼関係の確立は必須である．また，恐怖心を与えないためには歯科医師やスタッフによる心理的アプローチも重要である．それでも精神的に緊張しやすい患者には，精神鎮静法を用いて精神的ストレスを軽減する必要がある．

著者らが実践している「リラックス歯科」は精神鎮静法だけではなく，自分の好きな音楽をヘッドフォンで聴くので，音楽の世界の中に自分を埋没させることができる．音楽の好みは個人差が大きい．有線放送で心休まるであろうイージーリスニングを流しても，その選曲に不満を感じている患者がいる．実際，某診療室でモーツァルトの有線放送を流していたら，ある患者からクレームがあった．やはり，自分の好きな曲が一番良いということだ．

(2) 確実な局所麻酔効果

歯科治療中の疼痛刺激も循環動態を著しく亢進させる．循環動態の変動を最小限にするには，表面麻酔薬の使用，細い注射針の選択，緩徐な薬液注入に心がけ，十分量の局所麻酔薬を投与して確実に局所麻酔を効かせることが重要である．痛みの訴えに応じて局所麻酔注射を繰り返していると，いつの間にかアドレナリンの投与量が増えてしまう．

(3) アドレナリンの投与量

局所麻酔薬を十分量投与しながらアドレナリンの投与量を少なくするには，低濃度アドレナリンを使用する方法とフェリプレシンを併用する方法がある．アドレナリンとシタネスト-オクタプレシン®を併用することにより，確実な局所麻酔効果の下にアドレナリンの投与量を少なくすることができる (**表7-12**)．

表7-12 心疾患の重症度と歯科用局所麻酔薬の選択基準

NYHA Ⅰ度	1/8万アドレナリン添加2%リドカイン2カートリッジ投与
NYHA Ⅱ度	1/8万アドレナリン添加2%リドカイン1カートリッジ投与 （必要ならシタネスト-オクタプレシン3カートリッジ以内）
NYHA Ⅲ度	1/8万アドレナリン添加2%リドカイン1/2カートリッジ投与 （必要ならシタネスト-オクタプレシン3カートリッジ以内）
NYHA Ⅳ度	歯科治療は禁忌である

表7-13 循環動態変動と歯科治療

収縮期血圧	心拍数	歯科治療
200mmHg	140回／分	歯科治療の続行は危険である
180mmHg	120回／分	歯科治療を中断して，安静にする
160mmHg	100回／分	要注意，いつでも中断できる体制をとる
		歯科治療を開始，継続してもよい

5）歯科治療中のモニタリング

歯科治療中は自動血圧計を使って血圧，脈拍数，パルスオキシメータをモニタして，血圧と脈拍数の変化を参考にして歯科治療の開始・継続・中断を決定する（**表7-13**）．

虚血性心疾患を合併していればRPP（rate pressure product）をモニタして，RPPの変化を参考にして歯科治療の開始・継続・中断を決定する（**P.63，表3-9参照**）．不整脈があれば心電図をモニタして，不整脈の重症度を参考にして歯科治療の開始・継続・中断を決定する（**P.126，表6-7参照**）．

6）心不全増悪時の救急処置

もしも歯科治療中に肺水腫が起こって呼吸困難を訴えたら，ただちに歯科治療を中断して救急処置を行う．
①座位ないしは半座位にして安静を図る．
②酸素吸入（約5L／分）を行う．
③内科主治医に連絡して救急車で病院に搬送する．

7）実際の歯科治療方法

心臓弁膜症の患者に歯科治療を行う際には，下記のような注意が必要である．
①当日は，いつもの心臓病薬を規則正しく服用していることを確認する．
②感染性心内膜炎のリスクがあれば抗菌薬を投与する．
③心臓弁膜症の重症度に基づいて，**表7-6**を参考に歯科治療内容を決定する．
④自動血圧計を使用して血圧，脈拍数，SpO₂，できれば心電図をモニタする．
⑤精神鎮静法やリラックス歯科を利用して精神的ストレスを軽減する．
⑥局所麻酔注射を行うときは，心臓弁膜症の重症度分類に基づいて，**表7-12**を参考に歯科用局所麻酔薬の種類と投与量を決定する．
⑦刺入時には表面麻酔を併用して穿刺痛を軽減し，局所麻酔薬はゆっくりかつ十分量を投与して確実に局所麻酔を効かせる．
⑧歯科治療中は5〜10分ごとに血圧と心拍数を測定しながら，**表7-13**を参考に歯科治療の中断・継続を決定する．
⑨こうして，「怖くない・痛くない」歯科治療を行う．

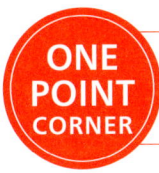

ONE POINT CORNER 人工弁置換術後患者では，抗菌薬を投与して感染性心内膜炎を予防しよう！

俳句で覚える基礎疾患

「心臓弁膜症」

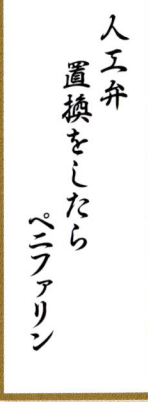

> 人工弁
> 置換をしたら
> ペニファリン

[解 説]

　心臓弁膜症で人工弁置換術を行った患者は，感染性心内膜炎を発症する危険性がきわめて高いので，観血的な歯科治療を行う際にはペニシリン系の抗菌薬を投与する．また，人工弁置換術後の患者はワルファリンを服用しているので，抜歯後出血に注意しなければならない．すなわち，人工弁置換術後の患者の抜歯ではペニシリンとワルファリンに注意しなければならない．ちなみにペニファリンとはペニシリンとワルファリンの造語である．

〈参考文献〉
1. 循環器病の診断と治療に関するガイドライン（2007年度合同研究班報告）．感染性心内膜炎の予防と治療に関するガイドライン（2008年改訂版）．一般社団法人 日本循環器学会ホームページ．
2. 循環器病の診断と治療に関するガイドライン（2006年度合同研究班報告）．弁膜疾患の非薬物治療ガイドライン（2007年改訂版）．一般社団法人 日本循環器学会ホームページ．
3. 循環器病の診断と治療に関するガイドライン（2009年度合同研究班報告）．循環器超音波検査の適応と判読ガイドライン（2010年改訂版）．一般社団法人 日本循環器学会ホームページ．
4. 循環器病の診断と治療に関するガイドライン（2008年度合同研究班報告）．循環器系疾患における抗凝固・抗血小板療法に関するガイドライン（2009年改訂版）．一般社団法人 日本循環器学会ホームページ．
5. 循環器病の診断と治療に関するガイドライン（2010年度合同研究班報告）．急性心不全治療ガイドライン（2011年改訂版）．一般社団法人 日本循環器学会ホームページ．
6. 高久史麿，尾形悦郎，黒川清，矢崎義雄（監修）．新臨床内科学．第9版．東京：医学書院，2009．
7. 杉本恒明，矢崎義雄（総編集）．内科学．第9版．東京：朝倉書店，2008．
8. 西田百代．イラストでわかる有病高齢者歯科治療のガイドライン．東京：クインテッセンス出版，2004．
9. 椙山加綱（編著）．ヒヤリ・ハット こんなときどうする？ 歯科治療時の救急テクニック1．第2版．京都：永末書店，2011．
10. 厚生労働省：運動所要量・運動指針の策定検討会．健康作りのための運動指針2006．生活習慣病予防のために．＜エクササイズガイド2006＞．
11. 丹羽均，澁谷徹，城茂治，椙山加綱，深山治久（編集）．臨床歯科麻酔学．第4版．京都：永末書店，2011．
12. 金子譲（監修），福島和昭，原田純，嶋田昌彦，一戸達也，丹羽均（編）．歯科麻酔学．第7版．東京：医歯薬出版，2011．
13. 丹羽均．5．基礎疾患に関連して起こる全身的偶発症（2）．特集：歯科治療時の全身的偶発症と全身管理法．歯科医療 2011；25：41-48．

第8章

脳卒中患者の歯科治療

I 脳卒中の基礎医学

I-1 定義

　　　　脳血管障害とは「脳の一部が虚血あるいは出血により一過性または持続性に障害を受けるか，脳の血管が病理学的変化により一時的に侵される場合，またはこの両者が混在するすべての疾患」と定義される．

　　　　脳卒中という言葉は脳血管障害と同義語として使用されるが，本来「卒」とは「突然に」，「中」は「当たって倒れる」の意味であり，突然に発症して倒れる脳梗塞，脳出血，くも膜下出血を意味している．

I-2 分類

　　　　脳血管障害には閉塞性脳血管障害（脳梗塞，一過性脳虚血発作），頭蓋内出血（脳出血，くも膜下出血），高血圧性脳症，脳血管奇形（脳動脈瘤，脳動静脈奇形，もやもや病）などがある（**表8-1，図8-1**）．

表8-1 脳血管障害の分類

分類			病態
閉塞性脳血管障害	脳梗塞	脳血栓	**アテローム血栓性脳梗塞** 脳動脈の粥状硬化に起因する梗塞である
			ラクナ梗塞 脳内深部の細い穿通動脈に生じた梗塞で，空洞を形成する
		脳塞栓	**心原性脳塞栓** 非弁膜性心房細動，僧帽弁狭窄症，心筋梗塞，人工弁置換術が原因となる
			動脈性脳塞栓 大血管のアテローム硬化病変が原因で起こる
	一過性脳虚血発作 微小塞栓による短時間の発作で，脳梗塞の前駆症状である		
頭蓋内出血	**脳内出血（脳出血）** 脳血管が破綻して生じる脳内の出血で，被殻出血，視床出血などがある		
	くも膜下出血 脳動脈瘤や脳動静脈奇形の破綻により生じるくも膜下腔の出血，脳血管障害の約10%を占める		
高血圧性脳症	血圧が上昇して平均血圧が150mmHgを超えると，脳血管拡張と血管透過性の亢進により脳浮腫が生じる		
脳血管奇形	**脳動脈瘤** 頭蓋内の血管に生じる動脈瘤で，くも膜下出血は囊状動脈瘤の破綻で起こる		
	脳動静脈奇形 脳動脈と脳静脈の間に異常な交通があり，血管網を形成している		
	もやもや病 Willis動脈輪の著しい狭窄や閉塞により生じた側副血管網が「もやもや血管」と呼ばれる		

図8-1 脳卒中の分類

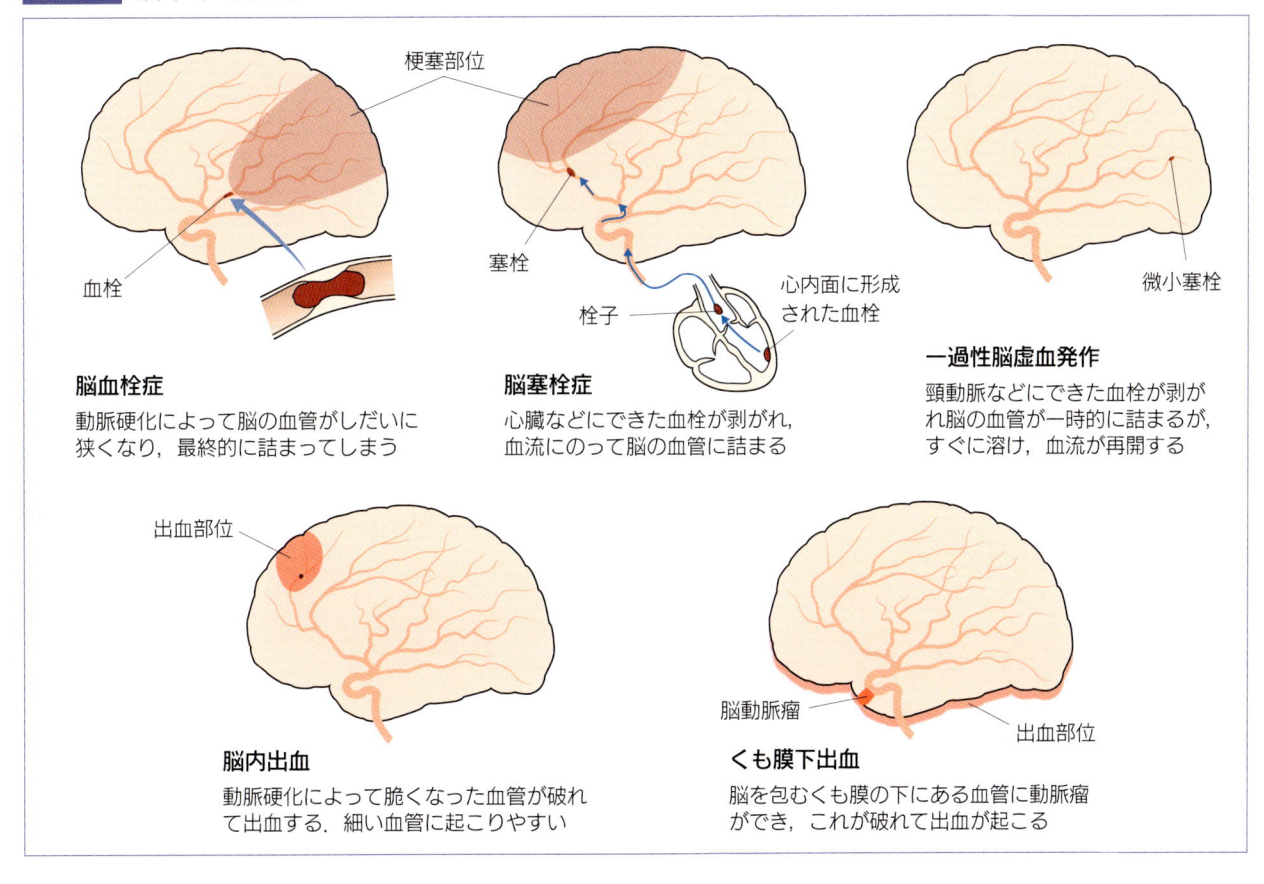

脳血栓症
動脈硬化によって脳の血管がしだいに狭くなり，最終的に詰まってしまう

脳塞栓症
心臓などにできた血栓が剥がれ，血流にのって脳の血管に詰まる

一過性脳虚血発作
頸動脈などにできた血栓が剥がれ脳の血管が一時的に詰まるが，すぐに溶け，血流が再開する

脳内出血
動脈硬化によって脆くなった血管が破れて出血する．細い血管に起こりやすい

くも膜下出血
脳を包むくも膜の下にある血管に動脈瘤ができ，これが破れて出血が起こる

I-3 ■ 病態生理と臨床症状

1）脳梗塞

　脳梗塞とは脳血管の血流障害により脳実質が壊死に陥った状態で，脳血管障害の約60％を占める．脳梗塞で重要なのは脳血栓と脳塞栓である．

（1）脳血栓

　脳血栓はアテローム血栓性脳梗塞とラクナ梗塞に分けられる．頻度はほぼ同数である．

　アテローム血栓性脳梗塞は脳動脈の粥状硬化性病変に起因し，高血圧，高脂血症，糖尿病，喫煙などの動脈硬化の危険因子が加齢とともに血管中膜に粥腫を形成する．睡眠中や安静時に起こりやすく，意識障害，運動性片麻痺，感覚障害，失語，失行，失認などが進行性または階段状に進む．症候は軽い片麻痺のみのものから昏睡状態に至るものまでさまざまである．

　ラクナ梗塞は，脳内深部に生じる直径1.5cm以下の小さな穿通枝梗塞（細い穿通動脈に生じた梗塞）で，病理学的に空洞を形成している．ラクナとはラテン語のlacuna（小さな穴，空洞）に由来している．原因は高血圧にともなって穿通枝に発生する動脈硬化である．臨床症状としては，ラクナが多発すると運動麻痺や感覚麻痺が生じるが，症状が現れないこともあり，無症候性脳梗塞とも呼ばれている．

(2) 脳塞栓

　脳塞栓は心臓内や血管内の血栓が遊離して脳動脈を閉塞することで発症する．塞栓源の部位により，心原性脳塞栓と動脈原性脳塞栓に分けられる．頻度は心原性のほうがはるかに多い．

　心原性脳塞栓の原因でもっとも多いのは非弁膜症性心房細動である．かつてはリウマチ性弁膜症に由来する心房細動が多かったが，最近では弁膜症以外の原因，つまり冠動脈硬化症，高血圧，心不全などに起因する心房細動が増加している．これを非弁膜症性心房細動という．心房細動により左心房や左心耳に生じた血栓が原因となって脳塞栓が起こる．非弁膜症性心房細動以外では，僧帽弁狭窄症や僧帽弁逸脱症などの心臓弁膜症，壁在血栓を有する心筋梗塞や人工弁置換術も原因となる．動脈原性脳塞栓では大動脈など大血管のアテローム硬化病変が塞栓源となる（図8-2）．

　臨床症状は突発的に出現する．昼夜を問わず起こるが，日中活動時の発症が多い．運動麻痺や感覚障害が強く表れ，失語，半側空間失認などの皮質症状を呈することが多い．

図8-2 脳塞栓症の原因

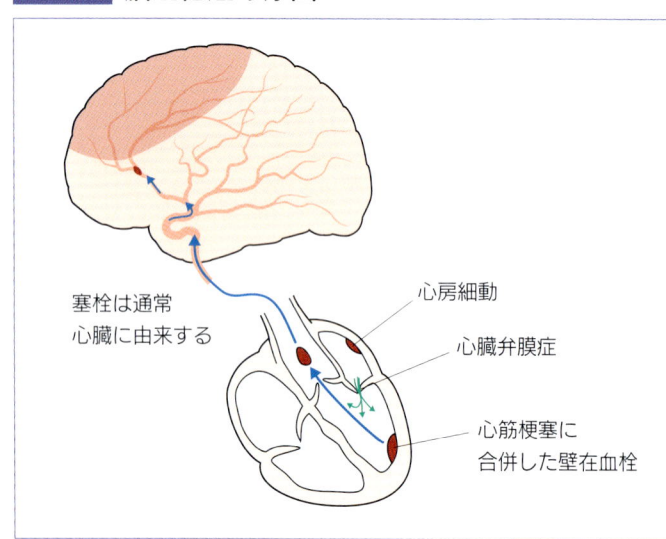

脳塞栓症の直接的原因は動脈硬化ではなく，心臓から流れてきた血栓が脳の血管につまるために起こる．心臓弁膜症，心筋梗塞の急性期などの心疾患があると，心内面には壁在血栓が形成されやすい．その血栓の一部が剥がれて栓子となって脳血管にひっかかって閉塞したものを脳塞栓症という．脳塞栓の原因でもっとも多いのが心房細動である．心房細動では心房が細かく無秩序に収縮するために，心房内に血液が淀み，そのために内面に血栓が形成されやすい

2) 一過性脳虚血発作（transient ischemic attack：TIA）

　一過性脳虚血発作とは「通常単一の脳血管灌流領域における局所神経症状を呈する短時間の発作で，脳虚血以外の原因が考えにくいもの」で，24時間未満に後遺症を残さないで回復する場合を指すが，通常，症状は2～5分以内に完成し，2～15分間持続し急速に緩解することが多い．原因は微小塞栓によると考えられている．脳梗塞の前駆症状と考えられ，約1/3が脳梗塞に移行するといわれている（図8-3）．

　片側の感覚異常，感覚低下，半身の脱力，一側へのよろめき，めまい，運動性失語，構音障害，一側眼の失明，複視などの症状が出現する（図8-4）．

図8-3 一過性脳虚血発作

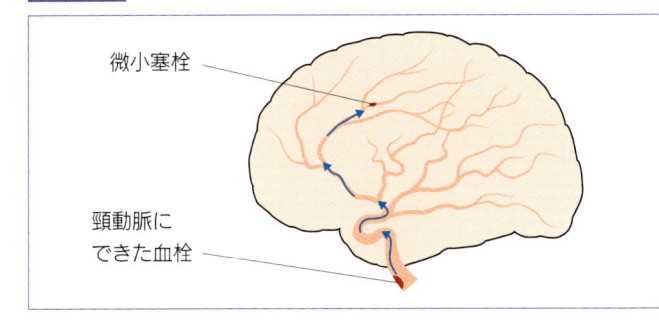

頸動脈などにできた血栓が剥がれ，脳の血管が一時的に詰まるがすぐに溶け，血流が再開する

図8-4 一過性脳虚血発作（TIA）の臨床症状

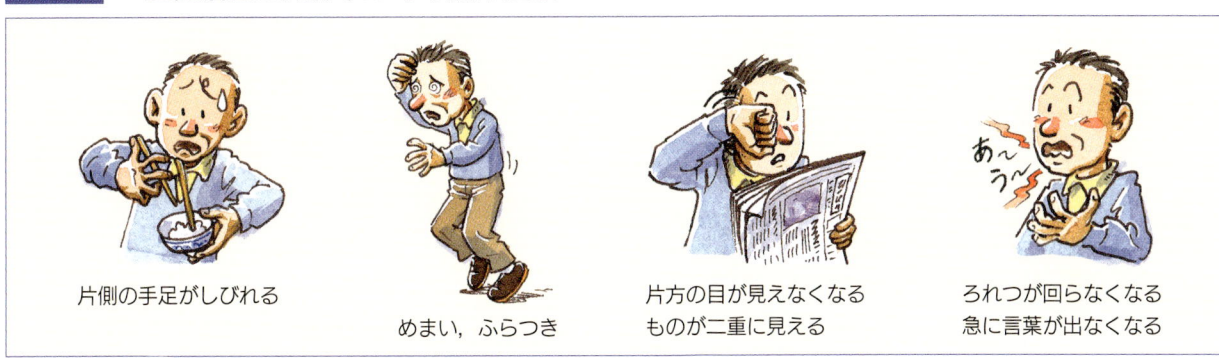

片側の手足がしびれる　めまい，ふらつき　片方の目が見えなくなる　ろれつが回らなくなる
　　　　　　　　　　　　　　　　　　　　ものが二重に見える　　急に言葉が出なくなる

3) 脳出血

　脳出血は脳血管が破綻して脳内に出血を生じる病態で，脳血管障害の約20％を占める．原因でもっとも多いのが高血圧なので，脳出血は高血圧性脳出血とも呼ばれている（図8-5）．

　日中活動時に発症しやすい．発作時には著しい血圧上昇を認め，頭蓋内圧上昇による頭痛，悪心，嘔吐を伴う．意識障害をきたすことが多く，急速に昏睡状態に陥ることもある．片麻痺，半側感覚障害，失認を認めることもある．

　脳出血は脳内出血，脳溢血とも呼ばれる．ちなみに頭蓋内出血とは頭蓋腔内にみられるすべての出血を含む総称で，脳内出血やくも膜下出血も頭蓋内出血に含まれる．ちなみに頭蓋は「とうがい」と読むが，医療現場などでは「ずがい」とも言う．

図8-5 高血圧性脳出血の成り立ち

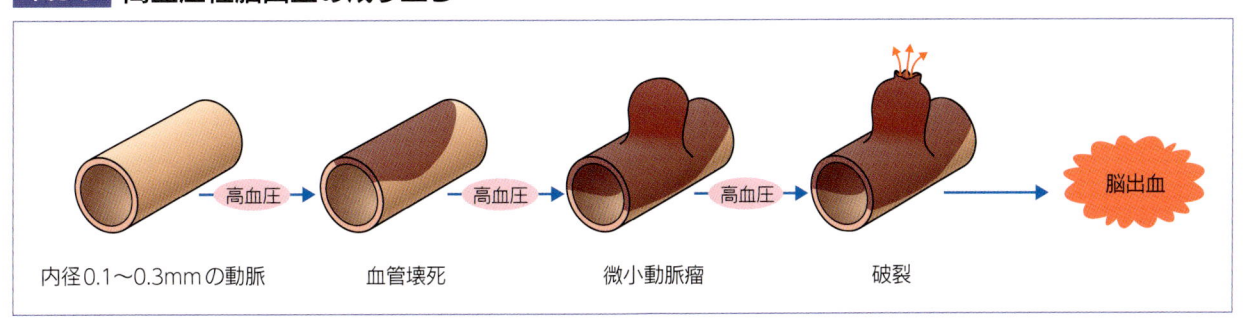

内径0.1〜0.3mmの動脈 →高血圧→ 血管壊死 →高血圧→ 微小動脈瘤 →高血圧→ 破裂 → 脳出血

4) くも膜下出血

くも膜下出血は脳動脈瘤や脳動静脈奇形の破裂により，くも膜下腔に出血する病態である．脳血管障害の約10％を占める．脳は軟膜に覆われていて，その外側にくも膜がある．くも膜と軟膜は密着しておらず，その間の空間をくも膜下腔という．くも膜下腔は脳脊髄液で満たされている．

突発性の激烈な頭痛が特徴的で，とくに後頭部痛が多い．悪心や嘔吐を伴う．意識障害を伴うこともある．5分以内に急死することもある．

I-4 危険因子(図8-6)

(1) 高血圧
高血圧は脳血管障害のリスクファクターとしてもっとも重要である．高血圧患者における降圧療法は脳卒中の発生率を低下させる．

(2) 心臓弁膜症
心臓弁膜症などの心疾患を有する患者は，心疾患のない患者に比べて脳卒中のリスクが2倍以上も高い．

(3) 心房細動
前述のように，非弁膜症性の心房細動は心原性脳塞栓の原因の中でもっとも多い．

(4) 糖尿病
糖尿病患者は糖尿病を合併していない患者に比べて，脳梗塞の発症率が4倍くらい高い．

(5) 脂質異常症
とくに高LDLコレステロール(low density lipoprotein cholesterol，悪玉コレステロール)血症は脳梗塞と関連があり，脂質異常症の治療により脳梗塞の発症を低下させることが知られている．

(6) 多血症
一般にヘマトクリット値が高いと，血液粘稠度が上昇して脳梗塞が起こりやすくなる．ちなみに多血症(赤血球増加症ともいう)の基準は赤血球数≧600万/μL，ヘモグロビン濃度≧18g/dL，ヘマトクリット値≧54％である．

(7) 飲酒と喫煙
飲酒は脳出血の発症を増加させ，喫煙は脳梗塞，くも膜下出血を増加させる．

図8-6 脳卒中の危険因子

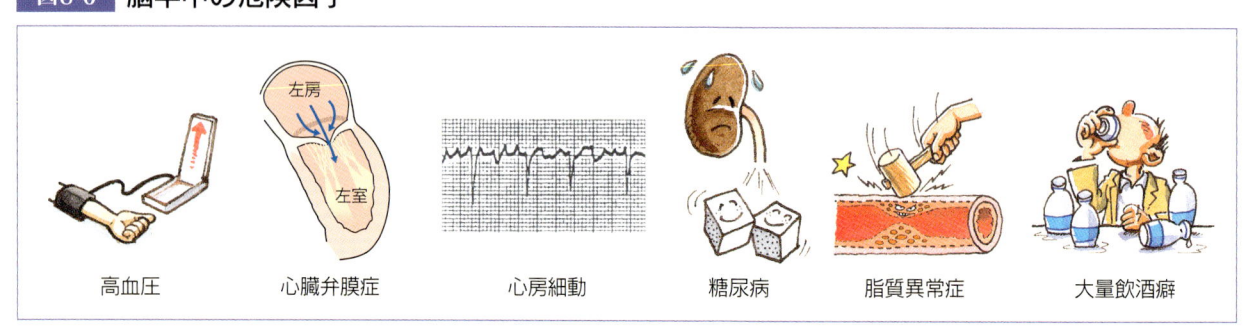

高血圧　心臓弁膜症　心房細動　糖尿病　脂質異常症　大量飲酒癖

(8) 肥　満

脳梗塞と肥満は関係があり，最近はメタボリック症候群との関係が重視されている．

(9) 経口避妊薬

経口避妊薬は血液凝固能を高めて，脳梗塞の発症を容易にする．

(10) 季節・気候

寒冷地は脳卒中の発症率が高い．また，冬には脳出血が多くなる傾向がある．

I-5 ■ 後遺症

脳卒中の発症により片麻痺，失語症，失行，失認といった後遺症が残ることがある(**表8-2**)．

表8-2　脳卒中の後遺症

片麻痺	右片麻痺
	左片麻痺
	顔面麻痺
失語症	受容性失語症(感覚性失語症)
	表現性失語症(運動性失語症)
失　行	口部・顔面失行
	着衣失行
失　認	半側身体失認
	相貌失認
精神症状	パーソナリティ障害
	感情失禁
	記憶力低下

1) 片麻痺

左側の大脳が損傷されると右片麻痺，右側の大脳が損傷されると左片麻痺が現れる．顔面と躯幹は脳の両側支配を受けているため，脳幹部損傷以外は麻痺が起こっても軽度である．

2) 失語症

多くの場合，左大脳半球に言語中枢があるため，左側の脳損傷によって言語機能が損傷される．この状態を失語症という(**表8-3**)．

失語症には，受容性失語症(感覚性失語症ともいい，人が話しているのを聞いても理解できない)と表現性失語症(運動性失語症ともいい，話そうとしても言葉が出てこない)がある．また失語症の場合には，聞く・話すなどの音声言語以外に，読む・書くなどの文字言語の面でも障害が現れる．

失語症の患者では，音声言語と文字言語の理解と表出を含むすべての言語機能が同程度に障害されるのではなく，たとえば，まったく話すことができなくても，相手の話し言葉はだいたい理解できるというように，言語機能の種類に

よって障害される程度は異なる．しかし，聞く・話す・読む・書くのいずれか1つの側面だけが単独に障害されることは少なく，言語機能のすべての側面が多かれ少なかれ障害されるので，話せない患者では話し言葉の理解力（聞く能力）も弱く，また筆談も難しいケースがほとんどである．

表8-3　失語症

	言　語	音声言語 （単語・文章）	文字言語 （漢字・かな文字）
受容性失語症（感覚性失語症）	理解面	聞く	読む
表現性失語症（運動性失語症）	表出面	話す	書く

3）失　行
運動や知覚麻痺，知能の低下がなく，行うべき動作や行為が理解できているにもかかわらず，これを意図的に行うことが難しい状態を失行という．

(1) 口部・顔面失行
開口動作，咀嚼，嚥下，口唇をなめるなどの動作が日常生活場面ではできるのに，口頭で指示されると意図的に行うことが困難となる．

(2) 着衣失行
衣服の各部と身体各部とを関連付けることが困難なことによって起こる．着衣失行のある患者では義歯の咬合面と粘膜面，あるいは前後方向を考えて口腔内に装着するという動作がうまく行えない．

4）失　認
正常な感覚機能をもち，意識もあり，知能も対象を認知する十分な能力をもっているのに，対象を正しく認知できない．

(1) 半側身体失認
自分の身体の麻痺側を無視して，身体半側が存在しないかのように振る舞う．たとえば髭を剃るときに半側を省略する，着衣のときに一側の袖に手を通すのを省略する，ブラッシング時に麻痺側の歯を省略して磨かないなどの行動をとる．

(2) 相貌失認（そうぼうしつにん）
顔を見ても誰なのかわからず，個人の識別ができない．いつも親しい人物の顔を見ても誰かわからないので，古くからの患者でありながら歯科医師の顔がわからないことがある．

5）精神症状
パーソナリティ障害（頑固，融通がきかない，自己中心的），感情失禁（些細

なことで怒る，泣く，笑う），記憶力や判断力の低下，物事に対する関心減退，無気力，身辺の不潔な状態に無頓着といったさまざまな精神症状が脳卒中の後遺症として現れることがある．

脳卒中後にうつ病の起こることがある．気分や感情に関係する領域の器質的な障害に加えて，脳卒中により身体機能が障害され，自己の前途を悲観し，絶望的となる一方で障害が容認できず，その葛藤の中で療養環境や介護者との関係，職場復帰の困難性などの社会的要因が加わり，うつ病が発症すると考えられている．

I-6 検 査

CTやMRI検査が行われる．CTで梗塞巣は低吸収域，脳出血は高吸収域として認められる．頸部超音波検査で内頸動脈の狭窄や閉塞の有無を確認し，MRアンギオグラフィ（MRA）により頭蓋内血管狭窄の有無を確認することができる．狭窄があれば血管造影を行う．

I-7 治 療

1）急性期治療

脳卒中患者が救急搬送されてきたら，ただちに脳卒中チームが神経学的検査を実施する．CT検査で出血が認められないときは急性期虚血性脳卒中と考え，血栓溶解法の除外基準を確認して血栓溶解法が適応と判断すれば，発症3時間以内にt-PA（組織プラスミノーゲンアクチベータ）を投与して血栓を溶解する．

脳出血が認められれば，脳浮腫を除去するために脳圧降下薬（グリセオール®，マンニットール®）を投与する．著明な高血圧が持続していればCa拮抗薬，ACE阻害薬を投与して血圧を降下させる．また血管強化薬や抗プラスミン薬も投与される．

2）薬物療法（表8-4）

閉塞性脳血管障害では抗血栓療法が行われる．抗凝固薬にはワルファリン，抗血小板薬にはアスピリン，シロスタゾール，チクロピジン，クロピドグレルなどが投与される．最近では非弁膜性の心房細動患者に対して，トロンビン阻害薬のダビガトランや第Ｘ因子阻害薬のリバロキサバンも投与される．また高血圧があれば降圧薬が投与されるし，脳卒中の慢性期には脳循環・代謝改善薬が処方される．

3）外科治療

脳出血では開頭血腫除去術のほか，定位的手術，内視鏡手術が行われる．脳梗塞では再発防止策として内頸動脈内膜剝離術を行うこともある．くも膜下出血ではクリッピング手術，塞栓用コイルによる血管内塞栓術が検討される．

表8-4 主な脳卒中治療薬

		一般名	商品名
脳梗塞治療薬	抗凝固薬	ワルファリン	ワーファリン
		ダビガトラン（トロンビン阻害薬）	プラザキサ
		リバロキサバン（Xa因子阻害薬）	イグザレルト
	抗血小板薬	オザグレル	カタクロット，キサンボン
		アスピリン	バファリン，バイアスピリン
		クロピドグレル	プラビックス
		チクロピジン	パナルジン
		シロスタゾール	プレタール
	脳保護薬	エダラボン	ラジカット
	脳循環・代謝賦活薬	ニセルゴリン	サアミオン
		イフェンプロジル	セロクラール
		メクロフェノキサート	ルシドリール
		アデノシン三リン酸	アデホスコーワ，トリノシン，ATP
		幼牛血液抽出物	ソルコセリル
		γ-アミノ酪酸	ガンマロン
		イブジラスト	ケタス
		アマンタジン	シンメトレル
		ジヒドロエルゴトキシンメシル酸	ヒデルギン
脳出血治療薬	血管強化薬	カルバゾクロムスルホン酸ナトリウム	アドナ，タジン
	抗プラスミン薬	トラネキサム酸	トランサミン

II 脳卒中と歯科治療

　脳卒中は循環器疾患を基礎に発症するので，高血圧や狭心症，心筋梗塞といった虚血性心疾患，また心臓弁膜症や心房細動などの心疾患を合併することが多い．高血圧を合併している患者では，降圧薬によって日頃血圧が比較的安定していても，歯科治療中の痛み刺激や歯科治療に対する不安感や恐怖心などの精神的ストレスによって収縮期血圧の著しい上昇をきたすことがある．脳出血において，血管破綻の直接の引き金となるのは急激な血圧上昇である．歯科治療中の血圧変動は，脳卒中の再発という面から考えても十分注意しなければならない．

　脳梗塞の既往患者は，再梗塞を予防するために抗血栓療法を受けていることが多い．このような患者では観血的歯科処置後に術後出血が起こる可能性がある．

　脳卒中後遺症として運動障害，失語症，精神症状などがあれば，医療面接時

に患者から正確な情報を得ることが困難であり，また歯科処置時にも円滑な治療が難しくなることもある．とくに在宅訪問歯科診療はアウェイ（away）であり，通常の歯科診療室のような調子にはいかない．

脳卒中患者における歯科治療上の問題点は，脳血管障害の再発，抗血栓薬の服用，脳卒中後遺症に対する注意であり，血圧上昇，抜歯後出血，誤嚥誤飲事故などの歯科医療事故をいかに防ぐか，もしも起こったらどうすればよいのかを知ることが重要である．

II-1 ■ 脳卒中患者の問診の取り方

1）脳卒中患者を発見する

初診時に患者が記入する問診票を見れば脳卒中の既往の有無がわかるし，薬剤手帳を見れば抗血栓薬，脳循環・代謝改善薬，降圧薬など常用薬の種類を知ることができる．

脳出血か脳梗塞か，脳出血なら脳内出血かくも膜下出血か，脳梗塞なら脳血栓か脳塞栓かをできるだけ確かめる必要がある．しかし，脳梗塞と脳出血の区別はできても，脳血栓か脳塞栓かを認識している患者は少ないだろう（**図8-7**）．

多くの脳卒中患者は，発作時に救急車で緊急入院した経験があり，問診により発見できる．しかし，CT検査を受けていない無症状のラクナ梗塞の患者は問診から脳梗塞の有無を知ることはできないし，一過性脳虚血発作では患者自身が発作に気づいていないこともある．

図8-7 脳塞栓症と脳血栓症と脳出血

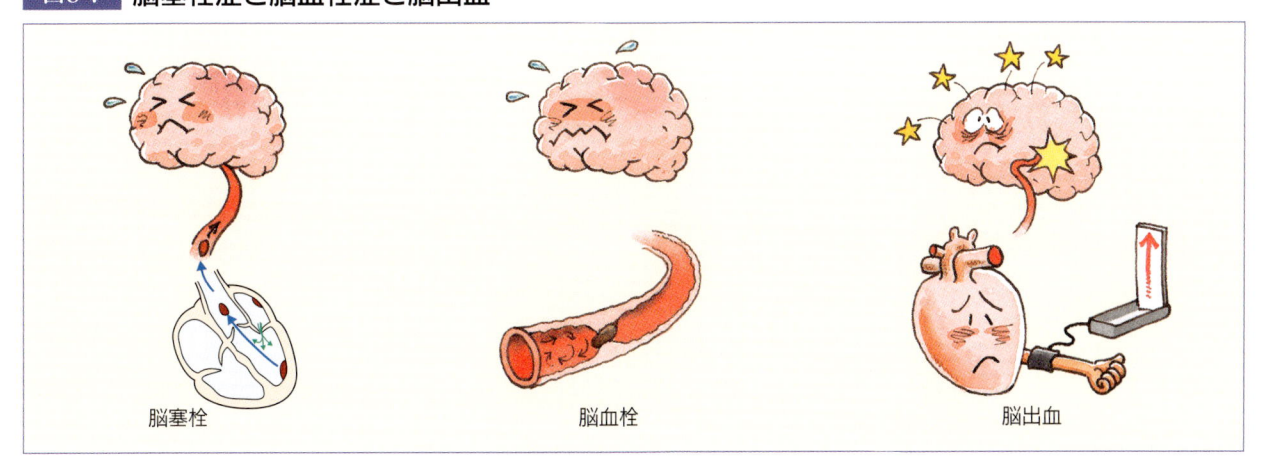

脳塞栓　　　　脳血栓　　　　脳出血

2）脳卒中の重症度を評価する

（1）脳卒中の発症時期

脳梗塞は再発率が高いので，脳卒中がいつ起こったのかは重要な情報である．脳梗塞発症後1か月間は再梗塞の危険性が高いと判断する．脳出血既往患者の多くは高血圧を合併しているので，発作時期だけではなく発作後の血圧のコントロール状態が問題となる．コントロール不良で高血圧が持続している患者で

は脳出血の再発するリスクは高いと考える．

(2) 合併症の有無

脳梗塞既往患者では，基礎疾患との関連性を確認することが重要である．アテローム血栓性脳梗塞や動脈原性塞栓症はアテローム性病変を基礎としているので，高血圧，糖尿病，高脂血症などの基礎疾患を合併している可能性がある．またラクナ梗塞の多くは高血圧を合併している．これら基礎疾患の重症度判定も必要である（**第2章 P.34，第9章 P.196参照**）．

心原性脳塞栓症は塞栓源となる心疾患を合併している．もっとも多いのは非弁膜性心房細動である．心房細動でも心拍数がよくコントロールされていればよいが，頻脈性の心房細動は歯科治療上のリスクが高いと判断する（**P.126，表6-7参照**）．

(3) 心肺予備力の評価

脳卒中患者のなかにはリスクの高い基礎疾患を合併している患者がいるので，歯科治療前に基礎疾患の重症度を評価することが大切である．

原因疾患の主たるものは高血圧であるが，その他，心房細動，心臓弁膜症，糖尿病などの疾患を合併し，心予備力の低下している患者も少なくない．しかし運動性片麻痺のある患者では，車椅子の生活や日頃ほとんど寝たきりの生活をしている者も多く，心肺予備力と関係なく日常の身体活動が制限されている．また，失語症を合併している患者では病歴聴取が不十分となり，既往歴や自覚症状の有無を確認することが難しい．このようなことから，脳卒中患者では基礎疾患の重症度判定が難しいといえる．

運動性片麻痺のために歩行できなくても，車椅子を使用するなどして座位姿勢で生活していれば心肺機能は比較的保たれているが，日中ほとんど寝たきり状態の患者では心肺予備力が低下していると評価すべきであろう．

3) 主治医から情報を得る

上述のように，問診から得られる情報が少ない場合は，内科主治医に最近の検査データ（血圧，脈拍数，血液検査など）や臨床症状を問い合わせ，その結果から重症度を評価しなければならない．

リハビリ訓練を受けている患者では，訓練の時間や内容，訓練中または訓練後の疲労，動悸，息切れ，めまい，胸痛などの症状発現の有無を確かめることによって患者の心肺予備力をある程度推測できるので，リハビリ中のエピソードなども内科主治医に聞いてみる．

4) どのような薬を服用しているか

脳卒中慢性期における投薬は，脳卒中の後遺症治療薬と再発予防薬が中心となる（**表8-4**）．

脳梗塞後のめまいに対しては脳循環改善薬，意欲・自発性低下や情緒障害などの精神症状に対しては脳代謝賦活薬が投与される．脳卒中後のうつ状態に対しては選択的セロトニン再取り込み阻害薬（selective serotonin reuptake inhibitor：SSRI）などの抗うつ薬が処方される．

脳卒中の再発予防として高血圧，糖尿病，脂質異常症（高脂血症）に対する治療が行われる．Ca拮抗薬，ARB，ACE阻害薬，利尿薬などの降圧薬，経口

糖尿病薬，HMG-CoA還元酵素阻害薬のスタチンなどが処方される．

脳梗塞の再発防止を目的に，抗凝固薬や抗血小板薬などの抗血栓薬が処方される．最近では心臓弁膜症に起因しない心房細動（非弁膜症性心房細動）に対して，ダビガトランやリバロキサバンなどの新しい抗凝固薬も臨床応用されている．

II-2 ■ 脳卒中患者の歯科治療に際しての注意点

1) 重症度に基づいた歯科治療

①脳梗塞発症後1か月以内の患者は，たとえ通常の歯科治療であってもリスクが高いと判断する．口腔外科手術はできれば3か月以上延期したほうがよい．
②脳出血後に高血圧状態が持続している患者はハイリスクと判断し，血圧がコントロールされるまで歯科治療は控え，内科医に血圧のコントロールを依頼する．
③脳卒中患者では高血圧症，糖尿病，心房細動，僧帽弁狭窄症，僧帽弁逸脱症，心筋梗塞などの基礎疾患を合併していることがあり，それぞれの疾患に応じた注意と対策が必要である（**表8-5**）．

表8-5 脳卒中の原因・関連疾患と歯科治療時の注意点

脳卒中の種類	原因・関連疾患	歯科治療中に回避すべき注意点	対策	参照
脳血栓	高血圧	血圧上昇	精神鎮静法，リラックス歯科 確実な局所麻酔効果	第2章　高血圧
脳血栓	糖尿病	低血糖	治療前の食事摂取確認	第9章　糖尿病
		高血糖	血糖コントロール	
		術後感染	血糖コントロール，抗菌薬の投与	
脳塞栓	非弁膜症性心房細動	頻脈，徐脈	精神鎮静法，リラックス歯科 確実な局所麻酔効果	第6章　不整脈
		術後出血	確実な止血処置	
脳塞栓	僧帽弁狭窄症	頻脈，徐脈	精神鎮静法，リラックス歯科 確実な局所麻酔効果	第7章　心臓弁膜症
	僧帽弁逸脱症	徐脈，血圧上昇	精神鎮静法，リラックス歯科 確実な局所麻酔効果	
		感染性心内膜炎	抗菌薬の予防投与	
	壁在血栓を有する心筋梗塞	心筋虚血発作	精神鎮静法，リラックス歯科 確実な局所麻酔効果	第4章　心筋梗塞
		術後出血	確実な止血処置	
	人工弁置換術	感染性心内膜炎	抗菌薬の予防投与	第7章　心臓弁膜症
		術後出血	確実な止血処置	
脳内出血	高血圧	血圧上昇	精神鎮静法，リラックス歯科 確実な局所麻酔効果	第2章　高血圧
くも膜下出血	脳動脈瘤 脳動静脈奇形	血圧上昇	精神鎮静法，リラックス歯科 確実な局所麻酔効果	

2）脳卒中後遺症に対する注意

脳卒中後に起こる片麻痺，失語症，失行，失認，精神症状などの後遺症のために，歯科治療時にさまざまな問題が起こる．

（1）片麻痺

片麻痺のために日頃は車椅子を使用していて，片足で立位のとれない患者の場合，車椅子からデンタルチェアへの移動に際して介助を要することがある．図8-8に車椅子各部の名称と扱い方，図8-9に片麻痺患者の車椅子からデンタルチェアへの移動のさせ方を示す．

図8-8　車椅子の各部の名称と車椅子の扱い方

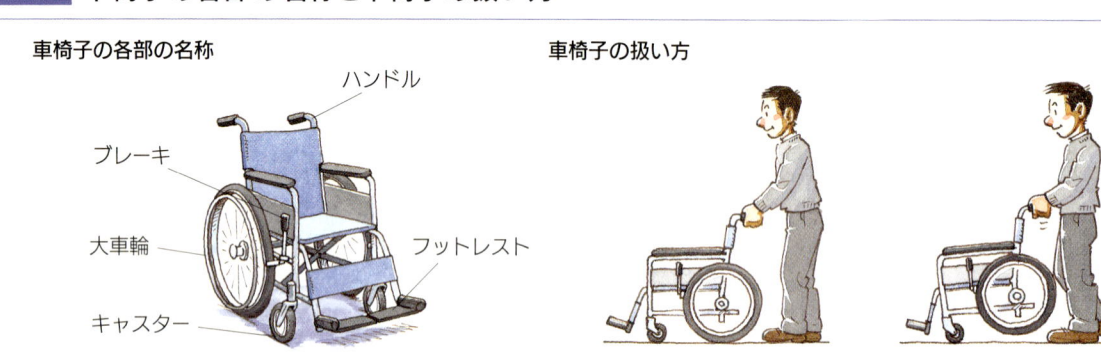

車椅子の各部の名称：ハンドル，ブレーキ，大車輪，キャスター，フットレスト

車椅子患者のトランスファー（車椅子からデンタルチェア，またはデンタルチェアから車椅子への移動）の際に車椅子が動くと危険なので，車椅子のブレーキを必ずかけておくことが大切である．患者がデンタルチェアに移った後，空になった車椅子を介助者が移動させる際には，ブレーキをかけたまま図のようにハンドルを持ち上げ，後ろの大車輪を床から浮かした状態にすると，前のキャスターだけで車椅子を動かすことができる．このようにするとブレーキのかけ忘れが防止できて安全である

図8-9　片麻痺患者の車椅子からデンタルチェアへの移動のさせ方

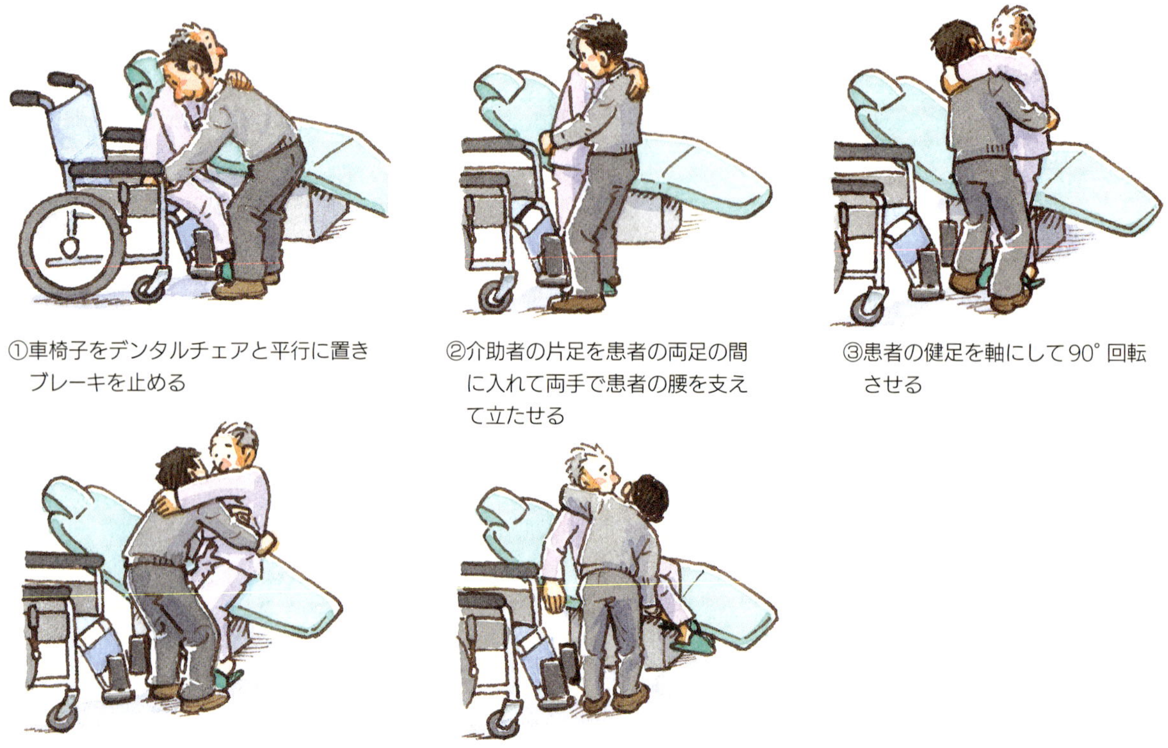

①車椅子をデンタルチェアと平行に置きブレーキを止める

②介助者の片足を患者の両足の間に入れて両手で患者の腰を支えて立たせる

③患者の健足を軸にして90°回転させる

④デンタルチェアに横向きに座らせる

⑤片手は患者の膝の下，もう片方の手は首を支えて患者を前向きに座らせる

右片麻痺のある場合，ブラッシングが困難となる．左手で磨けるようにブラッシング訓練が必要となる．右上肢がなんとか動かせる患者でも，麻痺があると手の把持力が弱く，ふつうの歯ブラシの柄では細くてうまく握れないことが多いので，図8-10に示すような方法で歯ブラシの柄を太くするなどの改良が必要である．

図8-10 歯ブラシの柄の太さの改良

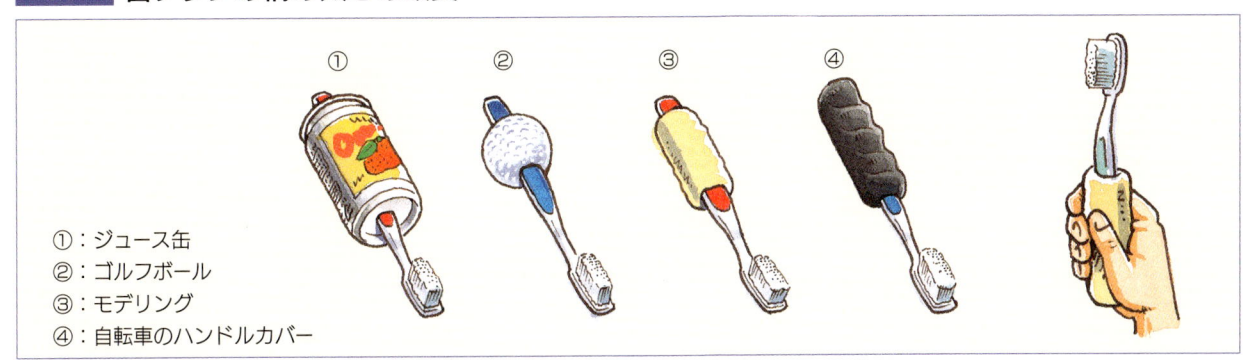

①：ジュース缶
②：ゴルフボール
③：モデリング
④：自転車のハンドルカバー

(2) 失語症

　失語症の患者は話すことができないため，知的能力が過小評価されやすい．まったく話せないが相手の話し言葉はだいたい理解できるという表現性失語症患者の場合，言語機能の低下だけをみて，認知症と勘違いして歯科スタッフが接すると患者の心を大きく傷つけることになる．表8-6に失語症患者との上手なコミュニケーションの仕方を示す．

表8-6 失語症患者との上手なコミュニケーションの仕方

1. 短い文でゆっくり話しかける
2. わかりやすい言葉を使って話す
3. 話しかけても一度で理解できないときは，もう一度繰り返すか，別の言い方をする
4. 患者が話すための時間を十分に与え，ゆっくり落ち着いて辛抱強く聞く
5. 患者が言いたがっている言葉がなかなか出てこない場合でも，聞き手は声を荒げたり，イライラしない
6. 患者が言いたがっている内容が十分に理解できない場合でも，聞き手は面倒がっていい加減に聞いたり，相手の話を中断してはならない
7. 話すことが難しい患者に対しては「yes」「no」で答えられるような質問の工夫をする

（笹沼澄子（編）．リハビリテーション医学全書．11．言語障害．東京：医歯薬出版，1981．より）

(3) 失　行

　口部・顔面失行のために口頭指示で口を開けたり，中心咬合位で咬合したり，舌を片側に寄せるといったことが難しい患者がいる．このような患者でも歯ブラシを口に持っていくと自動的に口が開いたり，粘膜の上にミラーをおいて指示すると，ミラーのある側に舌を動かすことができることがある．咬合採得の困難な場合，ワックスを咬ませない状態で患者のオトガイ部に術者の手を添えて下顎を押し上げるように閉じさせる．これを何度か練習してからワックスを咬ませると，うまく咬合採得できることがある．

(4) 失　認

　左片麻痺の患者で半側身体失認のある場合，ブラッシングをさせると右上肢機能が正常であるにもかかわらず，麻痺側を省略して磨かないことが多いので，左側の歯面が極端に汚れたままということが起こる．麻痺側へ意図的に注意を向けるように指導すると，患者の心構えによって麻痺側もきれいに磨けるようになる．

　古くからの患者であるにもかかわらず，歯科医師の顔を憶えていないことがある．相貌失認によるもので，認知症になったわけではないので認知症患者のような扱いをすべきではない．

(5) 精神症状

　以前はブラッシングに熱心で口腔清掃状態も良好であった患者が，脳卒中後は口腔内が汚れていても平気であったり，以前はおとなしく物わかりの良かった患者が，脳卒中後は頑固で融通のきかない性格になっていることがある．歯科医師や歯科衛生士は短気を起こさず，やさしくていねいに接することが大切である．感情失禁のために些細なことに怒ったり，泣き出したりする場合は，患者の感情の起伏に歯科医師や歯科衛生士が落ち着いて対処する必要がある．

　記憶力に減退のある場合，指導したことをすぐに忘れてしまったり，治療内容についての歯科医師の説明にいったんは納得しておきながら，次回来院したときに再度説明を求めたり，不服を訴えるということがある．たとえば欠損部の補綴処置として，ブリッジは無理で床義歯しか入れられない理由を詳しく説明して，そのときは患者も納得しておきながら，次回来院した時，また「床義歯は嫌だからブリッジにしてほしい」としつこく言う．このような場合，患者を叱るのではなく，静かにもう一度やさしく説明すると，患者は前回のことを思い出すことがある．

3) 新しい抗凝固薬に対する注意

　抗血栓療法患者における抜歯時の注意点については**第4章，P.77**に記載したが，歯科医師にとってとくに注意しなければならないのは，新しい抗凝固薬であるダビガトラン（プラザキサ®）とリバロキサバン（イグザレルト®）である．これらは非弁膜性心房細動患者に投与される．

(1) ワルファリンとの相違

　ワルファリンを服用していると，ビタミンK含有量の多い納豆やクロレラは食べられないし，青汁は飲めないし，緑黄色野菜の大量摂取や過度の飲酒にも注意しなければならない．ワルファリンは食事内容に影響されるので，効果にばらつきが生じ，投与量の設定が難しく，PT-INRによる定期的な検査が必要であった．一方，ダビガトランやリバロキサバンは食事制限の必要がなく，使いやすい抗凝固薬であると期待されている．

(2) 消化管出血

　しかし，欠点のない薬はない．ダビガトランは下部消化管出血をきたしやすく，腎排泄性なので，腎機能障害のある患者では蓄積して重篤な出血が生じやすい．リバロキサバンもワルファリンより消化管出血が多いと報告されている．つまり効きやすいから出血しやすい．

(3) 緊急ステートメント

「心房細動における抗血栓療法に関する緊急ステートメント」(日本循環器学会) によると，「ワルファリンによる抗血栓療法は抜歯時にも継続可能であるが，ダビガトランに関するエビデンスはなく，今後臨床データの蓄積が必要である」としながら，「ダビガトランは半減期が短い(12～14時間)ことを考慮して24時間前までに投与中止する」と記載されている．大手術ではヘパリンによるブリッジング療法が可能であるが，一般の歯科医院では無理である**(第4章, P.78参照)**．

そして出血性合併症が生じたときは，新鮮凍結血漿，第IX因子複合体の投与，遺伝子組換え第VII因子製剤の投与を推奨しているが，これも一般の歯科医院では対応できない．

(4) 抜歯時の対応

要するに，抜歯に関しては基準がない．継続したまま抜歯したら出血性合併症が生じるだろうし，24時間前に休薬しても止血困難に陥るかもしれない．逆に塞栓症が起こるかもしれない．実際，休薬により術後に脳梗塞を発症した例がある．

したがって，現時点において一般の歯科医院で抜歯を行う際には，処方している内科主治医に相談するか，あるいは大学病院や大きな病院に紹介するほうがよいだろう．

4) 歯科治療中のストレス軽減

脳卒中患者は原因あるいは関連疾患として循環器系疾患を合併していることが多いので，歯科治療中には循環動態の安定化を図ることが重要である．そのためには「怖くない・痛くない歯科治療」を実践しなければならない．

(1) 精神的ストレスの軽減

笑気吸入鎮静法や静脈内鎮静法を施行して，歯科治療にともなう精神的ストレスを軽減する．著者らが提唱している精神鎮静法とイージーリスニングを併用するリラックス歯科治療は循環動態の安定化に有効である．

(2) 確実な局所麻酔効果

表面麻酔を塗布して注射刺入時の穿刺痛を和らげ，十分量の局所麻酔薬を投与して確実な麻酔効果の下に歯科治療を行う．

(3) アドレナリンの投与量

脳卒中患者には高齢者が多く，高血圧，動脈硬化，糖尿病などの基礎疾患を合併していることがある．一般名「リドカイン塩酸塩・アドレナリン注射液」の添付文書には，「高齢者は慎重投与，高血圧，動脈硬化，糖尿病は原則禁忌」と記載されている．歯科治療時には低濃度アドレナリンの使用やフェリプレシンの併用などによりアドレナリンの投与量を少なくする努力が必要である**(第2章 P.39, 第3章 P.62参照)**．

5) 歯科治療中のモニタリング

脳卒中患者は高血圧のほかに心房細動，心臓弁膜症などの循環器系疾患を合併していることがあり，歯科治療時のモニタリングは必須である．自動血圧計を用いて血圧，脈拍数，パルスオキシメータをモニタする．

心房細動などの不整脈があれば，心電図をモニタするほうがよい．頻脈性の心房細動では脈拍欠損により，心拍数と脈拍数が一致しなくなるからである**（第6章，P.129参照）**.

歯科治療中は循環動態の変動を参考にして，歯科治療の開始・継続・中断を決定する**（表8-7）**．歯科用局所麻酔薬の種類と投与量は血圧変動を参考にする**（表8-8）**．

表8-7 循環動態変動と歯科治療

収縮期血圧	心拍数	歯科治療
200mmHg	140回／分	歯科治療の続行は危険である
180mmHg	120回／分	歯科治療を中断して，安静にする
160mmHg	100回／分	要注意，いつでも中断できる体制をとる
		歯科治療を開始，継続してもよい

表8-8 血圧変動と歯科用局所麻酔薬

収縮期血圧	歯科用局所麻酔薬
180mmHg	歯科治療を中断して，安静にする
160mmHg	1/8万アドレナリン添加2％リドカイン1/2カートリッジ投与（必要ならシタネスト-オクタプレシン3カートリッジ以内）
140mmHg	1/8万アドレナリン添加2％リドカイン1カートリッジ投与（必要ならシタネスト-オクタプレシン3カートリッジ以内）
	1/8万アドレナリン添加2％リドカイン2カートリッジ投与

6) 脳卒中発症時の救急処置

もしも歯科治療中に脳卒中を疑う症状が出現したら，ただちに歯科治療を中断する．

①意識があれば，次の3項目の身体所見に基づいて脳卒中を診断する．
- 笑ったり歯を見せたりするように指示して，顔面の片方が反対側と比べて動きが悪ければ異常と判定する（顔面下垂）．
- 眼を閉じ，手掌を上にして両手をまっすぐ前に出し，10秒間その状態を保持させて，一方の腕が動かないか，または他方の腕より下がれば異常と判定する（上腕の筋力）．
- 「瑠璃（るり）も玻璃（はり）も照らせば光る」と言わせて，発語が不明瞭であったり，間違った言葉を使ったり，話すことができなければ異常と判定する（言語障害）．

②3項目のうち1項目でも異常があれば119番に通報して，一刻も早く救急車で病院に搬送する．脳梗塞ならば発症3時間以内に血栓溶解療法を開始しなければならないからである．
③救急車が到着するまでは，意識の有無を確認しながら血圧，脈拍数，パルスオキシメータをモニタする．急性脳卒中患者は上気道閉塞，低換気，誤嚥などにより呼吸困難に陥る危険があり，バイタルサインのチェックは必須である．
④もしも意識がなくなれば，気道を確保して一次救命処置（basic life support：BLS）**（下巻，第24章参照）**を行う．

7）実際の歯科治療方法

脳卒中既往患者に歯科治療を行う際には，下記のような注意が必要である．
①当日は，いつもの常用薬を規則正しく服用していることを確認する．
②自動血圧計を使用して血圧，脈拍数，SpO_2，心房細動があれば心電図もモニタする．
③精神鎮静法やリラックス歯科を利用して精神的ストレスを軽減する．
④歯科治療中は5～10分ごとに血圧と心拍数を測定しながら，**表8-7**を参考に歯科治療の開始・継続・中断を決定する．
⑤局所麻酔注射を行うときは，**表8-8**を参考に歯科用局所麻酔薬の種類と投与量を決定する．
⑥刺入時には表面麻酔を併用して穿刺痛を軽減し，局所麻酔薬はゆっくりかつ十分量を投与して確実に局所麻酔を効かせる．
⑦こうして，「怖くない・痛くない」歯科治療を行う．

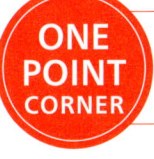

ONE POINT CORNER 脳卒中患者では，脳卒中の再発と抜歯後出血に注意しよう！

俳句で覚える基礎疾患

「脳卒中」

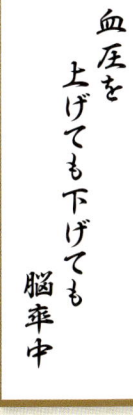

血圧を上げても下げても脳卒中

[解 説]

血圧が著しく上昇すると脳出血が起こりやすい．血圧が著しく低下すると脳梗塞が起こりやすい．

脳卒中の既往患者では血圧が上がっても下がっても脳卒中が起こる可能性があるので，歯科治療中は血圧を日頃の血圧の±30％以内（日頃の血圧が130～140mmHgなら90～180mmHg）に維持する．

俳句で覚える基礎疾患
「抗血栓薬」その1

> プラザキサ®
> 飲んでる患者は
> 血が止まらん

[解　説]
　ダビガトランやリバロキサバンは非弁膜性心房細動の患者に処方される．ワーファリンとは違うし，PT-INRも指標にならないので，「まあいいや，大丈夫だろう」と，軽い気持ちで抜歯すると止血困難に陥ることがある．処方した内科主治医に相談すべきである．

俳句で覚える基礎疾患
「抗血栓薬」その2

> プラザキサ®
> うっかり止めると
> 脳塞栓

[解　説]
　ダビガトランやリバロキサバンは非弁膜性心房細動の患者に処方される．ワーファリンとは違うし，PT-INRも指標にならないので，「まあいいや，大丈夫だろう」と，軽い気持ちで休薬すると脳塞栓が起こることがある．処方した内科主治医に相談すべきである．

俳句で覚える基礎疾患
「抗血栓薬」その3

> プラザキサ®
> 飲むか飲まぬか
> 問題だ

[解　説]
　ダビガトランやリバロキサバンは非弁膜性心房細動の患者に処方される．現時点では，抜歯に関するエビデンスがなく，明確な指針が示されていないので，継続か休薬か迷っていないで，処方した内科主治医に相談すべきである．

〈参考文献〉
1. 野々木宏（主監修）．ACLSプロバイダーマニュアル AHAガイドライン2010準拠．第1版．東京：シナジー，2012．
2. 浦部晶夫，島田和幸，川合眞一（編集）．今日の治療薬2012 解説と便覧．第34版．東京：南江堂，2012．
3. 日本有病者歯科医療学会，日本口腔外科学会，日本老年歯科医学会（編）．抗血栓療法患者の抜歯に関するガイドライン2010年版．東京：学術社，2011．
4. 循環器病の診断と治療に関するガイドライン（2008年度合同研究班報告）．循環器系疾患における抗凝固・抗血小板療法に関するガイドライン（2009年改訂版）．一般社団法人 日本循環器学会ホームページ．
5. 矢郷香，朝波惣一郎．抗血栓療法患者の抜歯 臨床Q&A．東京：医学情報社，2010．
6. 高久史麿，尾形悦郎，黒川清，矢崎義雄（監修）．新臨床内科学．第9版．東京：医学書院，2009．
7. 杉本恒明，矢崎義雄（総編集）．内科学．第9版．東京：朝倉書店，2008．
8. 西田百代．イラストでわかる有病高齢者歯科治療のガイドライン．東京：クインテッセンス出版，2004．
9. 丹羽均，澁谷徹，城茂治，椙山加綱，深山治久（編）．臨床歯科麻酔学．第4版．京都：永末書店，2011．
10. 金子譲（監修），福島和昭，原田純，嶋田昌彦，一戸達也，丹羽（編）．歯科麻酔学．第7版．東京：医歯薬出版，2011．
11. 丹羽均．5．基礎疾患に関連して起こる全身的偶発症（2）．特集：歯科治療時の全身的偶発症と全身管理法．歯科医療　2011；25：41-48．

第9章

糖尿病患者の歯科治療

I 糖尿病の基礎医学

I-1 定義

　糖尿病はインスリン作用の不足により生じる，慢性の高血糖を主な症候とする代謝性疾患である．インスリン作用の不足は膵ランゲルハンス島β細胞（B細胞ともいう）からのインスリン分泌の低下（インスリン分泌障害）や肝臓，筋肉，脂肪組織におけるインスリン作用の低下（インスリン抵抗性）によって生じる．インスリン作用の不足は糖代謝だけでなく，脂質代謝やタンパク代謝にも異常をきたす．

I-2 分類

　糖尿病は成因により，1型糖尿病，2型糖尿病，その他の特定の機序や疾患によるもの，妊娠糖尿病の4つに分類される．以前はインスリン依存性糖尿病（若年型）とインスリン非依存性糖尿病（成人型）に分類されたが，最近では使われない．成因にかかわらず病態からインスリン依存状態と非依存状態に区別される．

1）1型糖尿病

　膵臓のβ細胞の破壊によりインスリンが欠乏する病態で，β細胞の破壊の原因は主に自己免疫疾患である．発症は25歳以下に多く，糖尿病全体の5〜10％を占め，血糖値は高く不安定である．生命維持のためにはインスリン治療が必要である**（図9-1）**．

2）2型糖尿病

　インスリンの分泌低下とインスリン抵抗性が相まってインスリンの作用不全をきたす．膵β細胞からのインスリン分泌はある程度維持されている．発生機序には遺伝因子のほかに環境因子として肥満，過食，運動不足，ストレス，加齢などが考えられる．発症は40歳以上に多く，糖尿病全体の90〜95％を占める．血糖値は比較的安定していて，治療には食事療法，運動療法，必要に応じて経口血糖降下薬やインスリン治療が行われる**（図9-1）**．

図9-1 糖尿病の分類

種類	発症年齢	病因	インスリン分泌	治療方法
1型	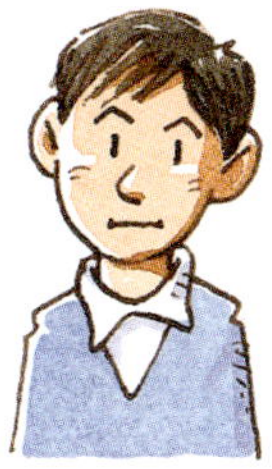 25歳以前	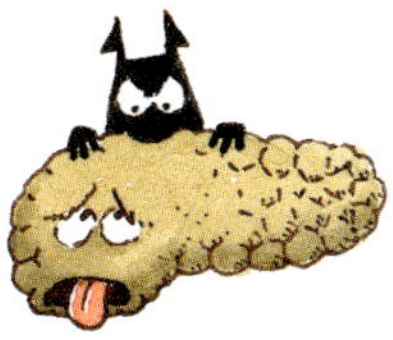 膵臓β細胞の破壊	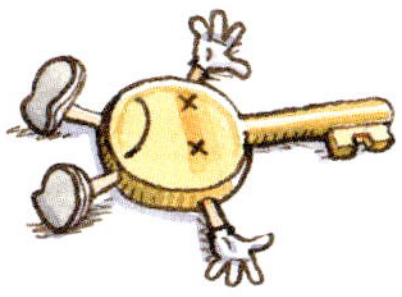 欠如または重度障害	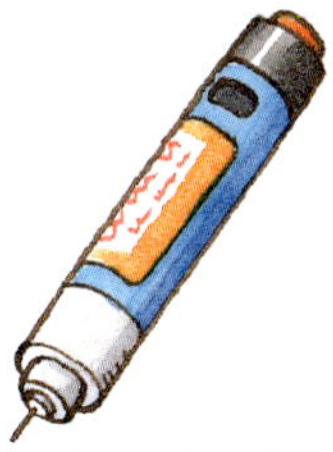 経口血糖降下薬（無効）／インスリン製剤
2型	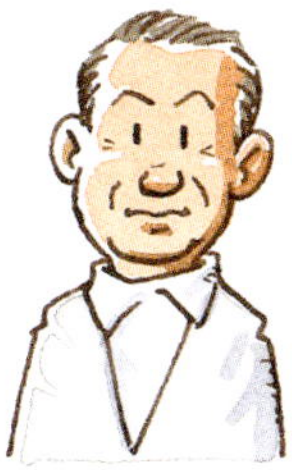 通常40歳以上	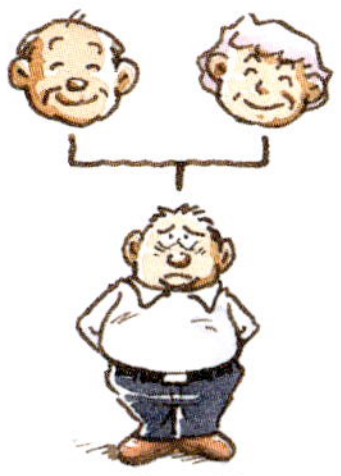 肥満，遺伝	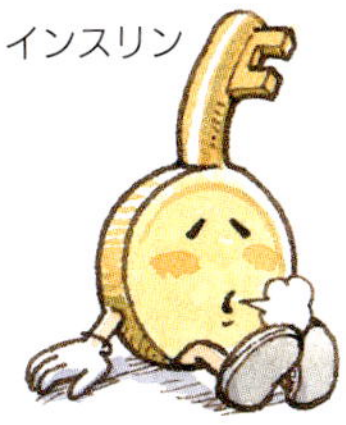 分泌が不十分（有効） 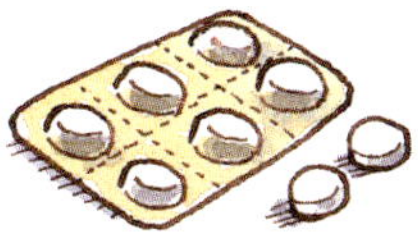	経口血糖降下薬／インスリン製剤（必要なこともある）

I-3 ■ 病態生理

1) 血糖値が一定範囲に維持されるメカニズム

血液中のブドウ糖（グルコース）は体の各組織のエネルギー源として重要であり，血中のブドウ糖濃度（この値を血糖値という）があまり上下すると各組織での代謝が障害されるので，一日中狭い範囲内に維持されるような仕組みになっている．

(1) 血糖値の維持

健常者の血糖値は70〜110mg/dLの範囲に維持されていて，食後のピーク時でも140mg/dLを超えることはない．しかしインスリン作用の不足により血糖値が上昇して，腎尿細管におけるブドウ糖の再吸収閾値（180〜200mg/dL）を超えると，ブドウ糖が尿中に排泄されて尿糖（＋）となる．一方，血糖値が低下して50mg/dLを下回ると，中枢神経系の機能低下をまねく．

(2) ホルモンによる調節

生体内において血糖値が一定範囲内に維持されるのは，血液への糖の供給と血液からの糖の消失のバランスが保たれているからで，この調節にはいろいろなホルモンが関係する．アドレナリン，グルカゴン，糖質コルチコイド，成長ホルモン，甲状腺ホルモンは，いずれも血糖値を上昇させる方向に作用するが，インスリンは唯一血糖値を下げる方向に作用するホルモンである（図9-2，図9-3）．

(3) インスリン分泌機構

インスリンは膵臓のランゲルハンス島のβ細胞より分泌されるが，その分泌量は血糖値により調節される．食事により小腸からグルコースが吸収されて血糖値が110mg/dL以上に上昇すると，それに反応して膵臓からインスリンが分泌され，血糖値は低下して正常範囲内に戻る（図9-4）．

図9-2 血糖値調節

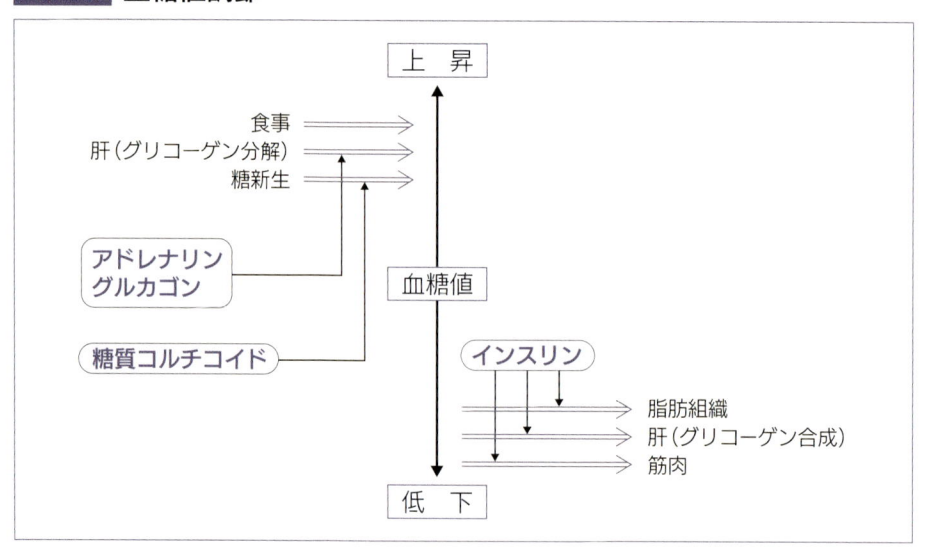

図9-3 血糖値を上げるホルモンと下げるホルモン

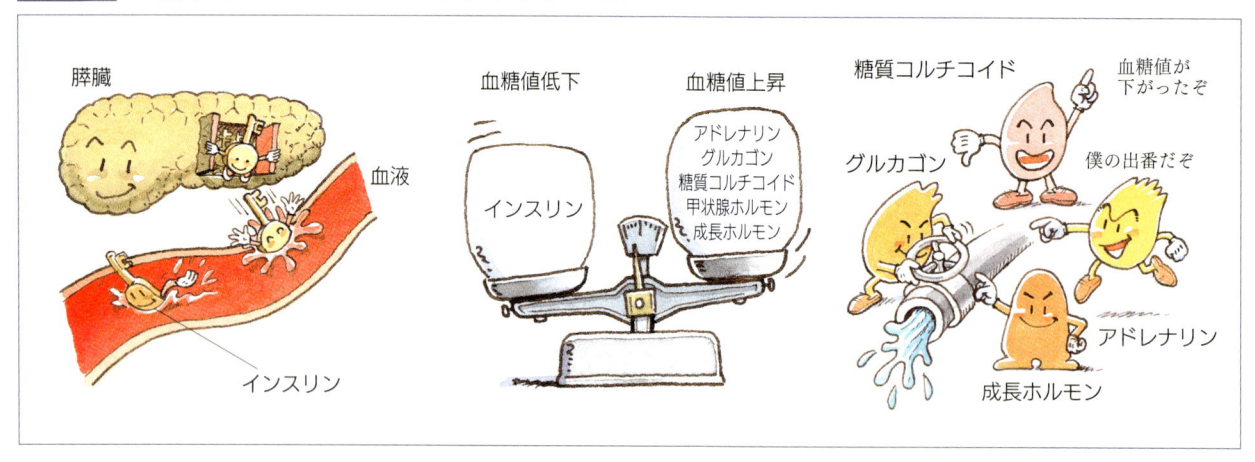

2）インスリンが血糖値を下げるメカニズム

インスリンの主な標的臓器は肝臓，筋肉，脂肪組織であり，インスリンは肝臓におけるグリコーゲン合成と筋肉，脂肪組織などの末梢組織へのグルコース取り込みという2つのメカニズムにより血糖値を低下させる．

(1) 肝臓におけるグリコーゲン合成

グルコースは肝臓の細胞膜を自由に通過できるので，血糖値が上昇するとグルコースが肝細胞内に入ってくる．すると，インスリンは肝細胞内に入ってきた単糖類のグルコースをいくつも結合して，多糖類のグリコーゲンに変える．多糖類のグリコーゲンは分子量が大きいので肝細胞膜を通過できず，肝細胞内から外に出ることができなくなる．つまり，グルコースは肝細胞内でグリコーゲンという形で貯蔵されることになる（図9-5）．これを肝グリコーゲン合成といい，これが「グリコーゲンはグルコースの貯蔵型である」と言われるゆえんである．

図9-4　インスリンの分泌機構

血糖センサー
ムッ…血糖値が上がったな．
インスリンをつくらねば…！

インスリン

食事によって血糖値が上昇すると膵臓からインスリンが分泌される

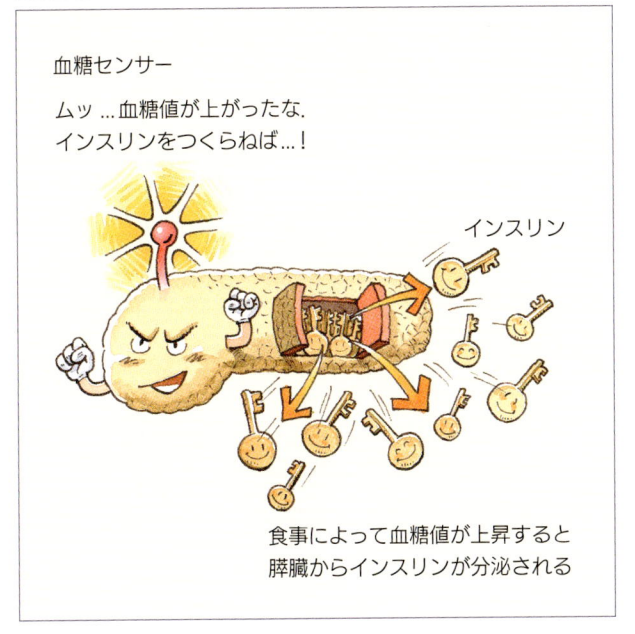

図9-5　血糖値の調節の仕組み

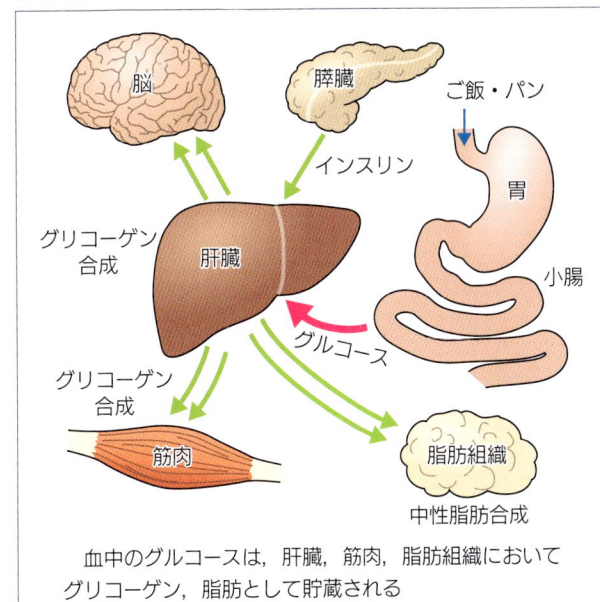

脳　膵臓　ご飯・パン
インスリン　胃
グリコーゲン合成　肝臓　小腸
グルコース
グリコーゲン合成
筋肉　脂肪組織
中性脂肪合成

血中のグルコースは，肝臓，筋肉，脂肪組織においてグリコーゲン，脂肪として貯蔵される

（2）末梢組織へのグルコース取り込み

　一方，グルコースは筋肉や脂肪組織の細胞膜を自由に通過することができず，インスリンがないと筋肉細胞や脂肪細胞内に入り込むことができない．つまり，筋肉や脂肪組織はインスリン依存性である．**図9-6**に示すように，インスリンが筋細胞や脂肪細胞膜上に存在するインスリンレセプター（受容体）と結合すると，細胞内の顆粒に貯蔵されていたグルコース輸送体が細胞膜上に移動してくるので，細胞膜はグルコースを取り込むことができるようになる．

　筋細胞内に取り込まれたグルコースはインスリンの作用によりグリコーゲンとして貯蔵され，脂肪細胞内に取り込まれたグルコースはインスリンの作用により，中性脂肪（トリグリセリド）として貯蔵される（**図9-5**）．

　こうして，インスリンの作用により血液中のグルコースは肝臓，筋肉，脂肪組織の中へ移動するので，血中のグルコース濃度，つまり血糖値は低下する．

図9-6　末梢組織へのグルコース取り込み

インスリンがあるとグルコースは細胞の中に入り，燃焼してエネルギーになる

入れるかな
糖分　インスリン

β細胞　インスリン　インスリンレセプター
グルコース　グルコース輸送体　細胞内
細胞膜

インスリンが細胞膜上のインスリンレセプターに結合することにより，グルコース輸送体が動員され，グルコースが細胞内へ取り込まれる

第9章　糖尿病患者の歯科治療

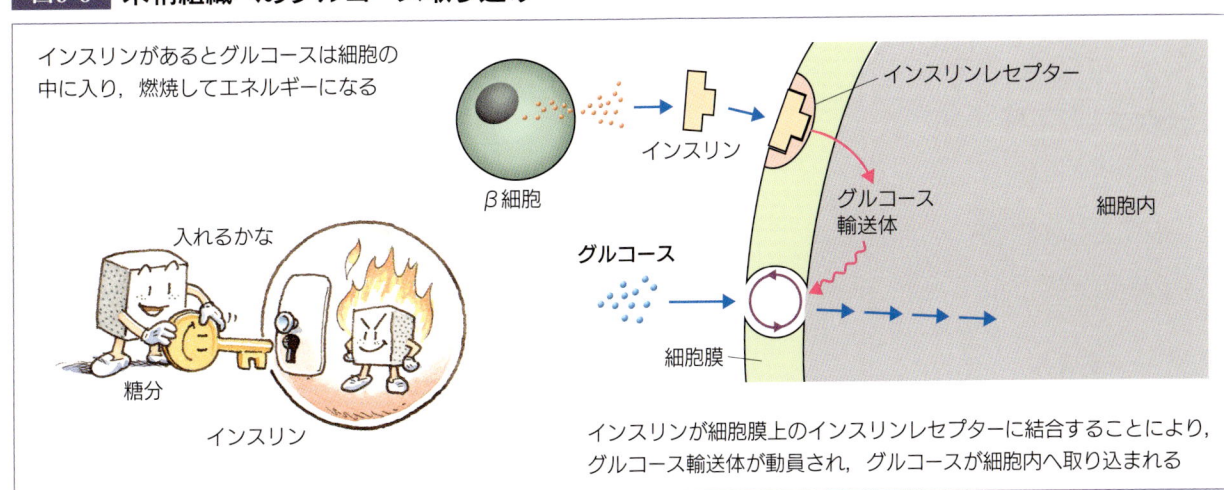

3）糖尿病で血糖値が上がるメカニズム

糖尿病ではインスリン作用の不足により肝細胞内のグリコーゲン合成が障害され，かつグルコースの筋細胞や脂肪細胞内への取り込みも障害されるので，血液中のグルコース濃度が上昇する．

図9-7は末梢組織に対するインスリンの効果を示す．細胞は血液タンクからグルコース燃料を得て回るタービンとして表されている．正常ではインスリンがあるので，体の各組織の細胞にはタービンを回すのに必要な十分量のグルコース燃料が管を通って入ってくる．しかし糖尿病患者では燃料タンクにグルコースがいっぱい入っていても，インスリン欠乏のためにパイプが細く，細胞の中にはグルコース燃料がほとんど入ってこない．そのために代用燃料として脂肪やタンパク質を燃やしタービンを回すことになる．

つまり糖尿病患者では，インスリン欠乏により末梢組織は血中のグルコースを利用できなくなるために，代用エネルギーとして脂肪やタンパク質を代謝するようになる．脂肪代謝が亢進すると，中性脂肪の分解により産生された脂肪酸がエネルギー源として動員されるが，その途中で生じた代謝産物であるケトン体が増加して血液は酸性に傾く．この状態をケトアシドーシスという．血中のケトン体は尿中にも排泄されるようになり，尿ケトン（＋）となる．タンパク質代謝が亢進すると，タンパク質分解により生じたアミノ酸がクエン酸回路に入ってATPを産生する．こうして，脂肪組織の中性脂肪や筋肉組織のタンパク質が分解されるので，痩せて体重が減る．

図9-7 末梢組織に対するインスリンの効果

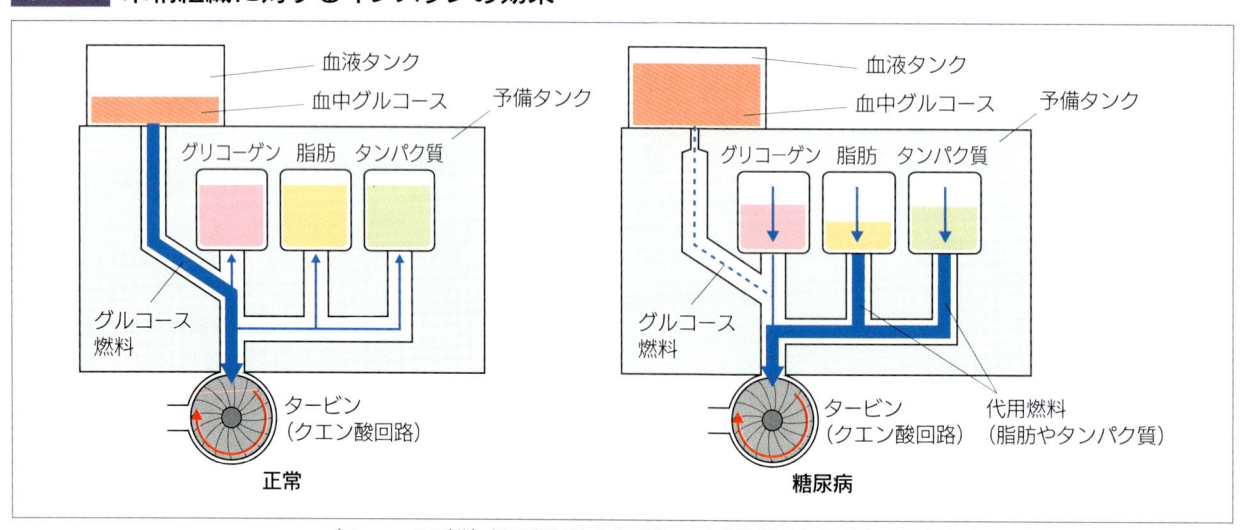

（Ganong WF（著），松田幸次郎，市岡正道，八木欽治（共訳）．医科生理学展望．東京：丸善，1971．より引用改変）

I-4 ■ 臨床症状

糖尿病の臨床症状として，多尿（頻尿），多飲，口渇，食欲低下をともなわない体重減少，多食などが挙げられる（**図9-8**）．しかし，これらの症状は空腹時血糖値で200〜250mg/dLくらいの高血糖にならないと現れない．つまり，糖尿病は臨床症状に乏しい疾患である．

血糖値が上昇して，腎尿細管における糖の排泄閾値（約180 mg/dL）を超えるとブドウ糖が尿中に排泄される．そのため尿の浸透圧が高くなって浸透圧利尿が起こり，大量の水が尿中に排泄される．その結果，水分量が不足して血液の浸透圧が上昇するので，口渇を感じて大量の水を飲む．軽症の糖尿病患者では肥満を認めることが多いが，代謝異常が高度になると脂肪やタンパク質の分解により体重が減少する（**表9-1**）．多食のメカニズムについてはまだ不明な点が多い．

図9-8 糖尿病の臨床症状

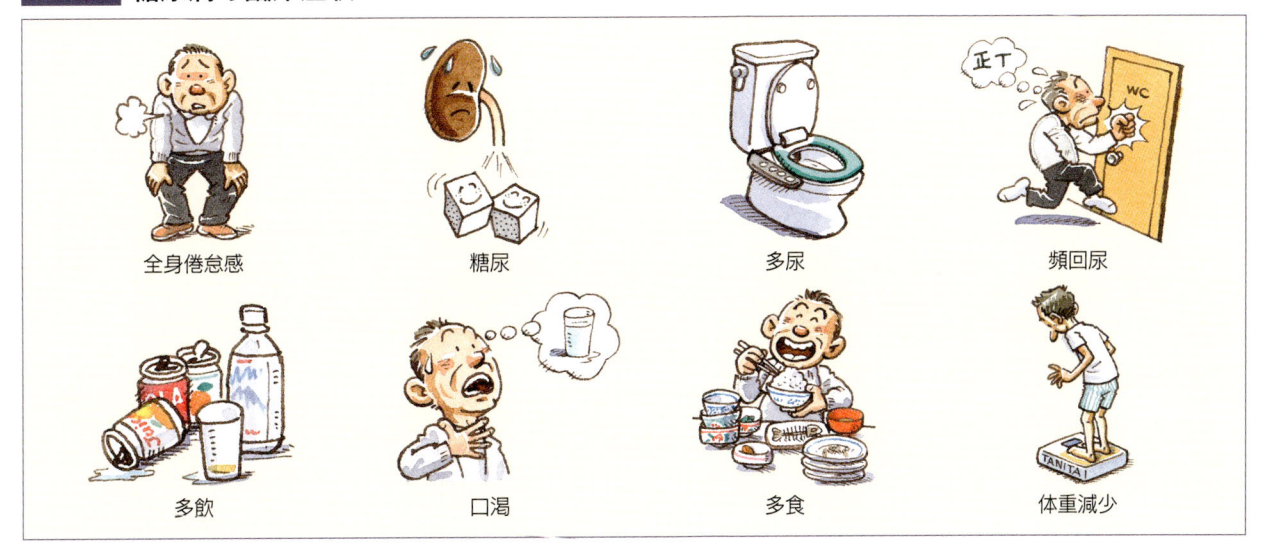

全身倦怠感　　糖尿　　多尿　　頻回尿

多飲　　口渇　　多食　　体重減少

表9-1 糖尿病の臨床症状と病態生理

臨床症状	病態生理
多尿，頻尿	ブドウ糖が尿中に排泄されるので，浸透圧利尿が起こり大量の水が尿として排泄される
口渇，多飲	多尿により水分が減少して血液浸透圧が上昇するので口渇を感じて大量の水を飲む
体重減少	細胞内でブドウ糖の代謝が障害されるので脂肪やタンパク質が分解されて体重が減少する

I-5 ■ 合併症

糖尿病の合併症には，慢性合併症と急性合併症がある（**表9-2**）．また，糖尿病では細菌感染に対する抵抗力が弱い．

1）慢性合併症
糖尿病の慢性合併症には，細小血管症と大血管症がある（**図9-9**）．
（1）細小血管症（microangiopathy）
糖尿病に特異的な病態で，高血糖の持続により細小血管の内皮細胞機能などが障害されて細小血管症が惹起される．細小血管症による網膜症，腎症，神経障害は三大合併症といわれる．

表9-2 糖尿病の合併症

慢性合併症	細小血管症	糖尿病網膜症
		糖尿病腎症
		糖尿病神経障害
	大血管症	脳血管障害
		虚血性心疾患
		末梢動脈閉塞症
	その他	糖尿病足病変
		歯周病
急性合併症	糖尿病昏睡	糖尿病ケトアシドーシス
		高浸透圧高血糖症候群
	低血糖	

図9-9 糖尿病の慢性合併症

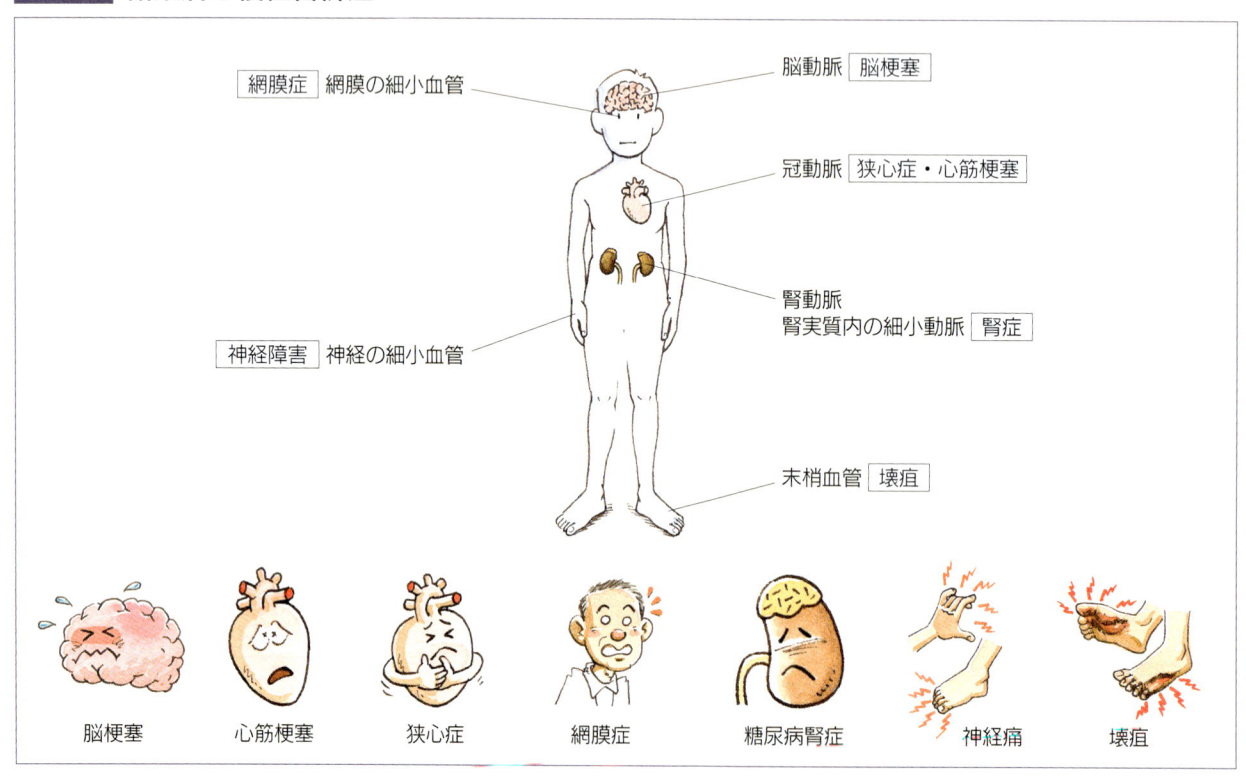

①糖尿病網膜症

　網膜症は糖尿病に特徴的な合併症である．高血糖の持続により網膜の血管内皮細胞基底膜の肥厚や，血管壁細胞の変性と脱落により血管壁が脆弱になり，毛細血管瘤，点状出血，網膜浮腫，さらには，硝子体出血や網膜剥離が起こり視力障害に陥る．

②糖尿病腎症

　腎症の病期は第1～5期に分類される．第1期（腎症前期）では糸球体濾過率が正常ないしは軽度上昇し，第2期（早期腎症）は微量アルブミン尿がみられ，第3期A・B（顕性腎症前期・後期）では尿検査でタンパク尿が検出され，糸球体濾過率がほぼ正常から軽度低下する．第4期（腎不全期）になると腎機能が著明に低下して慢性腎不全に陥り，第5期（透析療法）では透析療法が行われ，腎移植が必要になる．（P.235，表11-4参照）

③糖尿病神経障害

神経障害では高血糖の持続によりシュワン細胞の脱落，軸索の変性が起こり，主として感覚神経と自律神経が障害される．感覚神経の障害により下肢のしびれ感や灼熱感，四肢末端の穿刺痛や電撃痛が出現し，自律神経障害により発汗異常，起立性低血圧，便秘・下痢，無痛性心筋梗塞，無力性膀胱，勃起障害がみられる．

(2) 大血管症 (macroangiopathy)

糖尿病に特異的ではないが，糖尿病が危険因子となって脳血管障害，虚血性心疾患，閉塞性動脈硬化症など動脈硬化に由来する病変が発症する．

①脳血管障害

糖尿病患者における脳梗塞発症リスクは非糖尿病患者の約2倍で，アテローム性脳梗塞とラクナ梗塞が発症しやすくなる．糖尿病における脳梗塞は多発性で無症候性のことが多い．糖尿病における脳卒中の発症には高血圧が強く影響している．

②虚血性心疾患

糖尿病患者における冠動脈疾患の頻度は，非糖尿病患者と比べて2～4倍高い．糖尿病患者の心筋梗塞は無痛性で，典型的な胸痛発作のみられないことが多い．また多枝病変が多く，再発頻度が高く，心不全を併発しやすく，予後不良である．

③末梢動脈閉塞症

糖尿病患者における末梢動脈閉塞症 (peripheral arterial disease：PAD) は，閉塞性動脈硬化症 (arteriosclerosis obliterans：ASO) を含む総称で，その頻度は非糖尿病患者の約4倍と高い．足背動脈や後脛骨動脈の触知が困難となり，虚血が重篤化すると，冷感，しびれ感，間欠性跛行，安静時疼痛，皮膚潰瘍から壊疽が起こり，下肢切断に至る．糖尿病神経障害により痛みを感じにくいので，末梢動脈閉塞症の発見が遅れる．

(3) その他

①糖尿病足病変

神経障害や末梢血流障害を有する糖尿病患者の下肢に生じる感染，潰瘍，深部組織の破壊性病変と定義される．足潰瘍の2大成因は糖尿病神経障害と末梢動脈閉塞症である．これらの障害に外傷や感染が加わって足潰瘍，さらに足壊疽が起こる．

②歯周病

糖尿病患者には歯周病が多い．高血糖により好中球の機能不全，コラーゲンの合成阻害，歯根膜線維芽細胞の機能異常，歯周組織の微小循環障害などが起こり，局所感染が助長されて歯周病が起こりやすくなると考えられている．

逆に，歯周病患者に糖尿病が多いことも報告されている．歯周組織の炎症により炎症性サイトカインTNF-α（腫瘍壊死因子：tumor necrosis factor）が増加してインスリンのはたらきを抑制するといわれている．歯周病を治療することによりTNF-αやHbA$_1$cが減少したとの報告もあり，歯周病治療により血糖コントロールが改善する可能性が示唆されている．

2) 急性合併症

急性合併症には，糖尿病昏睡と低血糖症がある．

(1) 糖尿病昏睡

糖尿病昏睡には，糖尿病ケトアシドーシスと高浸透圧高血糖症候群による昏睡がある．

①糖尿病ケトアシドーシス

主に1型糖尿病患者にみられ，血糖値は250〜1,000mg/dLになる．

臨床所見として，1〜2日の経過で急速な口渇，多飲，多尿，倦怠感，意識障害，腹痛，嘔気，口腔粘膜乾燥，低血圧，頻脈などが認められる．

インスリン欠乏により末梢組織は血中のグルコースを利用できなくなるため，代用エネルギーとして脂肪を代謝するようになり，脂肪の代謝産物であるアセト酢酸，β-オキシ酪酸，アセトンなどのケトン体の血中濃度が上昇して代謝性アシドーシスとなる．アシドーシスを代償するために深くて速いクスマウル（Kussmaul）呼吸がみられる．ケトン体は尿中に排泄されて尿ケトン体（＋〜3＋）となり，アセトンは肺から呼気中に排泄されるので呼気が果実臭を帯びる（図9-10）．

②高浸透圧高血糖症候群

従来，高浸透圧非ケトン性昏睡，あるいは非ケトン性高浸透圧昏睡と呼ばれていたが，昏睡に至ることは稀なので，最近は高浸透圧高血糖症候群といわれている．2型糖尿病患者で感染症，外科手術，脳血管障害，ステロイド薬の不適切投与などにより高血糖をきたしたときにみられ，高齢者に多く，血糖値は600〜1,500mg/dLを示す．著しい高血糖により血漿浸透圧（正常値は280〜300mOsm/L）が320mOsm/L以上に上昇する．

臨床所見は，浸透圧の上昇にともない，精神状態の変化，嗜眠，感覚鈍麻，痙攣発作，幻視，意識障害をきたす．インスリンはそれほど不足していないので，尿中ケトン体は陰性を示すが，脱水に基づく多飲，多尿，体重減少，倦怠感，口腔粘膜乾燥，血圧低下，頻脈などが認められる．アシドーシスは軽度ないしは認めない．発症までに数日を要する．

図9-10 糖尿病ケトアシドーシスによる症状

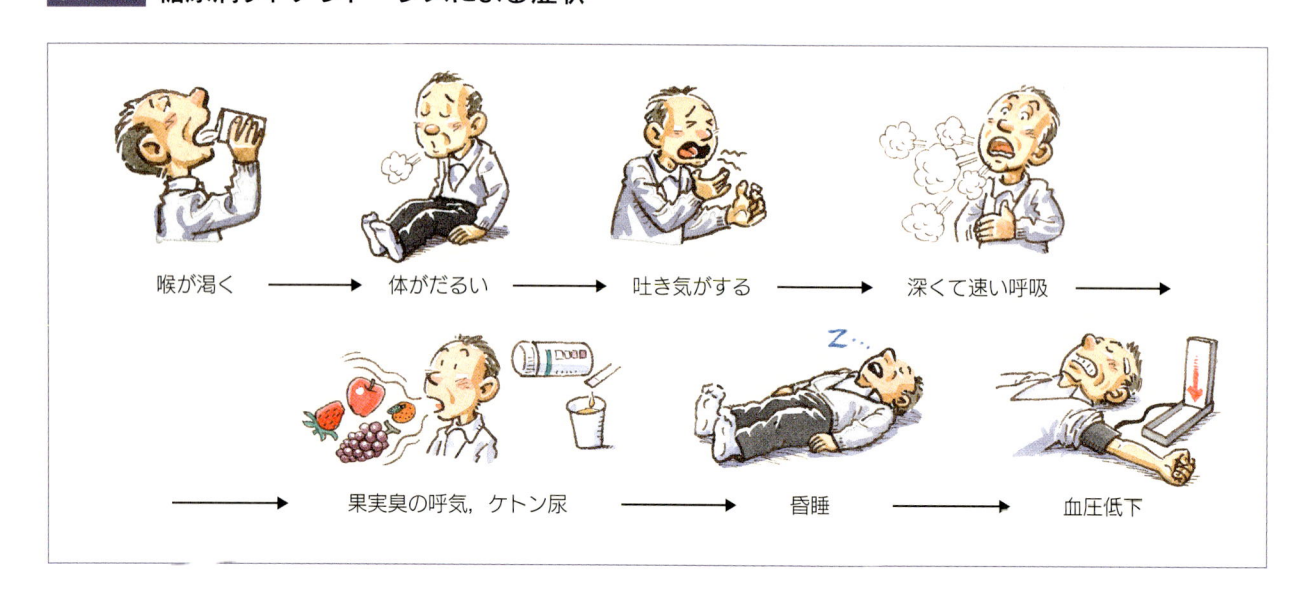

喉が渇く → 体がだるい → 吐き気がする → 深くて速い呼吸 → 果実臭の呼気，ケトン尿 → 昏睡 → 血圧低下

(2) 低血糖
①低血糖の定義

血糖値50 mg/dL以下を低血糖と定義する．低血糖により交感神経症状と中枢神経系症状が認められる．一般に中枢神経症状よりも交感神経症状が先行して出現するので，交感神経症状は中枢神経症状出現前の警告症状とされている（表9-3）．

②低血糖の症状

血糖値が55 mg/dL以下に低下すると，交感神経症状として発汗，振戦，動悸，悪心，不安感，熱感，空腹感，頭痛などの症状が出現する．ただ，高齢者では交感神経症状が現れにくいことがあるので，高齢者の歯科治療時には注意が必要である．

血糖値が50 mg/dL未満に低下すると，中枢神経症状として眠気，脱力，めまい，疲労感，集中力低下，霧視，見当識障害などのブドウ糖欠乏症状，不安感，抑うつ，攻撃的変化，不機嫌，周囲との不調和といった精神症状がみられる．

血糖値が30 mg/dL未満に低下すると，大脳皮質低下が進行して痙攣，意識消失，一過性片麻痺が現れ，昏睡に至り，さらには死に至る．

表9-3 血糖値低下時の生体反応

血糖値（mg/dL）	生体反応
80〜85	インスリン分泌抑制
65〜70	グルカゴン分泌促進：肝グリコーゲン分解，糖新生促進
	アドレナリン分泌促進：肝グリコーゲン分解
	糖質コルチコイド分泌促進：糖新生促進
55以下	交感神経症状：発汗，振戦，動悸，悪心，不安感，熱感，空腹感，頭痛　など
50未満	中枢神経症状：眠気，脱力，めまい，疲労感，集中力低下，見当識障害，不安感，抑うつ，不機嫌　など
30未満	大脳皮質低下：痙攣，意識消失，一過性片麻痺，昏睡　など

表9-4 主な経口血糖降下薬

分類	一般名	商品名	作用機序・備考
スルホニル尿素（SU）類			
第一世代：現在はほとんど使用されない	トルブタミド	ヘキストラスチノン	膵β細胞に作用することによりインスリン分泌を促進する細小血管症抑制効果が認められ、第一選択薬として有用である血糖降下作用が強く、低血糖の頻度も高いので注意するとくにクロルプロパミドとグリベンクラミドは低血糖になりやすい
	グリクロピラミド	デアメリンS	
	アセトヘキサミド	ジメリン	
	クロルプロパミド	アベマイド	
第二世代	グリクラジド	グリミクロン、グリミクロンHA	
	グリベンクラミド	オイグルコン、ダオニール	
第三世代	グリメピリド	アマリール	
速効型インスリン分泌促進薬（グリニド薬）	ナテグリニド	ファスティック、スターシス	膵β細胞に作用することによりインスリン分泌を促進するスルホニル尿素と同様の作用をもち、低血糖が起こるしかし、スルホニル尿素より低血糖の頻度は低い
	ミチグリニド	グルファスト	
	レパグリニド	シュアポスト	
ビグアナイド（BG）類	メトホルミン	グリコラン、メデット、メトグルコ	肝臓からの糖の放出を抑制し、末梢組織への糖の取り込みを促進し、腸管からの糖の吸収を抑制する。インスリン抵抗性を改善する
	ブホルミン	ジベトス、ジベトンS	
α-グルコシダーゼ阻害薬（αGI）	ボグリボース	ベイスン	二糖類分解酵素の作用を阻害して単糖類への分解を抑制し、腸管からの糖の吸収を遅延させる、糖吸収を阻害する大血管症の発症を抑制する効果が認められている
	アカルボース	グルコバイ	
	ミグリトール	セイブル	
チアゾリジン誘導体	ピオグリタゾン	アクトス	肝臓からの糖の放出を抑制し、末梢組織への糖の取り込みを促進するインスリン抵抗性を改善する
DPP-4（dipeptidyl peptidase 4）阻害薬	シタグリプチン	ジャヌビア、グラクティブ	GLP-1（グルカゴン様ペプチド-1）、GIP（グルコース依存性インスリン分泌刺激ポリペプチド）の血中濃度を上昇させて、食後のインスリン分泌を促進するスルホニル尿素薬との併用で低血糖を生じる危険性がある
	ビルダグリプチン	エクア	
	アログリプチン	ネシーナ	
	リナグリプチン	トラゼンタ	
GLP-1（glycogen-like peptide 1）受容体作動薬	リラグルチド	ビクトーザ（皮下注用）	インスリン分泌促進、グルカゴン分泌抑制、胃内容排出遅延、満腹感促進と食事摂取量抑制作用などがある
	エキセナチド	バイエッタ（皮下注用）	

（浦部晶夫、島田和幸、川合眞一（編集）．今日の治療薬2012 解説と便覧．第34版．東京：南江堂, 2012. より）

③低血糖の原因

低血糖の原因でもっとも頻度が高いのは糖尿病治療薬である．インスリン治療中の糖尿病患者や，インスリン分泌促進作用を有する経口血糖降下薬（スルホニル尿素類とグリニド薬）**(表9-4)** 投与中の高齢者で起こりやすい．

糖尿病薬以外ではアルコールの頻度が高い．アルコールは肝臓で糖新生を抑制するので血糖値が低下する．糖新生とは，肝臓で炭水化物以外の栄養素（タンパク質や脂肪）からブドウ糖が産生される現象をいう．

I-6 ■ 検 査

1）空腹時血糖値

空腹時血糖値の基準値は70〜110 mg/dLである．110〜140 mg/dLなら経口糖負荷試験を行う．

2）75g経口糖負荷試験（oral glucose tolerance test：OGTT）

ブドウ糖75gを溶解した糖液（トレーランG75®など）を経口摂取して2時間後に血糖値を測定する**(図9-11)**．空腹時血糖値126 mg/dL以上または75g OGTT 2時間値200 mg/dL以上の場合を糖尿病型，空腹時血糖値110 mg/dL未満および75gOGTT 2時間値140 mg/dL未満の場合を正常型，正常型にも糖尿病型にも属さない場合を境界型と診断する**(図9-12)**．一般に糖尿病予備軍と呼ばれているのは境界型のことである．

図9-11 75g経口糖負荷試験

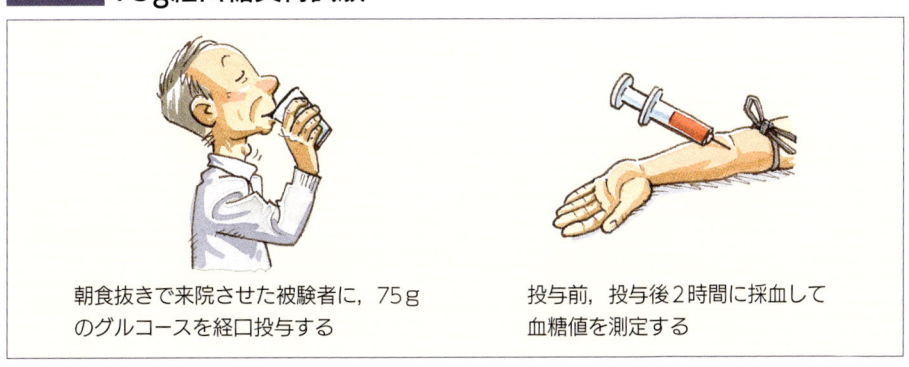

| 朝食抜きで来院させた被験者に，75gのグルコースを経口投与する | 投与前，投与後2時間に採血して血糖値を測定する |

図9-12 糖尿病の診断基準

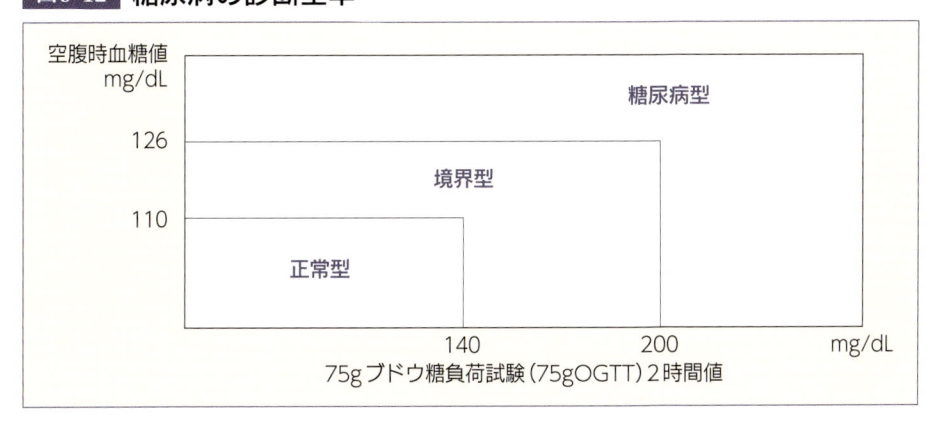

3）グリコヘモグロビン（HbA₁c）

（1）基準値

グリコヘモグロビンは血液中のブドウ糖が赤血球中のヘモグロビンと結合したもので，基準値は4.3〜5.8％である．

（2）臨床的意義

高血糖状態が長期間持続すると，ブドウ糖が多くのヘモグロビンと結合してしまうので，HbA₁cの濃度が高くなる．ブドウ糖はいったんヘモグロビンに結合すると，赤血球が破壊されるまで（赤血球の寿命は約4か月）離れないので，HbA₁cは過去1〜2か月間の血糖値の状態を反映する（図9-13）．つまりHbA₁c高値は慢性の高血糖状態を反映している．

図9-13 グリコヘモグロビンのできる仕組み

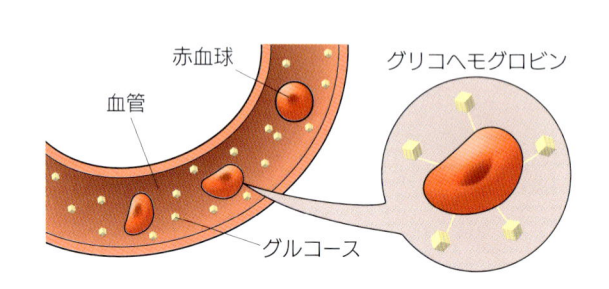

グルコースは赤血球に含まれるヘモグロビンと結合してグリコヘモグロビンとなる．赤血球の寿命が約4か月なので，赤血球と結合している形のグリコヘモグロビンを測定することによって，過去1〜2か月間の血糖値の状態を知ることができる．したがってグリコヘモグロビンは比較的長期間の血糖値のコントロールの状態を知るのに適している

（3）新しい診断基準

糖尿病の診断基準が2010年7月から変更になり，HbA₁c（JDS）≧6.1％以上（HbA₁c（NGSP）≧6.5％）も糖尿病型と判定することになった．HbA₁c（JDS）は日本糖尿病学会による従来の値である．HbA₁c（NGSP）は国際糖化ヘモグロビン標準化プログラムによる値で，日本以外の諸外国で用いられている．

このたびわが国でもHbA₁c（NGSP）を使用することになったが，現在は移行期であり，併記されることが多い．HbA₁c（NGSP）はHbA₁c（JDS）よりも約0.4％高値を示す．

4）尿検査

尿検査で，尿中にブドウ糖が検出されれば尿糖（＋）と診断する（図9-14）．血糖値が約180mg/dL以上に上昇すると尿中にブドウ糖が現れる．したがって，糖尿病だからといって常に尿糖（＋）になるとは限らない．

図9-14 尿検査方法

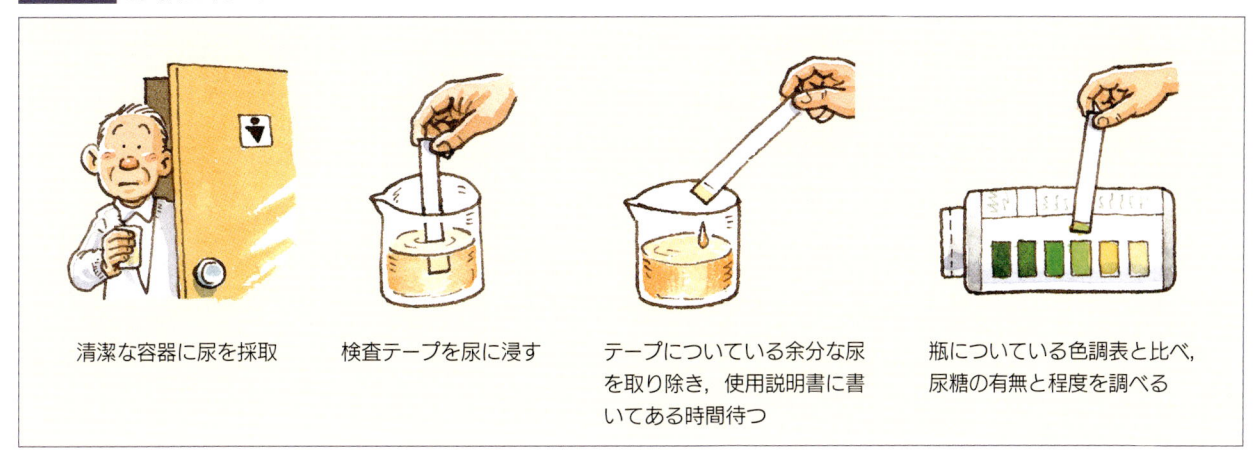

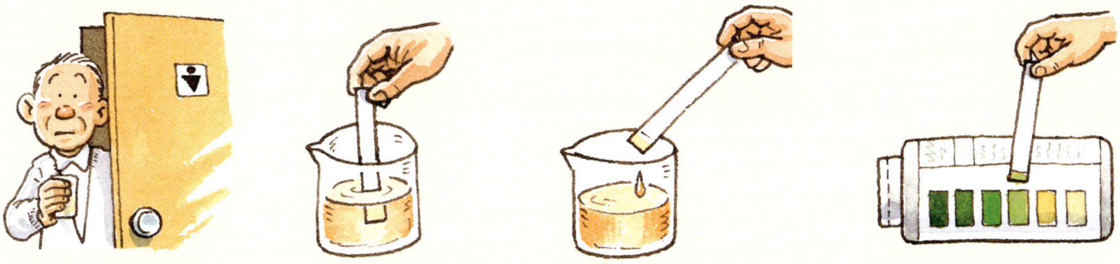

清潔な容器に尿を採取　　検査テープを尿に浸す　　テープについている余分な尿を取り除き，使用説明書に書いてある時間待つ　　瓶についている色調表と比べ，尿糖の有無と程度を調べる

I-7 ■ 治　療

　治療法として食事療法，運動療法，経口血糖降下薬，インスリン療法がある．コントロール状態の評価は，HbA₁c(NGSP)6.9%未満，空腹時血糖値130mg/dL未満，食後2時間値180mg/dL未満を「良」と判定する（**表9-5**）．この「良」の上限値は細小血管症（microangiopathy）の発症する可能性が低いというデータに基づいて設定されている．

表9-5 血糖コントロールの指標と評価

	優	良	可（不十分）	可（不良）	不可
HbA₁c(NGSP)(%)	6.2未満	6.2〜6.9未満	6.9〜7.4未満	7.4〜8.4未満	8.4以上
HbA₁c(JDS)(%)	5.8未満	5.8〜6.5未満	6.5〜7.0未満	7.0〜8.0未満	8.0以上
空腹時血糖値(mg/dL)	80〜110未満	110〜130未満	130〜160未満		160以上
食後2時間血糖値(mg/dL)	80〜140未満	140〜180未満	180〜220未満		220以上

NGSP(National Glycohemoglobin Standardization Program)：国際糖化ヘモグロビン標準化プログラム
JDS(Japan Diabetes Society)：日本糖尿病学会
（2012年4月1日から国際標準値であるNGSPの数値が使用されるようになったが，現在は移行期なので従来のJDS値も併記した．JDS値はNGSP値よりも約0.4%低値を示す．）

1）経口血糖降下薬

　インスリン非依存状態で，十分な食事療法や運動療法を2〜3か月行っても良好な血糖コントロールができない場合（HbA₁c(JDS)≧7.0%が持続）に経口血糖降下薬が投与される．経口血糖降下薬にはスルホニル尿素類，速効型インスリン分泌促進薬，ビグアナイド類，α-グルコシダーゼ阻害薬，チアゾリジン誘導体，DPP-4(dipeptidyl peptidase 4)阻害薬，GLP-1(glycogen-like peptide 1)受容体作動薬などがある（**表9-4，図9-15**）．

図9-15 2型糖尿病における初期治療薬選択の指標

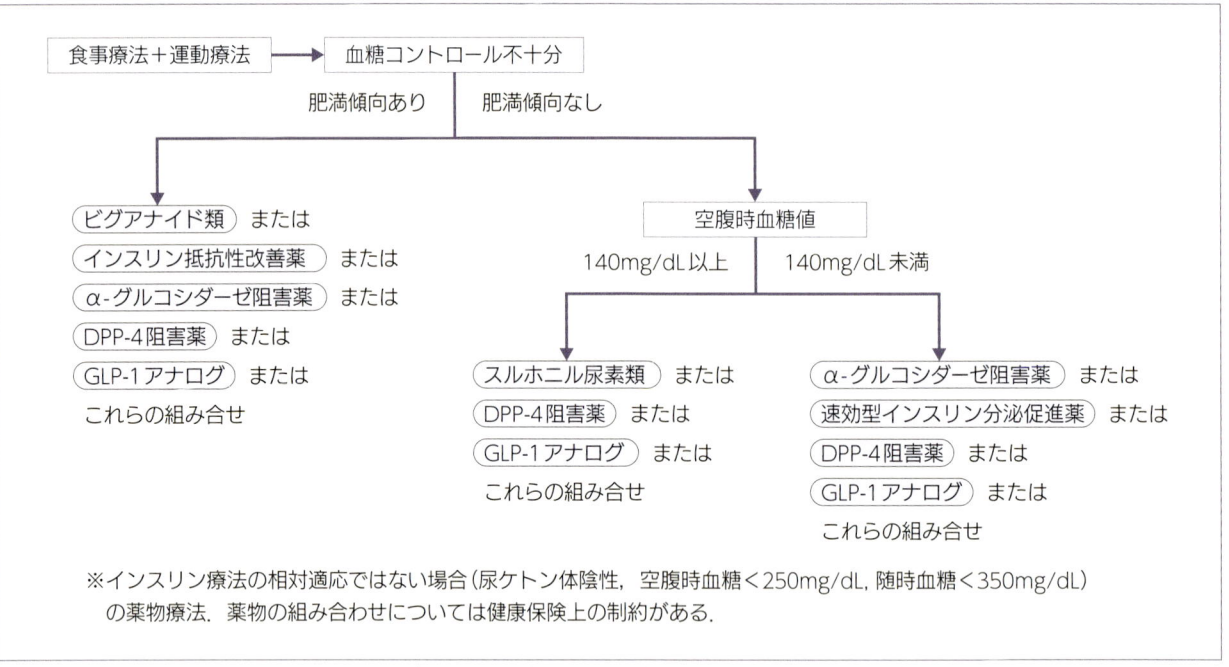

```
食事療法＋運動療法 → 血糖コントロール不十分
                    肥満傾向あり / 肥満傾向なし
```

肥満傾向あり：
- ビグアナイド類 または
- インスリン抵抗性改善薬 または
- α-グルコシダーゼ阻害薬 または
- DPP-4阻害薬 または
- GLP-1アナログ または
- これらの組み合せ

肥満傾向なし：空腹時血糖値
- 140mg/dL以上：
  - スルホニル尿素類 または
  - DPP-4阻害薬 または
  - GLP-1アナログ または
  - これらの組み合せ
- 140mg/dL未満：
  - α-グルコシダーゼ阻害薬 または
  - 速効型インスリン分泌促進薬 または
  - DPP-4阻害薬 または
  - GLP-1アナログ または
  - これらの組み合せ

※インスリン療法の相対適応ではない場合（尿ケトン体陰性，空腹時血糖＜250mg/dL，随時血糖＜350mg/dL）の薬物療法．薬物の組み合わせについては健康保険上の制約がある．

（景山茂．糖尿病治療薬の選び方と使い方．改訂第3版．P.5．南江堂，2008．より許諾を得て改変転載）

2）インスリン製剤

1型糖尿病のほかに，経口血糖降下薬で効果が得られない2型糖尿病などが適応となる．作用持続時間から超速効型，速効型，中間型，混合型，持効型（持続型ともいう）に分類される（表9-6）．

表9-6 インスリン製剤

	商品名	皮下注射の作用時間 発現時間	最大作用時間	持続時間
超速効型	ノボラピッド	10～20分	1～3時間	3～5時間
	ヒューマログ	15分未満	30分～1.5時間	
	アピドラ			
速効型	ノボリンR	約30分	1～3時間	約8時間
	イノレットR			
	ヒューマリンR	30分～1時間		5～7時間
中間型	ヒューマログN	30分～1時間	2～6時間	18～24時間
	ヒューマリンN	1～3時間	8～10時間	
	ノボリンN	約1.5時間	4～12時間	約24時間
	イノレットN			
混合型／二相性	ノボラピッド30・50・70ミックス	10～20分	1～4時間	
	ノボリン30R～50R	約30分	2～8時間	
	ヒューマログミックス25	15分未満	30分～6時間	18～24時間
	ヒューマログミックス50		30分～4時間	
	ヒューマリン3/7	30分～1時間	2～12時間	
	イノレット30R～50R	約30分	2～8時間	
持効型	レベミル	約1時間	3～14時間	約24時間
	ランタス	1～2時間	明らかなピークなし	

健常者のインスリン分泌には持続的に分泌される基礎分泌と食後に分泌される追加分泌の2種類がある．1型糖尿病では両方の分泌が欠如しているので，基礎分泌は中間型または持効型インスリン，追加分泌は超速効型あるいは速効型で補う．これを強化インスリン療法という．

　これに対して，2型糖尿病の初期には基礎分泌は維持されるので，食前3回速効型を投与する．さらに糖尿病が進行すれば，中間型または混合型を朝夕2回（軽症なら朝1回）投与する**(図9-16)**．投与方法はいずれも皮下注射法である．

図9-16　インスリン製剤の投与法

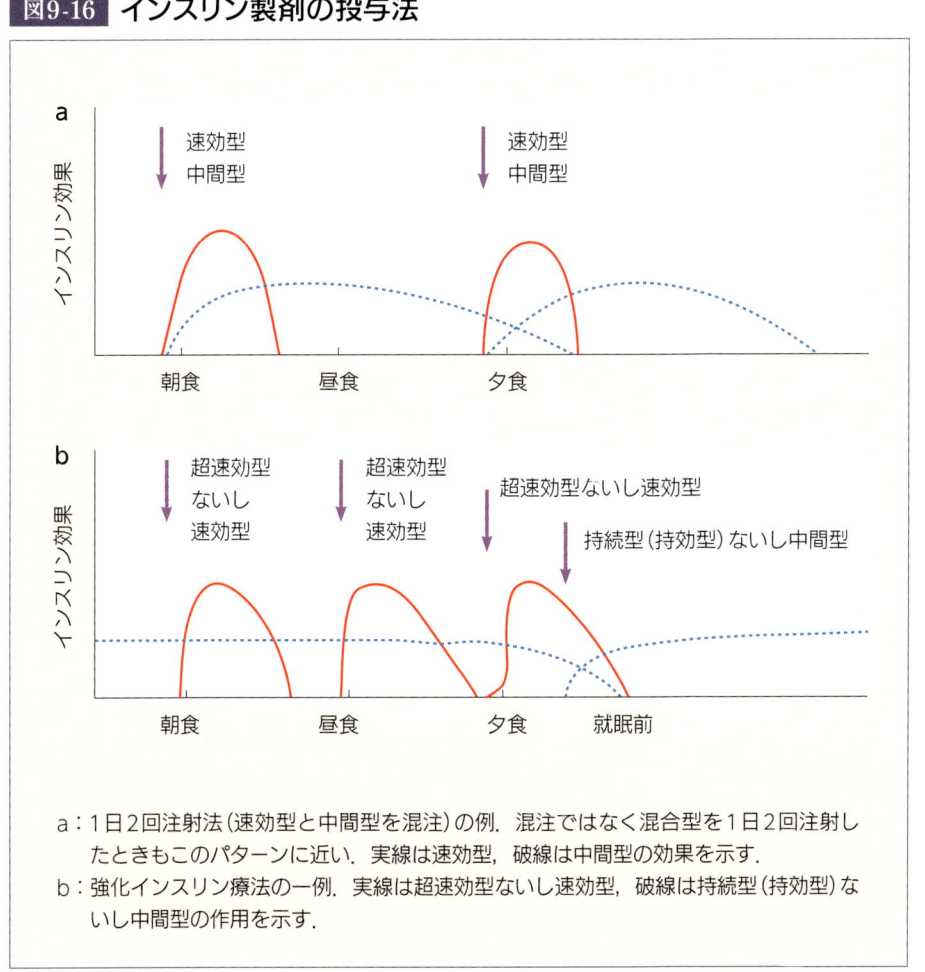

a：1日2回注射法（速効型と中間型を混注）の例．混注ではなく混合型を1日2回注射したときもこのパターンに近い．実線は速効型，破線は中間型の効果を示す．
b：強化インスリン療法の一例．実線は超速効型ないし速効型，破線は持続型（持効型）ないし中間型の作用を示す．

（杉本恒明，矢崎義雄（総編集）．内科学．第9版．東京：朝倉書店，2008．より）

II 糖尿病と歯科治療

　糖尿病患者であっても，内科的治療が行われ，経口血糖降下薬やインスリン療法により血糖値が良好にコントロールされていれば歯科治療はほとんど問題なくできる．しかし，コントロールが不良で高血糖が持続している場合は，術後感染の危険性が高く，抜歯窩の創傷治癒も悪い．また日頃血糖値が良好にコントロールされている患者でも，歯周疾患の急性発作や智歯周囲炎といった局所の感染症や炎症が原因となって，血糖値が上昇することがある．

　インスリン治療を受けている患者で，とくに注意しなければならないのは低血糖発作である．脳組織は低血糖には非常に弱く，血糖値が50mg/dL以下になると正常に機能できなくなり，低血糖状態が数分以上続くと意識が消失してしまう．このような低血糖発作は，歯の痛みや腫れのために食物を摂取しないで歯科を受診した場合に起こる可能性がある．インスリンだけではなく，経口血糖降下薬でも，頻度としては少ないが低血糖の起こることがある．インスリン分泌促進作用のある薬剤，たとえばスルホニル尿素薬（アマリール®など）やグリニド薬（グルファスト®など）を服用している患者では注意が必要である．

　糖尿病患者では，合併疾患として高血圧，脳梗塞，狭心症，心筋梗塞，慢性腎臓病などの基礎疾患を合併していることがあり，このようなことも糖尿病患者の歯科治療を難しくしている．

　糖尿病患者における歯科治療時の注意点は，血糖値上昇・低下，血圧上昇，狭心症，抜歯後感染であり，「血糖，血圧，狭心症，感染予防も忘れずに」と七五調で覚えておくと，とっさの時に役に立つ．

II-1 糖尿病患者の問診の取り方

1）糖尿病患者を発見する

　初診時に患者が記入する問診票を見れば，糖尿病の既往の有無がわかるし，薬剤手帳を見れば糖尿病治療薬の処方の有無がわかる．職場検診や健康診断で指摘されたという患者もいるだろう．

　しかし糖尿病が軽度なら症状がほとんどないので，高血糖に気づいていない患者もいる．口渇，多飲，頻尿といった自覚症状に気づいて内科を受診した患者はすでに，かなりの高血糖（200〜250mg/dL）であることが多い**（図9-17）**．

　またクッシング症候群，先端肥大症，褐色細胞腫，甲状腺機能亢進症，原発性アルドステロン症などの内分泌疾患，肝疾患や膵炎，膵臓摘出術後の患者，ステロイド薬の長期服用患者では糖尿病を合併していることがある**（図9-18）**．

図9-17 糖尿病発見時の症状

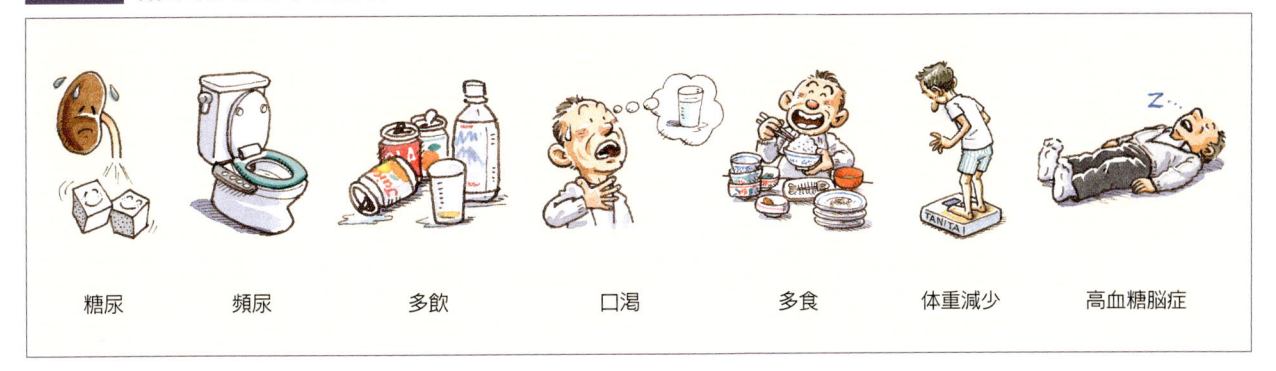

糖尿　頻尿　多飲　口渇　多食　体重減少　高血糖脳症

図9-18 糖尿病を合併する疾患

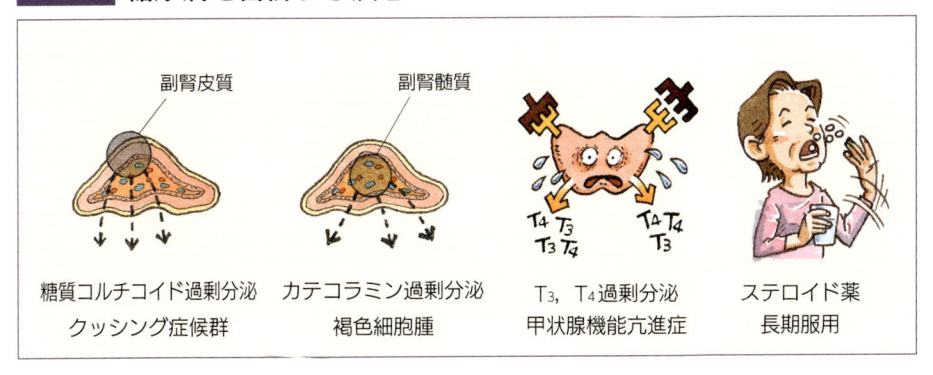

糖質コルチコイド過剰分泌　カテコラミン過剰分泌　T₃，T₄過剰分泌　ステロイド薬
クッシング症候群　　　　　褐色細胞腫　　　　　　甲状腺機能亢進症　長期服用

2）糖尿病の重症度を評価する

（1）糖尿病の発症時期

　糖尿病と診断されたのはいつかを聞く．発病から年数の経っている患者や血糖のコントロール不良の患者は脳血管障害，虚血性心疾患，慢性腎臓病などの慢性合併症を有していることがあり，慢性合併症に対する全身管理も必要である．発病時期は大切な情報である．

　糖尿病と診断された頃の血糖値や臨床症状を聞いておくことも重要である．その後のコントロール状態の推移がわかりやすい．

（2）インスリン依存状態

　インスリン依存状態か非依存状態かを確認する．生命維持のためにインスリンが必要なら依存状態，インスリン治療が不要かあるいは高血糖是正のために必要という場合は非依存状態といえる．2型糖尿病患者の大多数は非依存状態だが，重症例では依存状態になることもある．

（3）低血糖の既往

　低血糖発作の既往の有無を聞く．インスリン療法中の患者は低血糖になりやすいが，経口血糖降下薬の中にも低血糖症を起こしやすい薬剤がある．スルホニル尿素薬や速効型インスリン分泌促進薬（グリニド薬）は膵β細胞に直接作用してインスリン分泌を亢進する．インスリン分泌促進薬はインスリン抵抗性改善薬に比べて低血糖発作を起こしやすい**（表9-4）**．

低血糖発作の既往があれば，どのような要因で起こったのか(**図9-19**)，頻度はどのくらいかを聞く．低血糖発作が起こりやすい患者は日頃からキャンディを持参していることがあり，歯科治療当日にも持ってくるように指示しておく．診療室の冷蔵庫にもジュース，スティックシュガー，キャンディなどを常備しておく．

　さらに，低血糖発作時の臨床症状(**表9-3**)も聞いておく．動悸や発汗などの交感神経症状なのか，めまいや眠気といった中枢神経症状もみられたのか，そのときどのように対処したのか(**図9-20**)を確認しておくと，歯科治療中，低血糖発作が起こったときに診断と救急処置の一助になる．

図9-19 低血糖発作の誘因

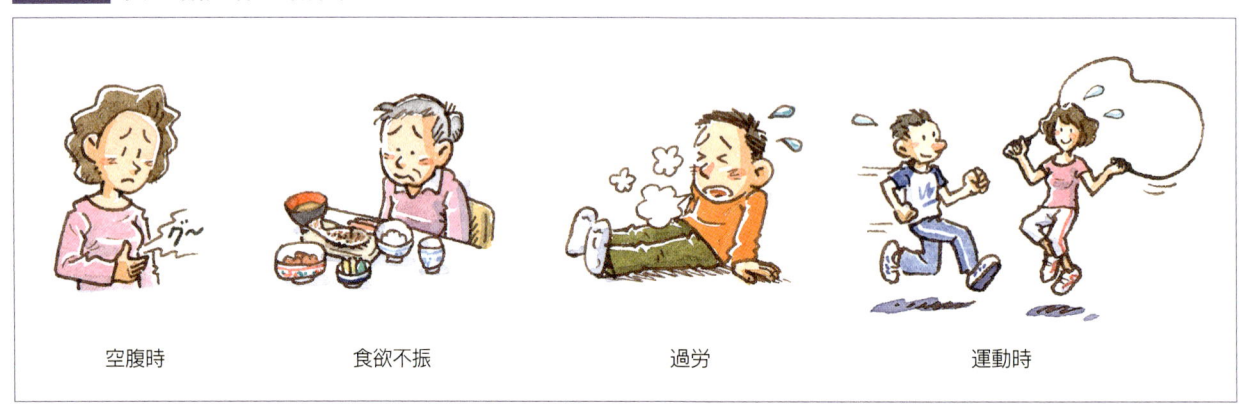

空腹時　　食欲不振　　過労　　運動時

図9-20 低血糖発作の対処方法

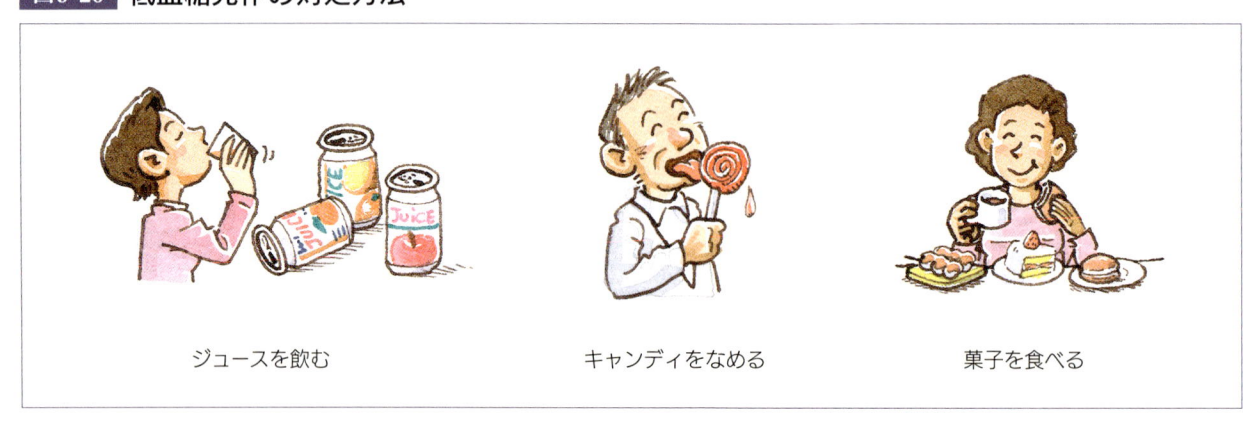

ジュースを飲む　　キャンディをなめる　　菓子を食べる

(4) 高血糖の既往

　高浸透圧高血糖症候群の既往の有無を確認する．とくに高齢の2型糖尿病患者では精神症状や脱水症状をみることがある．もし既往があれば，どのようなときに起こったのか(**図9-21**)，どのような症状(**図9-10**)がみられたのか，そのときどうしたのか，救急車で搬送されたのかを聞いておくと，歯科治療中，糖尿病昏睡が起こったときに他の全身異常と鑑別しやすい．

図9-21 糖尿病昏睡の誘因

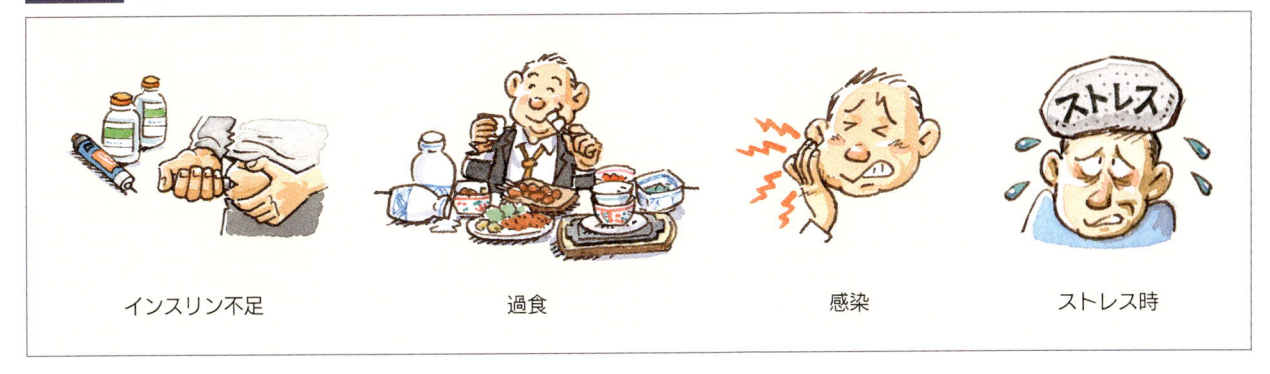

インスリン不足　　過食　　感染　　ストレス時

(5) 慢性合併症の有無

糖尿病患者は慢性合併症として，脳血管障害（**第8章参照**），虚血性心疾患（**第3，4章参照**），慢性腎臓病（**第11章参照**）などの基礎疾患をもっている可能性がある（図9-22）．

脳梗塞や心筋梗塞の既往があれば，歯科治療中に再発するかもしれないし，動脈硬化の進行した高齢者では，歯科治療時のストレスで著しい血圧上昇をきたすこともある．糖尿病腎症から腎不全に至り，透析療法を受けている患者もいる．

このように糖尿病患者では血糖値のコントロール状態だけではなく，合併する基礎疾患の重症度も判定しなければならない．合併疾患が多いほど，そしてその疾患が重症であればあるほど歯科治療時のリスクは高いといえる．

図9-22 糖尿病の慢性合併症

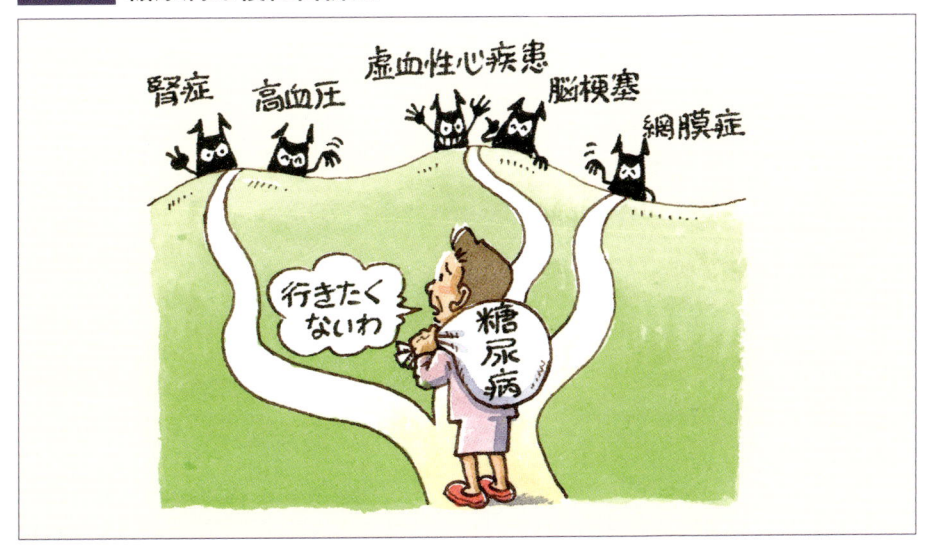

3) 主治医から情報を得る

内科主治医とコンタクトをとって，糖尿病のコントロール状態に関する情報を得るとともに，慢性合併症の有無と重症度，さらに低血糖や高血糖に起因する急性合併症の頻度，歯科治療中の発症リスクについても聞いておく．

4) どのような薬を服用しているか

　食事療法や運動療法のみか，あるいは経口血糖降下薬を服用しているか，インスリン製剤も投与されているかを確認する**(図9-23)**．インスリン製剤，スルホニル尿素類，速効型インスリン分泌促進薬（グリニド薬）を処方されている患者では低血糖に注意する**(表9-4)**．

　慢性合併症があれば，その疾患に対する治療薬も服用しているだろう．脳卒中治療薬**(P.164，表8-4参照)**，狭心症治療薬**(P.55，表3-3参照)**，抗血栓薬**(P.75，表4-3参照)**，降圧薬**(P.31，表2-6参照)**，腎疾患用剤**(P.239，表11-6参照)** などが処方されているかもしれない．

図9-23　糖尿病の治療方法

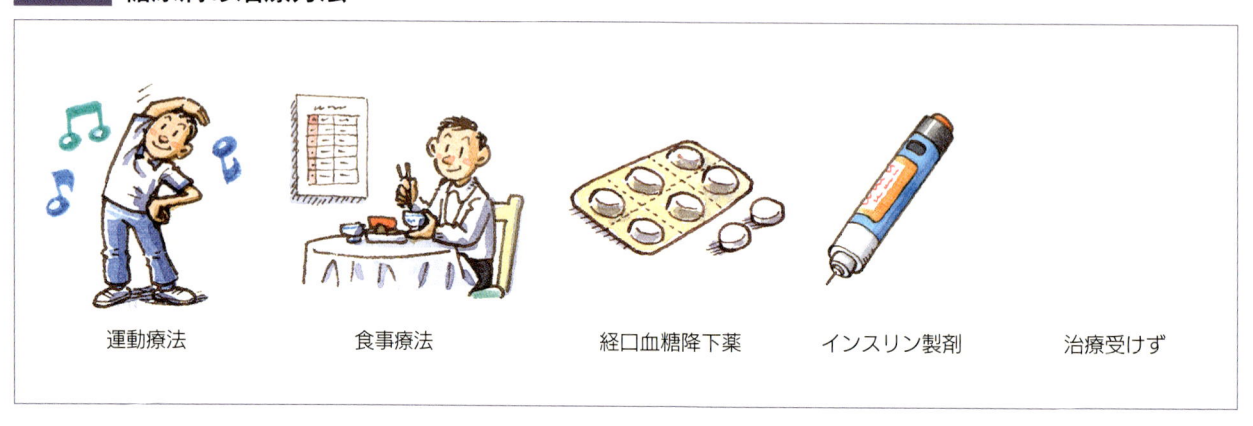

運動療法　　食事療法　　経口血糖降下薬　　インスリン製剤　　治療受けず

II-2 ■ 糖尿病患者の歯科治療に際しての注意点

1) 重症度に基づいた歯科治療
(1) 血糖のコントロール状態

　糖尿病患者の歯科治療において，もっとも重要なことは血糖のコントロール状態である．HbA₁c，空腹時血糖値，食後2時間血糖値が血糖コントロールの指標として用いられる**(表9-5)**．

①リスク評価

　HbA₁c＜6.9％(NGSP)，空腹時血糖値＜130 mg/dL，食後2時間血糖値＜180 mg/dLならコントロール状態良好，歯科治療のリスクも低いと判断する．

　逆にHbA₁c≧8.4％(NGSP)，空腹時血糖値≧160 mg/dL，食後2時間血糖値≧220 mg/dLならコントロール状態は不可であり，歯科治療リスクは非常に高いと判断する．

②ハイリスク患者

　歯科治療のリスクが高いとは，歯科治療中に高浸透圧高血糖症候群が発症しやすく，抜歯後には感染して創傷治癒が遅延しやすく，膿瘍形成やドライソケットが起こりやすく，術後感染症により糖尿病が増悪する可能性が高いとい

う意味である．

　さらに合併疾患の罹患率も高く，重症化していて，歯科治療中に高血圧，脳梗塞，狭心症，心筋梗塞，慢性腎臓病などの基礎疾患が増悪ないしは再発しやすいという意味である．

③歯科治療可能の目安

　歯科治療に際してはHbA₁c＜7.4％（NGSP），空腹時血糖値＜140mg/dL，食後2時間血糖値＜200mg/dLが一応の目安になるだろう．

　ただし観血的処置を行う場合には，感染予防のために抗菌薬の投与が必要となる．

(2) HbA₁cの覚え方

　内科主治医は血糖コントロールの指標として，HbA₁cの検査結果を教えてくれるだろう．HbA₁cの評価値（表9-5）は小数点が付いているので，一見難しそうである．

　HbA₁cの簡便評価法を覚えておくと便利である．「HbA₁cに30を加えて体温に置き換える」と覚える．たとえば，抜歯予定患者のHbA₁cが8.5％だったら，8.5に30を加えると38.5になる．この38.5に℃を付け体温に置き換えて，「38.5℃の発熱患者に抜歯をするのか？」と自分自身に問いかける．「これは辞めたほうがよい．もう少し熱が下がってから抜歯しよう」と思うだろう．このように考えると，糖尿病患者の歯科治療リスクがわかりやすいし，「HbA₁c＜6.9％（NGSP）ならコントロール状態は良好」という評価基準も「なるほど」とうなずける．

2) 急性合併症に対する注意

(1) 低血糖に対する注意

　インスリン療法中の患者，インスリン分泌促進作用を有する経口血糖降下薬（スルホニル尿素薬，グリニド薬）を服用している患者では低血糖発作が起こりやすい．とくに高齢者では低血糖になりやすい．歯科治療の際には，次のような注意が必要である．

①歯科治療当日は，いつもどおり食事を摂取してきたことを確認する．もしも歯痛などの理由で食事が十分摂取されていなかったら，糖分を含むジュースなどを飲んでもらう．

②歯科治療のアポイントは，食事時間の妨げにならないように昼食前や夕食前は避ける．

③処置後に食物摂取が困難にならないようにするため，一度に広範囲の外科処置は行わない．伝達麻酔にも気をつける．

④術後疼痛により食事摂取困難が懸念される場合は，鎮痛薬を処方する．

(2) 高血糖に対する注意

　コントロール不良の糖尿病患者，内科的治療を受けていない糖尿病患者では，歯科治療を契機として血糖値が著しく上昇することがある．内科主治医に相談して，歯科治療よりも血糖のコントロールを優先すべきである．高血糖状態が持続している患者は感染症に対する抵抗力が弱く，重症感染症に陥る危険性もあるので，口腔外科処置は控えたほうがよい．

　表9-7に低血糖と糖尿病昏睡における誘因，臨床症状，救急処置，予防方法の相違を示す．

表9-7 低血糖と糖尿病昏睡の誘発要因，臨床症状，発症の仕方および対処方法と予防方法

急性合併症	低血糖	糖尿病昏睡
どのような患者に起こりやすいか	・インスリン製剤，経口血糖降下薬投与患者	・血糖値のコントロール状態が悪い患者
どのような場合に起こりやすいか	・インスリンの過量投与 ・食事摂取不足（食事時間の遅れ，食事摂取困難）	・インスリン投与の不足 ・感染，発熱，ストレスなどによるインスリン必要量の増加
臨床症状	・交感神経症状： 　発汗，振戦，動悸，悪心，不安感，空腹感 ・中枢神経症状： 　眠気，脱力，めまい，疲労感，不安感，抑うつ	・糖尿病ケトアシドーシス： 　口渇，多飲，多尿，倦怠感，意識障害，腹痛，嘔気 ・高浸透圧高血糖症候群： 　多飲，倦怠感，嗜眠，感覚鈍麻，痙攣発作，意識障害
昏睡の発症の仕方	・急速に発症する	・糖尿病ケトアシドーシス：発症には1～2日かかる ・高浸透圧高血糖症候群：発症には数日かかる
対処方法	・処置が遅れると昏睡に陥るおそれがある ・意識がある場合： 　砂糖，ジュース，キャンディを経口摂取させる ・意識がない場合： 　50％ブドウ糖液を20～40mL静注する	・経過が遅いので急速に昏睡に陥るおそれはない ・輸液，インスリン投与が必要なので，救急車で病院に搬送する
予防方法	・昼食，夕食前の時間帯にはアポイントを避ける ・広範囲に及ぶ口腔外科手術を避ける ・術後鎮痛のために鎮痛薬を処方する ・当日は，食事の摂取を確認する	・当日は，インスリンの投与，経口糖尿病薬の服用を確認する

3) 慢性合併症に対する注意

糖尿病患者は慢性合併症として，動脈硬化に由来する脳血管障害，虚血性心疾患，細小血管症に起因する糖尿病腎症を合併している可能性がある．また糖尿病患者では高血圧を合併していることが多い．高血圧合併糖尿病が心血管系疾患のハイリスクであることはよく知られている．

したがって歯科治療に際しては，高血圧（第2章参照），狭心症（第3章参照），心筋梗塞（第4章参照），脳梗塞（第8章参照），慢性腎臓病（第11章参照）などの基礎疾患の有無を確認しなければならない．合併疾患があれば重症度を評価して，歯科治療中は血圧，脈拍数，パルスオキシメータ，必要に応じてRPPや心電図をモニタしながら，注意深い全身管理を行う必要がある．

4) 術後感染に対する注意

糖尿病患者，とくに血糖のコントロール不良な患者は感染症が遷延して重篤化しやすい．感染すると，ますます血糖値が上昇しやすく，血糖上昇は感染に対する抵抗力を低下させる．

血糖コントロール不良患者において，口腔外科処置は感染リスクが高く創傷治癒が遅れる．糖尿病を診ている内科主治医と連携をとるとともに，抜歯後は創面縫合，抗菌薬，術後の洗浄処置を繰り返して注意深く予後観察を行い，必要に応じて抗菌薬を増量するなど，感染予防に細心の注意を払う必要がある．

5）歯科治療内容に対する注意

①歯周疾患の進行が速いため，予後不良な歯で，感染巣となる可能性の高い歯は抜去したほうがよいと思われる．

②歯頸部う蝕が多発しやすいため，徹底した清掃指導と，二次う蝕の起こりにくい修復内容が望まれる．

③歯槽骨吸収が速く，義歯を作ってもすぐに適合性が悪くなるので，金属床の製作は見合わせたほうが賢明である．

6）歯科治療時のストレス軽減

糖尿病患者は慢性合併症として，動脈硬化に起因する循環器系疾患を合併していることがあるので，歯科治療中には循環動態の安定化を図ることが重要である．そのためには「怖くない・痛くない歯科治療」を実践しなければならない．

表面麻酔を塗布して注射刺入時の穿刺痛を和らげ，十分量の局所麻酔薬を投与して確実な麻酔効果の下に歯科治療を行う．笑気吸入鎮静法や静脈内鎮静法を施行して，歯科治療にともなう精神的ストレスを軽減する．著者らが提唱している精神鎮静法とイージーリスニングを併用するリラックス歯科治療は循環動態の安定化に有効である．

7）アドレナリン添加局所麻酔薬に対する注意

アドレナリンは血糖上昇作用を有しているが，歯科臨床で使用する投与量で著しい高血糖を惹起することはない．しかし，一般名「リドカイン塩酸塩・アドレナリン注射液」の添付文書には，「高血圧，動脈硬化，心不全，甲状腺機能亢進症，糖尿病は原則禁忌，高齢者は慎重投与」と記されている．第2章でも記述したように，アドレナリン添加局所麻酔薬を使用する際には，基礎疾患のリスク判定を行い，注意深い全身管理の下に慎重に投与しなければならない．

このような添付文書の記載を考慮すると，糖尿病を合併していてしかも高齢者の場合には，精神鎮静法により精神的・身体的ストレスの軽減を図りながら，自動血圧計を用いて血圧，脈拍数，SpO_2などをモニタして，その変動に注意する必要がある．低濃度アドレナリンの使用やフェリプレシンとの併用など，アドレナリンの投与量を少なくする方策（**第3章，P.62参照**）も必要であろう．

8）歯科治療中のモニタリング

糖尿病患者は高血圧，狭心症，心筋梗塞，脳梗塞，動脈硬化，慢性腎臓病などの基礎疾患を合併していることがあり，歯科治療時のモニタリングは必須である．自動血圧計を用いて血圧，脈拍数，パルスオキシメータをモニタする．虚血性心疾患があればRPP，不整脈があれば心電図もモニタする．

通常，歯科治療中に血糖値をモニタする必要はないが，患者が気分不良を訴えたときには，低血糖か高血糖か，あるいは血管迷走神経反射や過換気発作などの他の全身的偶発症なのかを鑑別する必要がある．このようなときに血糖値を測定すれば確定診断に役立つ．というのも，臨床症状だけでは鑑別が難しいこともあるからである．患者が自宅で使用しているような小型の血糖自己測定器（たとえばメディセーフミニ®，テルモ社）を使えば，採血の必要もなく簡単に血糖値を測定することができる（**図9-24**）．

歯科治療中は循環動態の変動を参考にして，歯科治療の開始・継続・中断を決定する(**表9-8**)．歯科用局所麻酔薬の種類と投与量は血圧変動を参考にする(**表9-9**)．

図9-24 自己血糖測定器による血糖値の測定方法

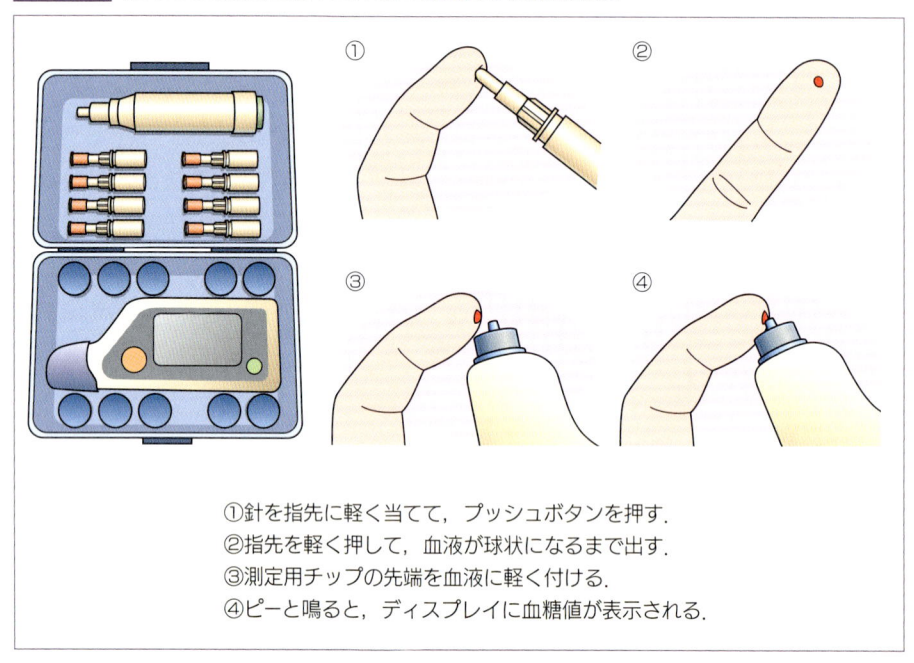

①針を指先に軽く当てて，プッシュボタンを押す．
②指先を軽く押して，血液が球状になるまで出す．
③測定用チップの先端を血液に軽く付ける．
④ピーと鳴ると，ディスプレイに血糖値が表示される．

表9-8 循環動態変動と歯科治療

収縮期血圧	心拍数	歯科治療
200mmHg	140回／分	歯科治療の続行は危険である
180mmHg	120回／分	歯科治療を中断して，安静にする
160mmHg	100回／分	要注意，いつでも中断できる体制をとる
		歯科治療を開始，継続してもよい

表9-9 血圧変動と歯科用局所麻酔薬

収縮期血圧	歯科用局所麻酔薬
180mmHg	歯科治療を中断して，安静にする
	1/8万アドレナリン添加2％リドカイン1/2カートリッジ投与（必要ならシタネスト-オクタプレシン3カートリッジ以内）
160mmHg	1/8万アドレナリン添加2％リドカイン1カートリッジ投与（必要ならシタネスト-オクタプレシン3カートリッジ以内）
140 mmHg	1/8万アドレナリン添加2％リドカイン2カートリッジ投与

9）血糖低下時の救急処置

もしも歯科治療中に低血糖を疑う症状(発汗，振戦，動悸，めまい，疲労感，意識混濁など)が出現したら，ただちに歯科治療を中断する．低血糖発作は中枢神経障害をきたす危険性があるので，迅速な救急処置が必要である．

①血糖自己測定器で血糖値を測定して，低血糖(50mg/dL未満)であることを確認する．

②意識があって経口摂取が可能なら砂糖，ジュース，キャンディを経口摂取させる．
③意識がなくて経口摂取が不能なら，歯肉に糖質を塗りつけるか，あるいは50％ブドウ糖液を20〜40mL静注する．
④静脈路確保が困難な場合には，気道確保と酸素吸入を行いながら，早急に救急車で病院に搬送する．

10）血糖上昇時の救急処置

もしも歯科治療中に高血糖を疑う症状（口渇，多飲，倦怠感，嗜眠，精神状態の変化など）が出現したら，ただちに歯科治療を中断する．
①血糖自己測定器で血糖値を測定して，高血糖（糖尿病ケトアシドーシスでは250m/dL以上，高浸透圧高血糖症候群では600m/dL以上）であることを確認する．
②糖尿病昏睡の治療には輸液やインスリン投与が必要であり，歯科診療室では対応が無理なので，躊躇することなく救急車で病院に搬送する．

11）実際の歯科治療方法

糖尿病患者に歯科治療を行う際には，下記のような注意が必要である．
①当日は，規則正しい常用薬の服用と食事の摂取を確認する．
②自動血圧計を使用して血圧，脈拍数，SpO_2をモニタする．虚血性心疾患があればRPP，不整脈があれば心電図もモニタする．
③精神鎮静法やリラックス歯科を利用して精神的ストレスを軽減する．
④歯科治療中は5〜10分ごとに血圧と心拍数を測定しながら，**表9-8**を参考に歯科治療の開始・継続・中断を決定する．
⑤局所麻酔注射を行うときは，**表9-9**を参考に歯科用局所麻酔薬の種類と投与量を決定する．
⑥刺入時には表面麻酔を併用して穿刺痛を軽減し，局所麻酔薬はゆっくりかつ十分量を投与して確実に局所麻酔を効かせる．
⑦こうして，「怖くない・痛くない」歯科治療を行う．
⑧観血的処置時には，抗菌薬を投与して術後感染を予防する．

表9-10に糖尿病患者の歯科治療に際しての注意点をまとめた．

〈参考文献〉
1．Ganong WF（著），松田幸次郎，市岡正道，八木欽治（共訳）．医科生理学展望．東京：丸善，1971．
2．日本糖尿病学会．科学的根拠に基づく糖尿病診療ガイドライン2010．東京：南江堂，2010．
3．浦部晶夫，島田和幸，川合眞一（編集）．今日の治療薬2012解説と便覧．第34版．東京：南江堂，2012．
4．高久史麿，尾形悦郎，黒川清，矢崎義雄（監修）．新臨床内科学．第9版．東京：医学書院，2009．
5．杉本恒明，矢崎義雄（総編集）．内科学．第9版．東京：朝倉書店，2008．
6．西田百代．イラストでわかる有病高齢者歯科治療のガイドライン．東京：クインテッセンス出版，2004．
7．丹羽均，澁谷徹，城茂治，椙山加綱，深山治久（編）．臨床歯科麻酔学．第4版．京都：永末書店，2011．
8．金子譲（監修），福島和昭，原田純，嶋田昌彦，一戸達也，丹羽均（編）．歯科麻酔学．第7版．東京：医歯薬出版，2011．
9．丹羽均．5．基礎疾患に関連して起こる全身的偶発症（2）．特集：歯科治療時の全身的偶発症と全身管理法．歯科医療　2011；25：41-48．
10．椙山加綱（編著）．ヒヤリ・ハット こんなときどうする？ 歯科治療時の救急テクニック1．第2版．京都：永末書店，2011．

表9-10 糖尿病患者の歯科治療に際しての注意点

低血糖に対する注意	予防	・昼食前，夕食前のアポイントを避ける ・当日は，食事の摂取を確認する ・一度に広範囲の外科処置を行わない ・術後疼痛に対して鎮痛薬を処方する
	処置	・経口摂取が可能なら，砂糖やジュースを摂取させる ・経口摂取が不能なら，50％ブドウ糖液を静注する
高血糖に対する注意	予防	・血糖値のコントロール状態を確認する 　（HbA$_1$c＜7.4％，空腹時血糖値＜140mg/dL，食後2時間値＜200mg/dL） ・当日は，インスリンの投与，経口糖尿病薬の服用を確認する ・精神鎮静法やリラックス歯科により精神的ストレスを軽減する ・確実に局所麻酔を効かせて，痛くない歯科治療を行う
	処置	・糖尿病昏睡が起これば，救急車で病院に搬送する
慢性合併症に対する注意		・高血圧，狭心症，心筋梗塞，脳梗塞，慢性腎臓病の有無を確認する ・合併疾患があれば，その疾患の重症度を評価して，リスク判定を行う ・歯科治療中はモニタリング下に注意深い全身管理を行う ・精神鎮静法やリラックス歯科により精神的ストレスを軽減する ・確実に局所麻酔を効かせて，痛くない歯科治療を行う
術後感染に対する注意		・抜歯後は創面縫合，抗菌薬，術後洗浄を繰り返して予後観察を行う ・必要に応じて抗菌薬を増量するなど感染予防に注意する ・広範囲の感染，炎症症状などが出現すれば内科医に相談する
治療内容に対する注意		・予後不良となる可能性の高い歯は抜去も考慮する ・歯頸部う蝕を予防するために徹底した清掃指導を行う ・二次う蝕の起こりにくい修復処置を行う ・歯槽骨の吸収が速い場合は，金属床の製作に注意する

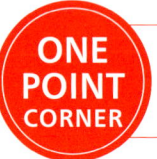

ONE POINT CORNER 糖尿病患者では，血糖値とHbA$_1$cに注目しよう！

俳句で覚える基礎疾患

「糖尿病」

> 血糖，血圧，狭心症　感染予防も　忘れずに

[解説]
　糖尿病患者で気をつけることは，歯科治療中の低血糖発作と高血糖発作である．また動脈硬化により高血圧や虚血性心疾患を合併している可能性がある．さらに感染しやすいので抜歯後感染が起こるかもしれない．感染が起こると糖尿病が悪化するという悪循環に入り込んでしまう．
　糖尿病患者が来院したら，この俳句を呪文のように唱えると注意事項が簡単に思い出せる．

第10章

ステロイド療法患者の歯科治療

I 副腎皮質の生理

I-1 ■ 副腎皮質とステロイドホルモン

　副腎は腎臓の上部に位置する扁平三角形の内分泌腺で，組織学的に副腎髄質と副腎皮質の2つの部分からなる．副腎髄質は交感神経の支配を受け，アドレナリン，ノルアドレナリンなどのカテコールアミンを分泌する．副腎皮質は外側から球状層，束状層，網状層の3つの層からなり，球状層から電解質コルチコイド（アルドステロン），束状層から糖質コルチコイド（コルチゾール），内側の網状層からアンドロジェン（デヒドロエピアンドロステロン）が分泌される．

　これら副腎皮質から分泌されるホルモンは，化学構造上ステロイド核をもっているのでステロイドホルモンと呼ばれるが，一般に「ステロイド」といわれるのは糖質コルチコイドのことである．

I-2 ■ 糖質コルチコイドの分泌調節

1）コルチゾールの分泌機序

　糖質コルチコイドはヒトでは主にコルチゾールである．コルチゾールの分泌は下垂体前葉から分泌される副腎皮質刺激ホルモン（adrenocorticotropic hormone：ACTH）によって促進されるが，そのACTHの分泌は視床下部から分泌される副腎皮質刺激ホルモン放出ホルモン（corticotropin-releasing hormone：CRH）によって促進される．すなわち，身体にストレスが加わると視床下部からCRHが分泌され，CRHが下垂体前葉に作用してACTHが分泌され，ACTHが副腎を刺激してコルチゾールの分泌が増加する．これを視床下部-下垂体-副腎皮質系という．

　こうして血中のコルチゾール濃度が上昇すると，負のフィードバック機構により視床下部からのCRH分泌と下垂体前葉からのACTH分泌が抑制され，コルチゾールの過剰分泌が抑えられて，加えられたストレスに見合うだけの血中コルチゾール濃度が維持される．

2）ストレス反応

　Hans Selye（ハンス・セリエ）は生体に有害刺激が加わると，刺激の種類にかかわらず生体は一定の反応を示すことを見いだし，有害刺激一般をストレッサー，反応一般をストレス反応，この経過全体の連鎖をストレスと呼んだ．ストレッサーには寒冷，外傷，出血，手術，騒音などの物理的ストレッサー，薬物，化学物質などの化学的ストレッサー，感染，炎症などの生物的ストレッサー，怒り，緊張，不安などの心理的ストレッサーがある．

これらのストレッサーが生体に加わると，ストレッサーは大脳辺縁系で感受され，神経伝達物質を介して視床下部に伝えられる．視床下部からは交感神経－副腎髄質系と視床下部－下垂体－副腎皮質系の2つの経路に分かれる．最初にはたらくのは交感神経－副腎髄質系で，交感神経緊張により副腎髄質からアドレナリン（80％）とノルアドレナリン（20％）が分泌され，交感神経末端からはノルアドレナリンが遊離される．次に視床下部－下垂体－副腎皮質系がはたらいて副腎皮質からコルチゾールが分泌される**（図10-1）**．コルチゾールの分泌量は20～30mg/日（プレドニゾロン5～7mg/日に相当）だが，非常に強いストレッサーが加わったときには200～300mg/日にも達する．

　このようなストレッサーに対する一連の生体反応は，不利な条件下において人間が生き残るために重要な生体の防御機構と考えられている．

図10-1　副腎皮質ホルモン（コルチゾール）の分泌調節

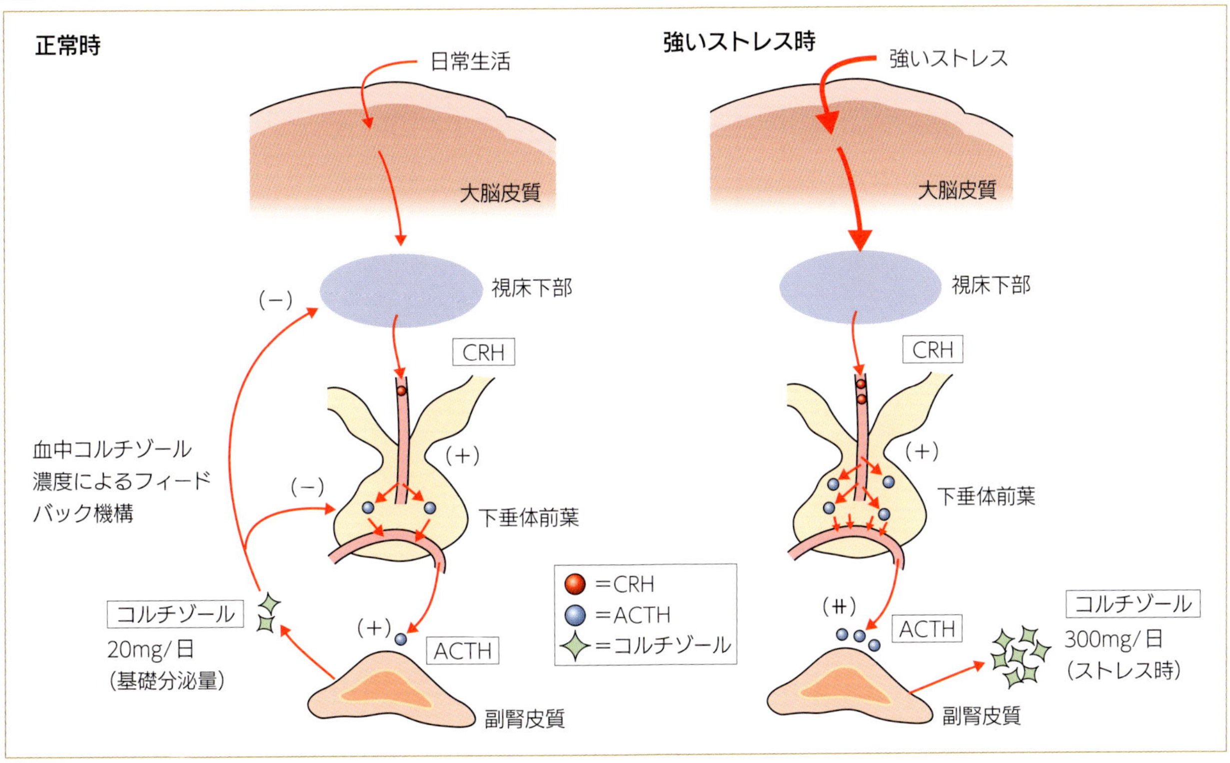

I-3　糖質コルチコイドの作用（表10-1）

（1）糖代謝
　肝細胞内で炭水化物以外の栄養素（タンパク質や脂肪）からブドウ糖が産生される現象を糖新生という．糖質コルチコイドは肝臓でアミノ酸からブドウ糖を産生して糖新生を促進し，末梢組織（筋肉，脂肪組織）では細胞内へのグルコースの取り込みを抑制する．こうして血糖値を上昇させる**（図9-2参照）**．

（2）タンパク質代謝
　組織細胞のタンパク質異化作用を促進して，血中アミノ酸を増加させる．

表10-1 糖質コルチコイドの作用

糖代謝	肝臓でアミノ酸からのブドウ糖産生(糖新生)を促進して血糖値を上昇させる 末梢組織細胞内へのブドウ糖の取り込みを抑制して血糖値を上昇させる
タンパク質代謝	タンパク質の異化を促し,血中アミノ酸を増加させる
脂肪代謝	脂肪組織で脂肪分解を促し,遊離脂肪酸を増加させる
許容作用	カテコールアミンの感受性を亢進して,作用(血圧上昇など)を増強させる
抗ストレス作用	視床下部−下垂体−副腎皮質系を介してストレスに対する耐性を上昇させる
抗炎症作用 免疫抑制作用	炎症性サイトカインやプロスタグランジンの産生抑制により,炎症反応を抑える リンパ球の減少,抗体産生や細胞性免疫の抑制により免疫反応を抑える
胃液分泌作用	胃液の分泌を促す
中枢神経作用	情動,認知機能へ作用して,多幸感,活動亢進を起こす
骨吸収作用	骨芽細胞に対する骨形成の低下のほか,腸管からのCa^{2+}吸収抑制,腎臓からのCa^{2+}排泄促進により骨吸収を促す

(3) 脂肪代謝

脂肪組織において脂肪分解を促して,遊離脂肪酸を増加させる.

(4) 許容作用

あるホルモンが,それ自体は反応を引き起こさないが,他のホルモンの作用発現に影響を与える場合を許容作用という.カテコールアミンの脂肪分解,血圧上昇,血管収縮,気管支拡張作用を十分発揮させるためには糖質コルチコイドの存在が必要であり,糖質コルチコイドはカテコールアミンの作用を増強させる作用,感受性を亢進させる作用があるといえる.

(5) 抗ストレス作用

視床下部−下垂体−副腎皮質系を介して分泌された糖質コルチコイドは血糖値を上昇させて,ストレス時の脳機能の低下を防ぎ,筋活動に必要なエネルギーを供給する.

タンパク質分解により増加した血中アミノ酸は肝臓に運ばれて糖新生を促し,ストレス時に損傷した細胞に運ばれて細胞修復に使われる.

脂肪分解により増加した遊離脂肪酸は,クエン酸回路を経由してストレス時のエネルギー源として使われる.

さらに,交感神経−副腎髄質系により分泌されたカテコールアミンの感受性を亢進することにより,ストレスによる循環虚脱の防止に貢献する.

このように,糖質コルチコイドはストレスに対する耐性を強化する作用がある.

(6) 抗炎症作用,免疫抑制作用

炎症性サイトカイン(インターロイキン)やプロスタグランジンの産生抑制により炎症反応を抑え,血管透過性,白血球遊走,肉芽形成を抑制する.ステロイド薬投与時には,この抗炎症作用により炎症症状が隠されてしまうので,同時に抗菌薬も投与して,細菌が身体全体に広がるのを防がなければならない.また循環血液中の好酸球数,好塩基球数,リンパ球数を減少させ,抗体産生や細胞性免疫を抑制して免疫反応を抑える.

II ステロイド療法の基礎医学

II-1 ■ リウマチ性疾患, 自己免疫疾患, 膠原病

リウマチ性疾患, 自己免疫疾患, 膠原病の関係を図10-2に示す.

1) リウマチ性疾患
リウマチ性疾患とは, 骨・軟骨・関節およびその周辺の軟部組織などの運動器の疼痛性疾患の総称で, 次のように分類される.
①運動器のみが侵される疾患群：変性性関節症：多発性関節症, 股関節症, 膝関節症など
②運動器症状が主体で, ときに内臓も侵される疾患群：痛風など
③運動器のみならず諸臓器も侵される疾患群：膠原病および類縁疾患
④運動器症状を呈するが, 他の臓器障害が主体である疾患群：血友病, 炎症性腸疾患など

自己免疫疾患と総称される疾患のほとんどは, 上記の中の③に属している.

2) 自己免疫疾患
自己免疫疾患とは, 自己の組織を構成する成分に対する抗体やリンパ球が産生されることにより組織障害をきたす疾患で, 特定の臓器だけが影響を受ける臓器特異的自己免疫疾患と, 全身的に影響を及ぼす全身性自己免疫疾患がある.

臓器特異的自己免疫疾患には, 自己免疫性溶血性貧血, 特発性血小板減少性紫斑病, ギラン・バレー(Guillain-Barré)症候群, グッドパスチャー(Goodpasture)症候群, バセドウ(Basedow)病, 橋本病, 重症筋無力症, 尋常性天疱瘡, 水疱性類天疱瘡などがある.

全身性自己免疫疾患には, 関節リウマチ(rheumatoid arthritis：RA), 全身性エリテマトーデス(systemic lupus erythematosus：SLE), 多発性筋炎, 強皮症, シェーグレン(Sjögren)症候群などがある.

3) 膠原病
膠原病とは, 病理学者のPaul Klemperer(ポール・クレンペラー)が提唱した概念で, 全身の血管および結合組織にフィブリノイド変性を認める一連の疾患群をcollagen disease(膠原病)と命名した.

古典的膠原病には全身性エリテマトーデス, 関節リウマチ, 強皮症, 多発性筋炎／皮膚炎, 結節性多発動脈炎, リウマチ熱の6つがある. わが国ではシェーグレン症候群, ウェゲナー(Wegener)肉芽腫, ベーチェット(Behçet)病などを膠原病類縁疾患と呼んでいる. 欧米では膠原病という名称はあまり使われず, 結合組織疾患(connective tissue disease)と呼ばれている.

リウマチ性疾患は，上記のように骨や関節など運動器の疼痛性疾患の総称であり，膠原病に共通の症状として全身の関節の痛みがみられるので，膠原病のほとんどはリウマチ性疾患といえる．

ちなみに，一般女性に多いいわゆる「リウマチ」と呼ばれている疾患は関節リウマチのことであり，第7章（「心臓弁膜症」）で記載した「リウマチ性心臓弁膜症」の「リウマチ」はリウマチ熱のことである．

図10-2 リウマチ性疾患の概念

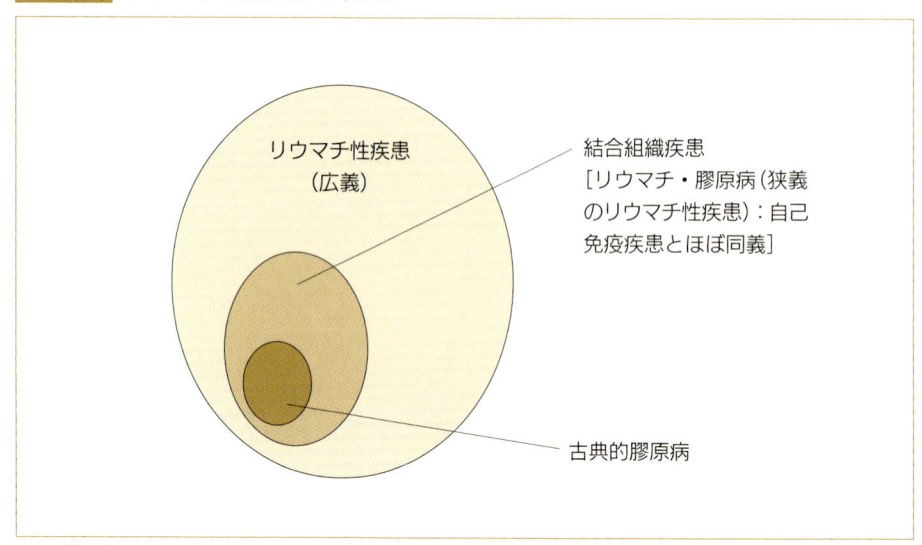

（杉本恒明，矢崎義雄（総編集）．内科学．第9版．東京：朝倉書店，2008．より）

4）リウマチ性疾患とステロイド療法

リウマチ性疾患の多くは異常な免疫反応や過剰な炎症反応が認められるので，薬物療法には非ステロイド性抗炎症薬（non-steroidal anti-inflammatory drugs：NSAIDs）や免疫抑制薬とともにステロイド薬が使用される．ステロイド薬には種々の作用があるが，リウマチ性疾患で用いられる場合には，抗炎症作用と免疫抑制作用（**表10-1**）を期待して使用される．

II-2 関節リウマチ

（1）定　義

原因が不明の多発性関節炎を主体とする慢性，かつ進行性の炎症性疾患であると定義される．緩解と再燃を繰り返して徐々に進行するという慢性の経過をたどる．膠原病のひとつで自己免疫疾患である．以前は慢性関節リウマチとも呼ばれていたが，2002年に関節リウマチに統一された．

（2）病態生理

関節の滑膜が主たる病変で，滑膜の炎症に始まり，炎症を起こした滑膜はしだいに増殖して肥厚し，肉芽化した滑膜は軟骨表面に広がり軟骨や骨を侵食する．軟骨が破壊されて骨面が露出すると，関節面の癒合（骨性強直）が起こる（**図10-3**）．こうなると関節が完全に動かなくなる．

図10-3 関節リウマチにおける関節病変の進み方

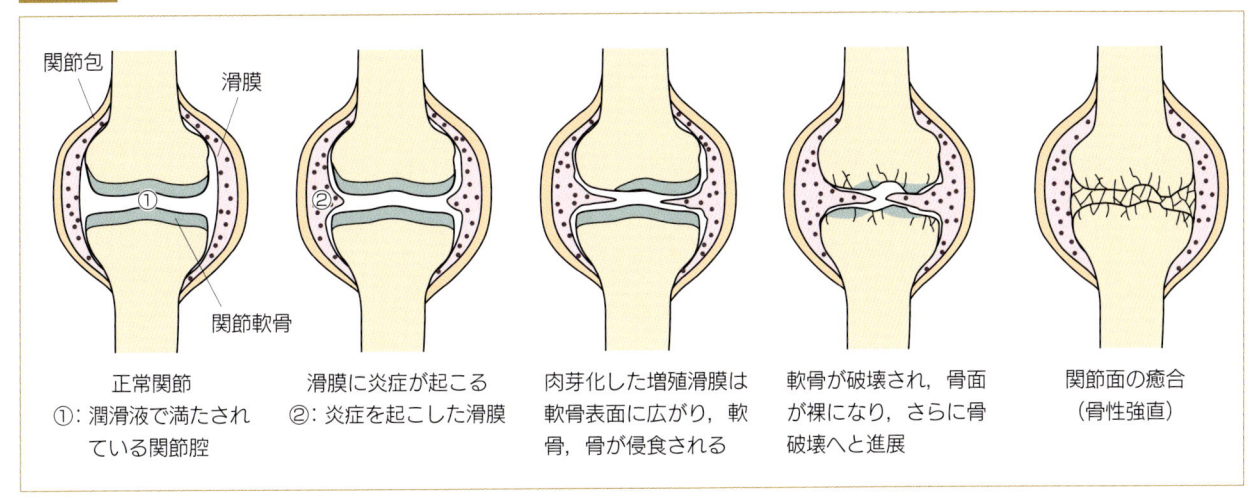

関節包　滑膜
①
関節軟骨

正常関節
①：潤滑液で満たされている関節腔

②：炎症を起こした滑膜
滑膜に炎症が起こる

肉芽化した増殖滑膜は軟骨表面に広がり，軟骨，骨が侵食される

軟骨が破壊され，骨面が裸になり，さらに骨破壊へと進展

関節面の癒合（骨性強直）

（3）疫　学

わが国の有病率は0.7％で，年齢では40～50歳代の発病が多く，発病率は女性のほうが男性の3倍ほど高い．

（4）臨床症状

初発症状は関節炎による関節痛，関節腫脹，朝のこわばり（morning stiffness）などである．こわばりは朝起きたときに手指の関節を動かそうとすると，抵抗感や違和感を覚える症状である．滑膜炎のために腫脹，熱感，疼痛を認める．晩期になると，関節の変形，亜脱臼などが起こる．

全身症状では倦怠感，微熱，体重減少などがみられる．間質性肺炎，骨粗鬆症，二次性シェーグレン症候群，続発性アミロイドーシス，血管炎などを合併することもある（**図10-4**）．

図10-4 関節リウマチの臨床症状

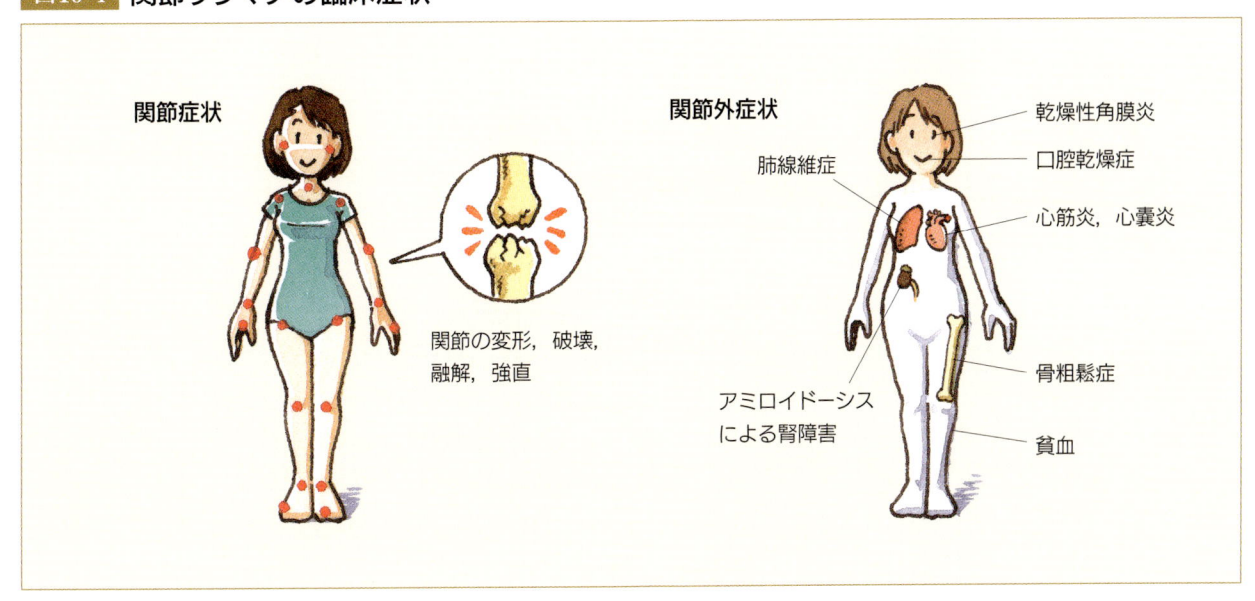

関節症状
関節の変形，破壊，融解，強直

関節外症状
肺線維症
アミロイドーシスによる腎障害
乾燥性角膜炎
口腔乾燥症
心筋炎，心嚢炎
骨粗鬆症
貧血

(5) 検　査

リウマトイド因子（rheumatoid factor：RF）は自己抗体の1つで，通常IgM-RFが測定される．健常者の陽性率は5％未満であるが，関節リウマチ患者では約80％が陽性を示す．関節リウマチ患者でも陰性を示すことがあるが，重症度は陰性患者よりも陽性患者のほうが重症である．

(6) 治　療

①薬物療法

抗リウマチ薬と非ステロイド性抗炎症薬（NSAIDs）が主である．副腎皮質ステロイド薬は長期連用により効果の減弱や離脱困難，重篤な副作用を起こすことがあるので，注意しながら投与する．関節内投与も行われる．また，免疫抑制薬が使用されることもある．

②外科的治療

関節固定術，骨切り術，人工関節置換術，骨膜切開術などの外科手術が行われる．

II-3　全身性エリテマトーデス

(1) 概　念

原因不明の多臓器を障害する慢性の全身炎症性疾患である．膠原病のひとつであり，代表的な自己免疫疾患である．20歳〜40歳代に発症し，男女比は1：9〜10と圧倒的に女性に多い．増悪と緩解を繰り返し慢性に経過する．

(2) 臨床症状

発熱，倦怠感，体重減少などの全身症状がみられ，皮膚症状として，鼻梁（びりょう：鼻すじ）から両側の頬部に広がる蝶形紅斑が認められる．手掌の紅斑，上下肢の網状青色皮斑，頭髪の脱毛，口蓋部の潰瘍などもみられる．レイノー（Raynaud）現象が約30％に認められる．日光過敏症をみることもある．

その他，関節炎，腎炎（ループス腎炎と呼ばれる），中枢神経症状（CNSループスと呼ばれる），胸膜炎，心外膜炎などの臓器障害を認めることもある．

(3) 治　療

治療の基本は副腎皮質ステロイド薬である．ステロイド薬が無効の場合に免疫抑制薬を併用することがある．

II-4　ステロイド療法による副腎皮質機能低下症

1) 副腎皮質機能低下症のメカニズム

ステロイド薬は関節リウマチ，全身性エリテマトーデス，再生不良性貧血，多発性筋炎，気管支喘息，糸球体腎炎，ネフローゼ症候群，皮膚炎，重症薬疹などの疾患（**表10-2**）に対して処方されるが，コルチゾールの生理的な基礎分泌量20mg/日（プレドニゾロン5mg/日に相当）以上のステロイド薬を数週間連続的に投与すると，二次性の副腎皮質機能低下症が起こる．これは次のようなメカニズムによる（**図10-5**）．

コルチゾールの血中濃度は通常4.0〜23.3μg/mLの範囲に維持されているが，ステロイド薬の投与によりコルチゾール濃度が上昇すると，視床下部－下垂体－副腎皮質系に対して負のフィードバック機構が作動して，視床下部からのCRH（副腎皮質刺激ホルモン放出ホルモン）分泌と下垂体からのACTH（副腎皮質刺激ホルモン）分泌が抑制され，副腎皮質からのコルチゾール分泌が減少する．この状態がしばらく続くと，副腎皮質はコルチゾールを産生する必要がなくなるので廃用性萎縮をきたし，コルチゾールを産生する能力が低下して副腎皮質機能低下症に陥る．

表10-2 ステロイド療法の適応症

呼吸器疾患	気管支喘息，間質性肺炎，サルコイドーシス
循環器疾患	心膜炎，心内膜炎，大動脈炎症候群
消化器疾患	クローン病，潰瘍性大腸炎，急性・慢性肝炎
腎泌尿器疾患	糸球体腎炎，慢性腎炎，ネフローゼ症候群
造血器疾患	再生不良性貧血，溶血性貧血，特発性血小板減少性紫斑病
内分泌疾患	バセドウ病，アジソン病，先天性副腎低形成，下垂体前葉不全
アレルギー性疾患	関節リウマチ，全身性エリテマトーデス，シェーグレン症候群，ベーチェット病，多発性筋炎，強皮症，抗リン脂質抗体症候群
神経・筋疾患	多発性硬化症，多発性ニューロパシー，重症筋無力症，ギラン・バレー症候群，シャイ・ドレーガー症候群
皮膚疾患	重症湿疹・皮膚炎，重症薬疹・中毒疹，紅皮症，紅斑症，天疱瘡

図10-5 二次性副腎皮質機能不全のメカニズム

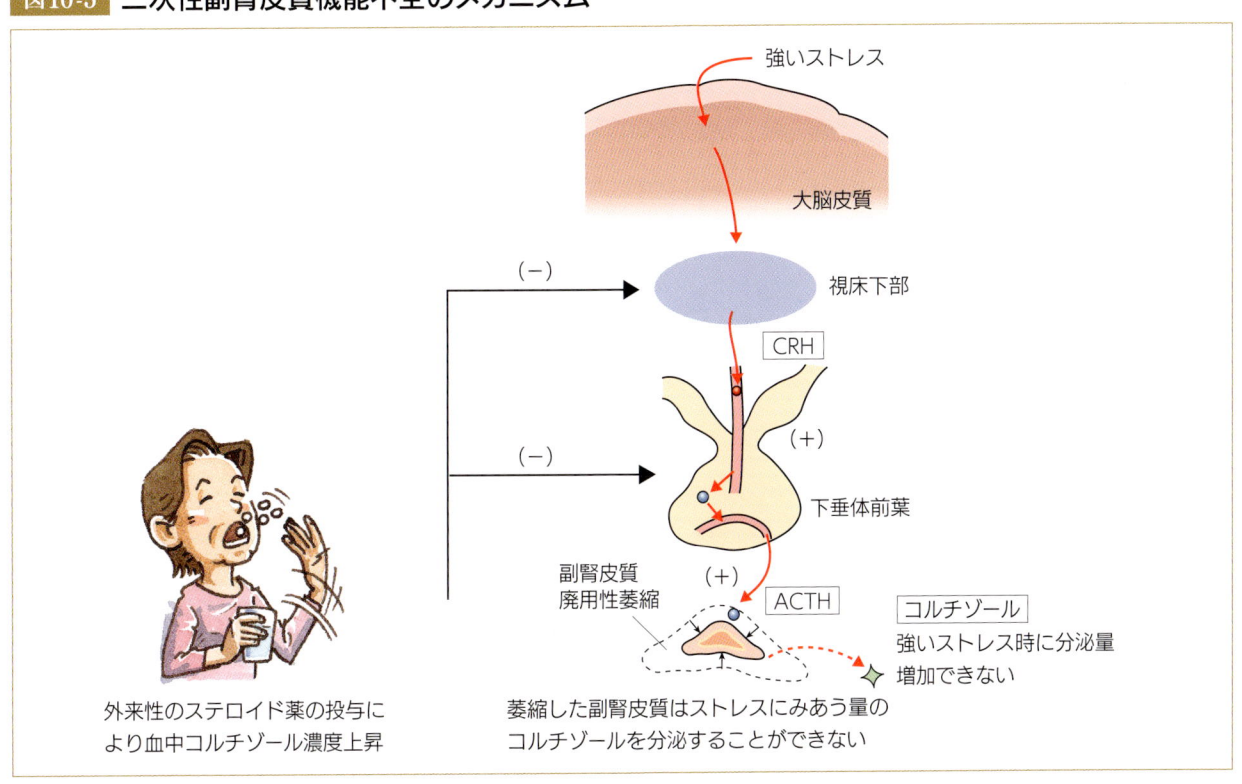

2) 急性副腎皮質機能不全（副腎クリーゼ）
(1) 定義・概念

このようなステロイド療法による二次性の副腎皮質機能低下症患者では，副腎皮質からのコルチゾール分泌が減少しても，外因性のステロイド薬の投与により日常生活に必要なコルチゾール量（20〜30 mg/日）は補償されている．

しかし，外傷や手術などの強いストレスが加わりコルチゾールの必要量が増加すると，萎縮した副腎皮質は加わったストレスに見合うだけのコルチゾール量を産生分泌することができないので，コルチゾール不足状態，つまり急性の副腎皮質機能不全が起こる．これを副腎クリーゼという．

(2) 臨床症状

重篤な症状（**表10-3**）が出現して，血圧低下をきたしショック状態に陥る．とくに血圧低下は昇圧薬や急速輸液に反応せず治療抵抗性を示す．

(3) 救急処置

副腎クリーゼの治療の原則は5Sといわれている．ナトリウム（salt），糖（sugar），ステロイド（steroid），血圧管理（support），原疾患の探索（search）である．

日本内分泌学会の「ACTH分泌低下症の診断と治療の手引き（平成22年度改定）」には，ショックをともなう急性副腎機能低下を生じた場合には，ヒドロコルチゾン，生理食塩水，ブドウ糖を静脈内に投与する（例：ソル・コーテフ注100 mg＋生理食塩水2〜3L＋ブドウ糖50 g）と記載されている．

表10-3 副腎クリーゼの臨床症状

全身症状	倦怠感，疲労感，発熱
消化器症状	食欲不振，悪心，嘔吐，腹痛，下痢
関節筋肉症状	筋肉痛，関節痛
精神神経症状	頭痛，不安，興奮，痙攣，意識障害
循環器症状	血圧低下，ショック
血液データ	低Na血症，高K血症，低血糖，好酸球増加

3) ステロイド薬中止後の副腎皮質機能回復

ステロイド療法によって二次的に引き起こされた副腎皮質機能低下は通常可逆的で，ステロイド薬の投与量を中止すれば副腎皮質機能は回復する．

ステロイド薬投与中止後2〜4か月で下垂体機能（ACTH分泌機能）は回復する．副腎皮質機能（コルチゾール分泌機能）は中止後6か月頃から徐々に回復し始め，1年経つと完全に回復する（**図10-6**）．つまり，ステロイド薬の投与を中止してから1年以上経過すれば副腎皮質機能は正常に戻る（**表10-4**）．

図10-6 ステロイド療法中止後の下垂体－副腎皮質の機能回復

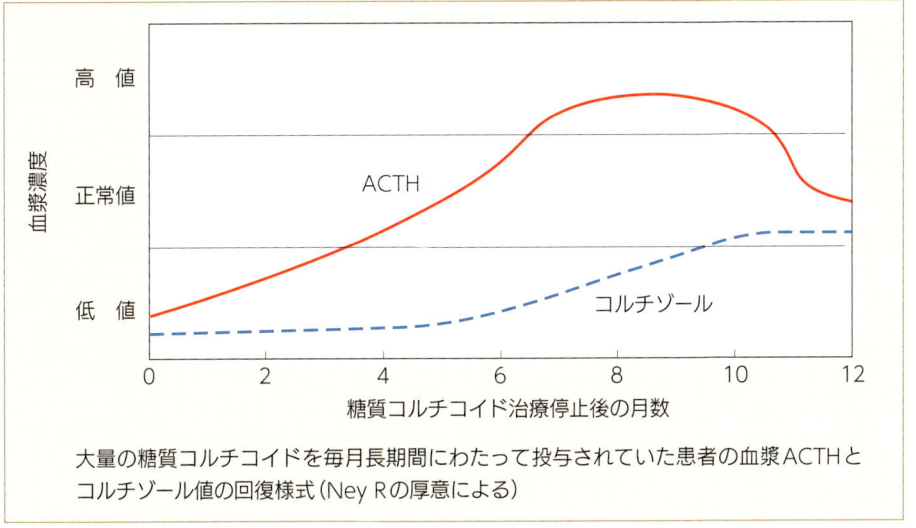

大量の糖質コルチコイドを毎月長期間にわたって投与されていた患者の血漿ACTHとコルチゾール値の回復様式（Ney Rの厚意による）

（Ganong W F（著），岡田泰伸ほか（訳）．ギャノング生理学．原書第22版．東京：丸善，2006．より）

表10-4 ステロイド療法による副腎皮質機能低下と機能回復

投与量	プレドニゾロン5mg/日以上
投与期間	3週間以上の連続投与
投与経路	経口投与，静注，筋注
機能回復	投与中止後1年以上

※プレドニゾロン5mg/日はコルチゾールの生理的分泌量20mg/日に相当

Ⅱ-5 ステロイド薬の副作用

とくに注意すべき副作用は感染症，骨粗鬆症，動脈硬化病変である（**表10-5**）．

（1）感染症
感染症は全身的にも局所的にも起こりやすい．これはステロイド薬のタンパク異化作用，抗体産生抑制作用，免疫抑制作用，肉芽形成抑制作用などによる．感染症には抗菌薬が処方される．

（2）骨粗鬆症
直接的には骨芽細胞に対する骨形成の低下，間接的には腸管からのCa^{2+}吸収抑制と腎臓からのCa^{2+}排泄促進による骨吸収機序が考えられている．

骨粗鬆症に対して日本骨代謝学会のガイドラインはビスホスホネート（bis-phosphonate：BP）製剤について「副作用に比べ，骨粗鬆症に関する本薬の有用性が勝るため，臨床現場では最も使用されている」と，その投与を推奨している．

（3）動脈硬化病変
ステロイド薬は動脈硬化症の危険因子である高血圧，糖尿病，脂質異常症を引き起こし，動脈硬化病変として心筋梗塞，脳梗塞，血栓症を発症することがある．

表10-5 ステロイド薬の副作用

とくに注意すべき副作用（高頻度で，重篤化しやすい副作用）	他の注意すべき副作用
感染症（全身性および局所）の誘発・増悪	生ワクチンによる発症
骨粗鬆症，骨折	不活性化ワクチンの効果減弱
動脈硬化病変（心筋梗塞，脳梗塞，動脈瘤，血栓症）	白内障，緑内障，視力障害
副腎不全，ステロイド離脱症候群	中心性漿液性網脈絡膜症
消化管障害（消化管出血，潰瘍，穿孔，閉塞）	高血圧，浮腫，うっ血性心不全，不整脈
糖尿病の誘発，増悪	脂質異常症
精神神経障害（精神変調，うつ状態，痙攣）	その他

（浦部晶夫，島田和幸，川合眞一（編集），今日の治療薬2012 解説と便覧．第34版．東京：南江堂，2012．より）

III ステロイド療法と歯科治療

　ステロイド療法を受けている患者では，二次的に副腎皮質機能が低下していることがある．このような患者では，全身麻酔下外科手術のような強いストレスに対してコルチゾールの分泌量を増加させることができないために，急性の副腎皮質機能不全（副腎クリーゼ）が起こる危険性がある．副腎クリーゼは口腔外科処置によっても生じる可能性がある．したがって，副腎皮質の機能低下を起こしている可能性のある患者にストレスの強い口腔外科手術を行う際には，術前に患者の主治医とコンタクトをとり，処置内容やステロイド薬の追加投与の必要性の有無などについて相談および助言を求める必要がある．

　一般に，通常の歯科治療ではステロイドカバーの必要はない．しかし歯科診療時には，歯科処置という物理的ストレッサーだけではなく，不安や恐怖といった心理的ストレッサーの大きさも無視できない．歯科治療恐怖症患者の不安感や恐怖心は，われわれの想像以上に大きい．恐怖心のために歯科診療室に入れない患者もいるし，泣きだす患者もいる．精神鎮静を図り，術中の痛みをコントロールして，患者の身体的・精神的ストレスを軽減することはきわめて重要である．

　また，ステロイド薬は感染抵抗を減弱させるので，術後の感染予防も大切である．さらにステロイド薬の副作用として，動脈硬化病変や骨粗鬆症を合併していることがあるので，歯科治療時には，このような基礎疾患に対する注意も必要である．

　ステロイド薬服用患者における歯科治療上の問題点は，副腎クリーゼ，抜歯後感染と創傷治癒不全，合併基礎疾患の有無であり，ステロイドカバーが必要か，抗菌薬を投与するか，もしも副腎クリーゼが起こったらどうすればよいのかということが重要である．

Ⅲ-1 ■ ステロイド療法患者の問診の取り方

1) ステロイド療法患者を発見する

初診時に薬剤手帳を見れば，ステロイド薬の処方の有無がわかる．薬剤手帳がなければ患者が記入する問診票から基礎疾患の有無がわかるので，基礎疾患の中に全身性エリテマトーデス，関節リウマチ，ベーチェット病，気管支喘息，ネフローゼ症候群，重症筋無力症などステロイド療法の適応症（**表10-2**）と考えられる疾患があれば，ステロイド療法を受けているかどうかを聞く必要がある．

2) 副腎皮質機能低下症の重症度を評価する

ステロイド薬を長期服用している患者では，二次性の副腎皮質機能低下をきたしている可能性があるので，その重症度を評価しなければならない．

(1) ステロイド薬の投与期間

現在もステロイド療法を受けているか，受けていれば投与開始はいつかを聞く．現在受けていないならいつ中止したのかを聞く．つまり，投与を開始してからの期間と投与を中止してからの期間を確認する．

投与開始後3週間以内なら副腎皮質機能低下はまだ起こっていない．投与中止後1年以上が経過していれば，副腎皮質機能は回復したと判断する．

もしも，過去1年以内に3週間以上ステロイド療法を受けていれば，ステロイド薬の投与量と投与方法について，以下のような質問をする．

(2) ステロイド薬の投与量

ステロイド薬の投与量が問題となるのは，過去1年以内に3週間以上ステロイド療法を受けた場合である．どのようなステロイド薬を何ミリグラム投与されているかを聞く．プレドニゾロン15mg/日以上のステロイド薬を投与されている患者は，副腎皮質機能低下が起こっている．プレドニゾロン5〜15mg/日のステロイド薬を投与されている患者は，副腎皮質機能低下が起こっている可能性がある．

要するに，過去1年以内に3週間以上にわたり継続的にプレドニゾロン5mg/日以上のステロイド薬を投与されている患者は，二次的な副腎皮質機能低下が起こっていると考えて対応したほうがよいということになる（**表10-4**）．

ただし，ステロイド薬の種類によって糖質コルチコイド作用の力価が異なるので，**表10-6**の力価比較表を用いて，ステロイド薬の投与量をプレドニゾロン相当量に換算しなければならない．ヒドロコルチゾンは20mg，メチルプレドニゾロンとトリアムシノロンは4mg，デキサメタゾンとベタメタゾンは0.8mgがプレドニゾロン5mgに相当するので，これ以上の量が投与されているかどうか調べる．

(3) ステロイド薬の投与経路

ステロイド薬の投与方法を聞く．経口投与，筋注，静注，経皮投与，関節内投与など，いずれの方法によっても副腎皮質の機能低下は起こりうるが，隔日投与や外用剤として皮膚の小部分に貼付する各種軟膏，鼻アレルギーや気管支喘息に使われる噴霧薬，関節リウマチの治療に用いられる関節内注射などは，

局所的に少量かつ間欠的に用いるだけなので，副腎皮質の機能抑制をきたすことはほとんどない(**図10-7**).

要するに，問題となるのは原則として経口投与，筋注，静注であるといえる．

(4) ステロイド薬の追加投与

副腎皮質機能低下が起こっている患者では，副腎クリーゼを予防するためにステロイド薬を追加投与する．これをステロイドカバーという．

ステロイドカバーに使用するステロイド薬は，コルチゾールが一般的である．副腎皮質から分泌される糖質コルチコイドのほとんどがコルチゾールであること，コルチゾールは電解質コルチコイド作用も併せ持っていることなどがその理由である(**表10-6**).

表10-6 ステロイド薬の力価比較

一般名	商品名	血中半減期($t_{1/2}$)	糖質コルチコイド作用の力価比*	電解質コルチコイド作用の力価比*	糖質コルチコイド作用の力価比に基づく換算量
ヒドロコルチゾン(コルチゾール)	ソル・コーテフ, ハイドロコートン, コートリル, サクシゾン	1.2時間(約70分)	1	1	20mg
コルチゾン	コートン	1.2時間(約70分)	0.7	0.7	28.6mg
プレドニゾロン	プレドニゾロン, プレドニン	2.5時間(約150分)	4	0.8	5mg
メチルプレドニゾロン	メドロール, デポ・メドロール, ソル・メドロール	2.8時間(約170分)	5	0	4mg
トリアムシノロン	レダコート, ケナコルト-A	データなし	5	0	4mg
デキサメタゾン	デカドロン, オルガドロン, メサドロン, リメタゾン	3.5時間(約210分)	25	0	0.8mg
ベタメタゾン	リンデロン	3.3時間(約200分)	25	0	0.8mg

*:ヒドロコルチゾンを1とした場合の力価比

図10-7 ステロイド薬の投与経路

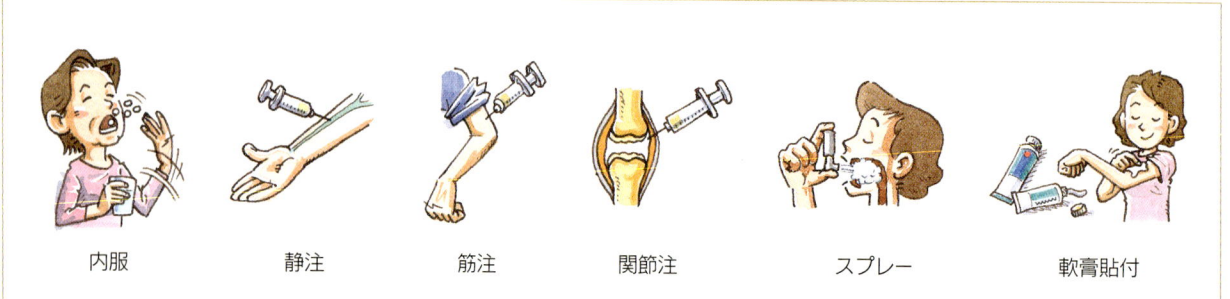

内服　　静注　　筋注　　関節注　　スプレー　　軟膏貼付

静注，筋注，経口投与いずれでも副腎皮質機能抑制は起こる．しかし1〜2回/月程度の間隔で行われる関節内注入(関節リウマチ)，皮膚や粘膜への軟膏の局所的な貼付(アトピー性皮膚炎，口内炎)，鼻や気道粘膜への噴霧剤のスプレー(気管支喘息)などの局所使用などでは機能抑制はほとんど起こらない

3）ステロイド療法による副作用の有無を知る

ステロイド療法患者では，副腎皮質機能低下症のほかに全身的および局所的感染症，骨粗鬆症，心筋梗塞や脳梗塞などの動脈硬化病変，消化性潰瘍，糖尿病，精神神経障害，高血圧などを合併している可能性があるので，これらの疾患の有無を確認して，重症度を評価する必要がある（**図10-8**）．高血圧（**第2章，P.36参照**），心筋梗塞（**第4章，P.77参照**），脳梗塞（**第8章，P.165参照**），糖尿病（**第9章，P.193参照**）の重症度評価についてはすでに述べた．骨粗鬆症については本章，消化性潰瘍については**下巻，第19章**を参照されたい．

図10-8 ステロイド薬による副作用

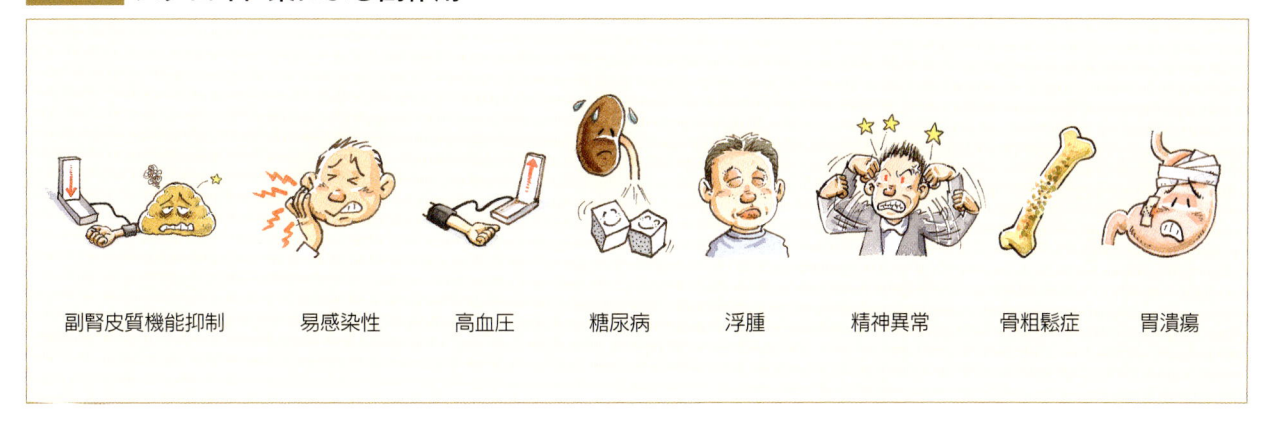

| 副腎皮質機能抑制 | 易感染性 | 高血圧 | 糖尿病 | 浮腫 | 精神異常 | 骨粗鬆症 | 胃潰瘍 |

4）主治医から情報を得る

医科主治医とコンタクトをとり，ステロイド療法に関する情報を得るとともに，ステロイドカバーの必要性についても主治医の意見を聞く．また，ステロイド薬による合併症の有無と重症度についても聞いておく．

5）どのような薬を服用しているか

ステロイド療法を受けている患者は，ステロイド薬以外の薬剤も処方されている可能性がある．たとえば，関節リウマチの患者ではステロイド薬のほかに抗リウマチ薬（**表10-7**）や非ステロイド性抗炎症薬（NSAIDs）（**表10-8**）も服用しているだろうし，アレルギー性疾患の患者では抗アレルギー薬（**表10-9**）も処方されているだろう．またステロイド薬の副作用として，高血圧，心筋梗塞，脳梗塞，糖尿病などを合併していれば，降圧薬（**P.31，表2-6参照**），抗狭心症薬（**P.55，表3-3参照**），抗血栓薬（**P.75，表4-3参照**），脳卒中治療薬（**P.164，表8-4参照**），糖尿病治療薬（**P.186，表9-4参照**）を服用しているかもしれないし，骨粗鬆症があればカルシトニン製剤，ビスホスホネート製剤，活性型ビタミンD_3製剤など（**表10-10**）を飲んでいる可能性がある．

表10-7 主な抗リウマチ薬

	一般名	商品名	適応症
免疫調節薬	金チオリンゴ酸	シオゾール	関節リウマチ
	ペニシラミン	メタルカプターゼ	関節リウマチ, ウィルソン病
	ロベンザリット	カルフェニール	関節リウマチ
	オーラノフィン	リドーラ	関節リウマチ
	ブシラミン	リマチル	関節リウマチ
	アクタリット	オークル, モーバー	関節リウマチ
	サラゾスルファピリジン	アザルフィジンEN	関節リウマチ
免疫抑制薬	ミゾリビン	ブレディニン	ネフローゼ症候群, ループス腎炎, 関節リウマチ
	メトトレキサート	リウマトレックス	関節リウマチ, 若年性特発性関節炎
	レフルノミド	アラバ	関節リウマチ
	タクロリムス	プログラフ	重症筋無力症
生物学的製剤	インフリキシマブ	レミケード	関節リウマチ, クローン病, ベーチェット病, 尋常性乾癬, 乾癬性紅皮症, 潰瘍性大腸炎
	エタネルセプト	エンブレル	関節リウマチ, 若年性特発性関節炎
	アダリムマブ	ヒュミラ	若年性特発性関節炎, 関節リウマチ, クローン病, 尋常性乾癬
	ゴリムマブ	シンポニー	関節リウマチ
	トシリズマブ	アクテムラ	関節リウマチ, 若年性特発性関節炎
	アバタセプト	オレンシア	関節リウマチ

(浦部晶夫, 島田和幸, 川合眞一(編集). 今日の治療薬2012 解説と便覧. 第34版. 東京:南江堂, 2012. より)

表10-8 主な非ステロイド性抗炎症薬(NSAIDs)

			一般名	商品名
酸 性	サリチル酸系		サリチル酸	サルソニン, カシワドール, ガシクロン
			アスピリン	アスピリン, サリチゾン, バファリン
	アントラニル酸系		メフェナム酸	ポンタール
			フルフェナム酸	オパイリン
	アリール酢酸系	フェニル酢酸系	ジクロフェナク	ボルタレン, ナボールSR, レクトス
			アンフェナク	フェナゾックス
		インドール酢酸系	インドメタシン	インダシン, インテバン
			アセメタシン	ランツジール
			インドメタシンファルネシル	インフリー
			プログルメタシンマレイン酸塩	ミリダシン
			スリンダク	クリノリル
		イソキサゾール酢酸系	モフェゾラク	ジソペイン
		ピラノ酢酸系	エトドラク	ハイペン, オステラック
		ナフタレン系	ナブメトン	レリフェン
	プロピオン酸系		イブプロフェン	ブルフェン, ユニプロン
			フルルビプロフェン	フロベン, ロピオン
			ケトプロフェン	カピステン, アネオール
			ナプロキセン	ナイキサン
			プラノプロフェン	ニフラン, プランサス
			チアプロフェン酸	スルガム
			オキサプロジン	アルボ
			ロキソプロフェン	ロキソニン
			ザルトプロフェン	ソレトン, ペオン
	オキシカム系		ピロキシカム	フェルデン, バキソ
			アンピロキシカム	フルカム
			ロルノキシカム	ロルカム
			メロキシカム	モービック
中 性	コキシブ系		セレコキシブ	セレコックス
塩基性			チアラミド塩酸塩	ソランタール
			エピリゾール	メブロン
			エモルファゾン	ペントイル

(浦部晶夫, 島田和幸, 川合眞一(編集). 今日の治療薬2012 解説と便覧. 第34版. 東京:南江堂, 2012. より)

表10-9 主な抗アレルギー薬

一般名	商品名	特徴
メディエータ遊離抑制薬		
クロモグリク酸	インタール	抗アレルギー薬の原点
トラニラスト	リザベン	ケロイド瘢痕形成抑制作用
アンレキサノクス	ソルファ	
レピリナスト	ロメット	
イブジラスト	ケタス	
ペミロラスト	アレギサール, ペミラストン	
H₁受容体拮抗薬(第二世代抗ヒスタミン薬)		
ケトチフェンフマル	ザジテン	中枢神経抑制作用あり
アゼラスチン	アゼプチン	中枢神経抑制作用あり
オキサトミド	セルテクト	中枢神経抑制作用あり
メキタジン	ゼスラン, ニポラジン	抗コリン作用弱い
フェキソフェナジン	アレグラ	抗コリン作用弱い／中枢神経抑制作用ほとんどなし
エピナスチン	アレジオン	
エバスチン	エバステル	
セチリジン	ジルテック	中枢神経抑制作用ほとんどなし
レボセチリジン	ザイザル	
ベポタスチン	タリオン	
エメダスチン	レミカット, ダレン	
オロパタジン	アレロック	
ロラタジン	クラリチン	
トロンボキサンA₂阻害薬		
オザグレル	ベガ, ドメナン	トロンボキサンA₂合成阻害薬
セラトロダスト	ブロニカ	トロンボキサンA₂受容体拮抗薬
ラマトロバン	バイナス	トロンボキサンA₂受容体拮抗薬
ロイコトリエン受容体拮抗薬		
プランルカスト	オノン	抗喘息作用が強い
モンテルカスト	シングレア, キプレス	抗喘息作用が強い
ザフィルルカスト	アコレート	抗喘息作用が強い
Th₂サイトカイン阻害薬		
スプラタスト	アイピーディ(IPD)	インターロイキン-4, 5の産生を抑制し, IgEと好酸球を減少

(浦部晶夫, 島田和幸, 川合眞一(編集). 今日の治療薬2012 解説と便覧. 第34版. 東京:南江堂, 2012. より)

表10-10 主な骨・カルシウム代謝薬

		一般名	商品名	適応症
カルシトニン製剤		エルカトニン	エルシトニン	骨粗鬆症における疼痛
		サケカルシトニン	カルシトラン	骨粗鬆症における疼痛
ビスホスホネート(BP)製剤	注射用	パルミドロン	アレディア	悪性腫瘍による高Ca血症, 乳癌の溶骨性骨転移
		アレンドロン	テイロック	悪性腫瘍による高Ca血症
		ゾレドロン	ゾメタ	悪性腫瘍による高Ca血症, 多発性骨髄腫による骨病変, 固形癌骨転移による骨病変
	経口用	エチドロン	ダイドロネル	骨粗鬆症, 骨ベーチェット病, 脊髄損傷後・股関節形成術後の異所性骨化の抑制
		アレンドロン	フォサマック, ボナロン	骨粗鬆症
		リセドロン	ベネット, アクトネル	骨粗鬆症, 骨ベーチェット病
		ミノドロン	リカルボン, ボノテオ	骨粗鬆症
活性型ビタミンD₃製剤		アルファカルシドール	ワンアルファ, アルファロール	慢性腎不全, 骨粗鬆症, 甲状腺機能低下症, くる病・骨軟化症
		カルシトリオール	ロカルトロール, カルシオロール	骨粗鬆症, 慢性腎不全, 甲状腺機能低下症, くる病・骨軟化症
		マキサカルシトール	オキサロール	維持透析下の二次性副甲状腺機能亢進症
		ファレカルシトリオール	ホーネル, フルスタン	維持透析下の二次性副甲状腺機能亢進症, 副甲状腺機能低下症(腎不全関連を除く)の低Ca血症および随伴症状の改善, くる病・骨軟化症(腎不全関連を除く)の随伴症状の改善
		エルデカルシトール	エディロール	骨粗鬆症

(浦部晶夫, 島田和幸, 川合眞一(編集). 今日の治療薬2012 解説と便覧. 第34版. 東京:南江堂, 2012. より)

III-2 ステロイド療法患者の歯科治療に際しての注意点

1）重症度に基づいた歯科治療

（1）ステロイドカバーの必要性

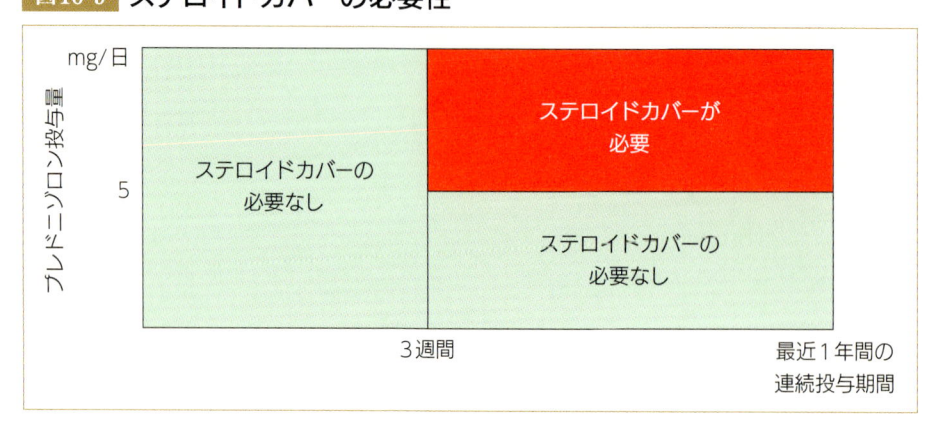

手術時のステロイドカバーに関しては，必要ないとの意見もあるが，副腎クリーゼは発生率こそ低いものの重篤な合併症であり，一般的にはステロイドカバーを行う．

歯科治療時におけるステロイドカバーの必要性については，副腎皮質機能低下の有無と外科侵襲の程度により，次の基準を参考に判断する（図10-9）．

①投与量がプレドニゾロン5mg/日相当量未満なら投与期間にかかわらず，ステロイドカバーの必要はない．
②投与開始が3週間以内なら投与量に関係なく，ステロイドカバーの必要はない．
③過去1年以内に3週間以上継続的にプレドニゾロン5mg/日以上の投与を受けた場合には，ステロイドカバーを行う．
④ステロイド薬の投与中止から1年以上経過していれば，ステロイドカバーの必要はない．
⑤通常の歯科治療，つまり保存・補綴処置や1時間以内の簡単な抜歯ではステロイドカバーを行う必要はない．
⑥多数歯抜去，完全埋伏歯抜去，顎骨内囊胞摘出術，根端切除術，歯周外科手術，インプラント手術など1時間以上の侵襲的な口腔外科処置を行う場合には，ステロイドカバーを行う．

図10-9 ステロイドカバーの必要性

（2）ステロイドカバーの実施方法

過去1年以内に3週間以上継続的にプレドニゾロン5mg/日以上の投与を受けた患者に対して，多数歯抜去など1時間以上の侵襲的な口腔外科処置を行う場合に，ステロイドカバーを行う．

投与量については，従来の一律大量投与（ヒドロコルチゾン100〜200 mg 投与）という考え方から，最近では侵襲の程度により段階的に投与量を変える段階的低容量法に変わってきている．

ヒドロコルチゾン25 mg（またはメチルプレドニゾロン5 mg）を処置前に静注するか，あるいは1日の倍量の糖質コルチコイドを経口投与する**(図10-10)**．

ただし，ステロイドカバーを行うときは必ず患者の医科主治医に相談する．

図10-10 ステロイドカバーの投与量

	保存処置	1本程度の抜歯	埋伏智歯抜去	口腔外科手術
処置内容	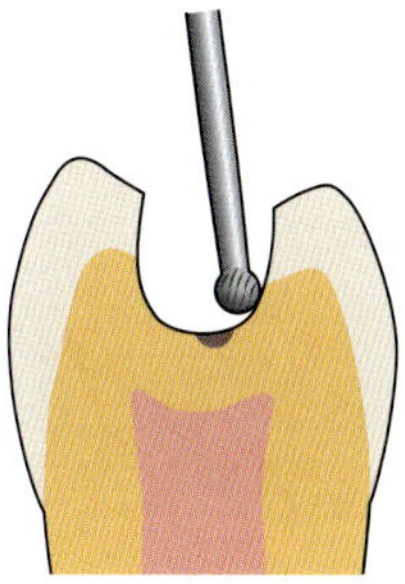	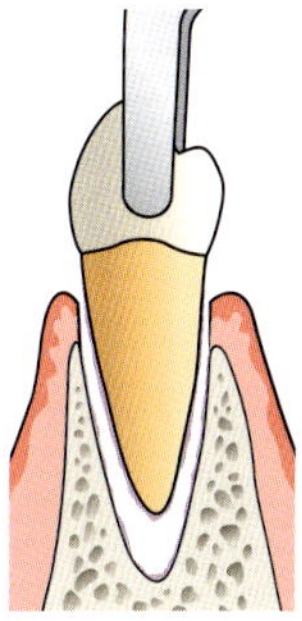	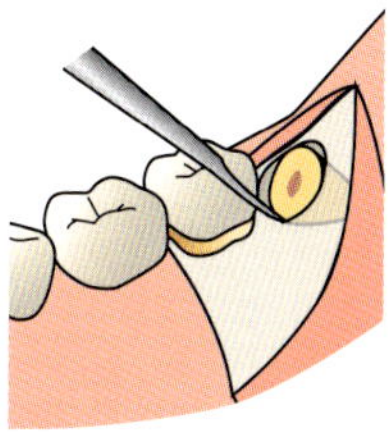	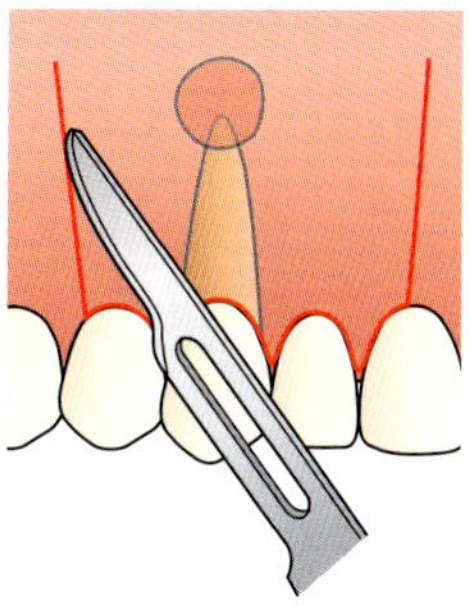
ステロイド薬の追加投与量	ステロイドカバーの必要なし		処置前にヒドロコルチゾン25 mgを静注	

2）術後感染に対する注意

ステロイド療法を受けている患者では易感染性を考慮して，抜歯などの観血的処置を行う際には，次のような注意が必要である．

①術後感染を予防するために，通常よりも長期間の抗菌薬投与を行う．具体的には，観血的処置の1〜2時間前に通常量の抗菌薬を服用してもらう．たとえば来院する前，家を出る前に抗菌薬を飲んできてもらう．

②抜歯時には，抜歯窩を縫合し，頻回に洗浄を行って創面の清潔を保ち，術後感染の防止と創傷治癒の促進を図り，抗菌薬を長期間処方して注意深い予後観察を行う．

③経過観察中，もしも膿瘍形成などの局所感染が疑われた場合には，抗菌薬の投与量を増量するか，あるいは抗菌薬の投与法を経口投与から静脈内投与に切り替える．

3）鎮痛薬に対する注意

①観血的処置後にNSAIDsを処方するときは，ステロイド療法により消化性潰瘍が起こっていないかどうか確認する．

②胃潰瘍の治療中であれば，医科主治医とコンタクトをとり，鎮痛薬の処方について相談する**(下巻，第19章参照)**．

③関節リウマチ患者では，リウマチの痛みに対して医科主治医からNSAIDsが処方されていることが多いので，重なって処方しないように常用薬を確かめる．

4) ビスホスホネート製剤に対する注意
(1) 顎骨壊死
　ビスホスホネート製剤(**表10-10**)は通常，注射用は悪性腫瘍に，経口用は骨粗鬆症に投与されるが，歯科治療後に顎骨壊死(bisphosphonate-related osteonecrosis of the jaw：BRONJ)の発症することが知られている．発生率は約0.01〜0.02％(日本口腔外科学会全国調査)とされ，抜歯，インプラント手術，根尖外科手術，骨への侵襲をともなう歯周外科手術などの外科的処置や高齢者，ステロイド療法，糖尿病，喫煙，飲酒，口腔衛生不良患者などが危険因子となる．つまり，ステロイド療法による副作用で骨粗鬆症が発症してビスホスホネート製剤の投与を受け，糖尿病を合併し，喫煙・飲酒癖のある，口腔衛生状態不良の高齢者に抜歯を行うときは，とくに要注意といえる．

(2) ガイドライン
　経口用のビスホスホネート製剤は注射用製剤に比べて発生リスクが低いといわれているが，日本口腔外科学会のガイドラインは「ビスホスホネート製剤を投与中止しても差し支えないのであれば，歯科処置前の少なくとも3か月間は投与を中止し，(歯科処置後は)処置部位の骨が治癒傾向を認めるまで(歯科処置後2〜3週間)は再開すべきでない」としている．

　日本骨代謝学会のガイドラインは「ビスホスホネート薬服用中に侵襲的な歯科治療が必要となった際には，服用期間が3年未満で危険因子がない場合には原則として休薬せずに継続する．一方，服用期間が3年以上の場合や，3年未満でも危険因子がある場合には，休薬による骨折リスクの上昇，侵襲的歯科治療の必要性，休薬せずに侵襲的歯科治療を行った場合のBRONJ発症のリスクについて，医師と歯科医師とが事前に話し合って方針を決める．休薬の期間は定まっていないが，3ヵ月間が推奨されている」と述べている．

(3) 抜歯時の注意
　要するに，**図10-11**を参考にして抜歯予定日を計画する．
①服用期間が3年未満で，危険因子がない場合は，休薬しない．
②服用期間が3年未満で，危険因子がある場合は，抜歯前3か月から抜歯後3週間，休薬する(危険因子は高齢者，ステロイド療法，糖尿病，喫煙，飲酒，口腔衛生不良である)．
③服用期間が3年以上なら，抜歯前3か月から抜歯後3週間，休薬する．

　いずれにしても休薬する際には，ビスホスホネート製剤を処方している医科主治医に相談すべきであり，多数歯抜去，顎骨内囊胞摘出術などの口腔外科手術は大学病院や大きな病院の口腔外科に依頼するほうがよい．

　なおインプラント手術に関しては，日本口腔インプラント学会が「インプラント治療は原則として避けた方がよい」といっている．

5) 基礎疾患に対する注意
　ステロイド薬の副作用により，心筋梗塞(**第4章参照**)，脳梗塞(**第8章参照**)などの動脈硬化病変や，高血圧(**第2章参照**)，糖尿病(**第9章参照**)などの基礎疾患を合併しているかもしれない．もし合併していれば，それぞれの疾患の重症度を評価する必要がある．

図10-11 ビスホスホネート製剤服用患者の抜歯基準

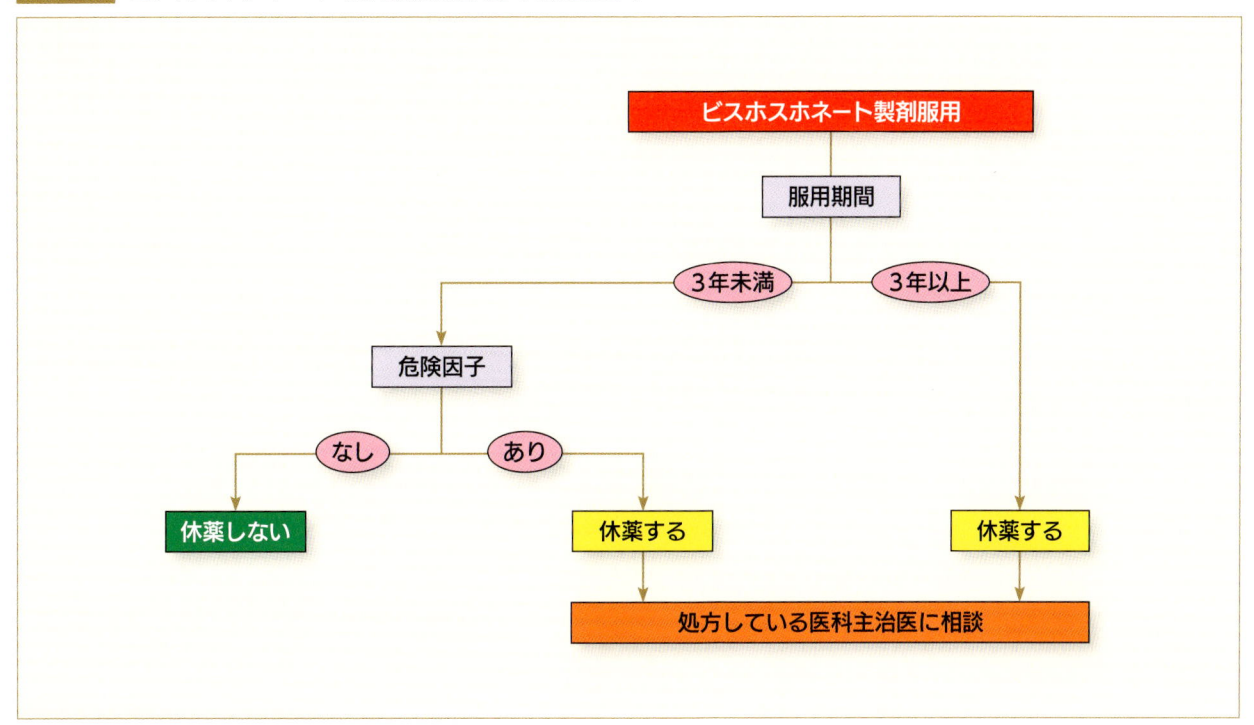

6) 歯科治療時のストレス軽減

過去1年以内に3週間以上，プレドニゾロンに換算して5mg/日以上のステロイド薬の投与を受けている患者では，副腎皮質機能が低下している可能性があるので，歯科治療時の精神的および身体的ストレスを可及的に軽減しなければならない．つまり，「怖くない・痛くない歯科治療」の実践である．

(1) 怖くない歯科治療

笑気吸入鎮静法や，静脈内鎮静法を行って精神的ストレスを軽減する．著者らが提唱している精神鎮静法とイージーリスニングを併用したリラックス歯科 **(第2章，P.38参照)** は有効であろう．

(2) 痛くない歯科治療

表面麻酔薬の塗布により，注射刺入時の穿刺痛を緩和する．薬液をゆっくり注入することにより注入時の痛みを軽減する．そして，局所麻酔薬を十分量投与して確実に麻酔を効かせる．

歯科用局所麻酔薬を十分量投与するとアドレナリンの投与量も増えてしまうので，ドライソケットや創面治癒遅延の原因になるかもしれない．低濃度アドレナリンを使用したり，フェリプレシンを併用すれば，局所麻酔薬の量を変えることなくアドレナリンの量だけを減らすことができる **(第3章，P.62参照)**．

7) 歯科治療中のモニタリング

ステロイド療法を受けている患者は循環器疾患を合併していることがあるので，自動血圧計を使って血圧，脈拍数，パルスオキシメータをモニタする．心筋梗塞の既往があればRPP **(第3章，P.63参照)**，不整脈があれば心電図 **(第6章，P.129参照)** もモニタするほうがよい．

8）副腎クリーゼの救急処置

　もしも歯科治療中に副腎クリーゼが起こったら，ただちに歯科治療を中断して救急処置を行う．
①スタッフに119番通報を要請する．
②静脈路を確保して，ヒドロコルチゾン（ソル・コーテフ®など）100mgを静注する．
③血圧が低下すれば，ショック体位（両下肢挙上）をとり，酸素吸入（約5L/分）を行う．
④5％ブドウ糖を含む生理食塩水を急速輸液（1時間で10〜20mL/kg）する．
⑤できるだけ早急に救急車で病院に搬送する．

9）実際の歯科治療方法

　ステロイド療法患者に歯科治療を行う際には，下記のような注意が必要である．
①当日は，規則正しい常用薬の服用を確認する．
②二次性副腎皮質機能低下症の可能性がある患者に，侵襲的な口腔外科処置を行う場合には，ステロイドカバーの必要性について医科主治医と相談する．
③自動血圧計を使用して血圧，脈拍数，SpO_2をモニタする．
④精神鎮静法やリラックス歯科を利用して精神的ストレスを軽減する．
⑤局所麻酔注射を行うときは，表面麻酔を併用して穿刺痛を軽減し，局所麻酔薬はゆっくりかつ十分量を投与して確実に局所麻酔を効かせる．
⑥こうして，「怖くない・痛くない」歯科治療を行う．
⑦観血的処置時には，抗菌薬を投与して術後感染を予防する．

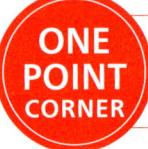

ONE POINT CORNER　ステロイド療法患者では，副腎クリーゼと易感染性に注意しよう！

俳句で覚える基礎疾患

「ステロイド療法」

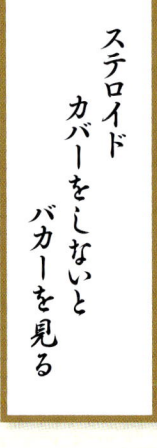

> ステロイド
> カバーをしないと
> バカーを見る

[解説]
　ステロイド療法を受けている患者に侵襲的な口腔外科処置を行うと，副腎クリーゼが起こる可能性がある．発生頻度は低いが発症すると重篤なので，ステロイドカバーの必要性について医科主治医と相談する．

俳句で覚える基礎疾患

「骨粗鬆症」その1

> ビスホスホ
> 飲んだら抜くな
> 抜くなら飲むな

[解説]
　骨粗鬆症の治療にはビスホスホネート製剤が処方されるが，抜歯後に顎骨壊死が発症する可能性がある．うっかり抜歯しないように，飲酒運転禁止の標語をもじって覚えておくと忘れない．
　ちなみに「ビスホスホ」とはビスホスホネートのことである．

俳句で覚える基礎疾患

「骨粗鬆症」その2

> 骨粗鬆
> うっかり歯を抜き
> 即，訴訟

[解説]
　骨粗鬆症の治療にはビスホスホネートが処方されるが，抜歯後に顎骨壊死が発症する可能性がある．うっかり抜歯すれば，訴訟問題に発展するかもしれない．
　なお説明は要らないと思うが，「骨粗鬆」と「即，訴訟」は韻を踏んだダジャレである．

俳句で覚える基礎疾患

「骨粗鬆症」その3

> ビスホスホ
> 抜歯するなら
> 3・3・3

[解説]
　骨粗鬆症の治療にはビスホスホネート製剤が処方されるが，抜歯後に顎骨壊死が発症する可能性がある．「服用期間が3年以上なら，抜歯前3か月から抜歯後3週間休薬する」という「3・3・3の法則」（著者はサンサンサンの法則，またはトリプルスリーの法則と呼んでいる）が重要である．

〈参考文献〉
1. 浦部晶夫, 島田和幸, 川合眞一(編集). 今日の治療薬2012 解説と便覧. 第34版. 東京:南江堂, 2012.
2. Ganong W F(著), 岡田泰伸ほか(訳). ギャノング生理学. 原書第22版. 東京:丸善, 2006.
3. 浅野間理仁, 森大樹, 栗田信浩, 宇都宮徹, 島田光生. ステロイド長期投与患者における周術期ステロイドカバー. 四国医誌 2010;66(4):85-90.
4. 松山博之, 入田和男, 高橋成輔. ステロイドカバー. 最近の考え方. 臨床麻酔 2004;28:219-225.
5. 須田康一, 竹内裕也, 菅沼和弘, 和田則仁, 才川義朗, 北川雄光. ステロイド投与患者の周術期管理. 外科治療 2008;98:367-371.
6. Coursin DB, Wood KE. Corticosteroid supplementation for adrenal insufficiency. JAMA, 2002; 287: 236-240.
7. 日本口腔外科学会(監修). ビスホスホネート系薬剤と顎骨壊死. 理解を深めていただくために. 日本口腔外科学会ホームページ.
8. 日本口腔インプラント学会. ビスホスホネート系薬剤とインプラント治療. 日本口腔インプラント学会ホームページ.
9. 日本骨粗鬆症学会, 日本骨代謝学会, 骨粗鬆症財団. 骨粗鬆症の予防と治療ガイドライン2011年版. 東京:ライフサイエンス出版, 2012.
10. 高橋裕. 急性副腎クリーゼの治療. 急性期治療のポイント. ホルモンと臨床 2009;57(10):885-888.
11. 高久史麿, 尾形悦郎, 黒川清, 矢崎義雄(監修). 新臨床内科学. 第9版. 東京:医学書院, 2009.
12. 杉本恒明, 矢崎義雄(総編集). 内科学. 第9版. 東京:朝倉書店, 2008.
13. 西田百代. イラストでわかる有病高齢者歯科治療のガイドライン. 東京:クインテッセンス出版, 2004.
14. 丹羽均, 澁谷徹, 城茂治, 椙山加綱, 深山治久(編集). 臨床歯科麻酔学. 第4版. 京都:永末書店, 2011.
15. 金子譲(監修), 福島和昭, 原田純, 嶋田昌彦, 一戸達也, 丹羽均(編). 歯科麻酔学. 第7版. 東京:医歯薬出版, 2011.
16. 杉村光隆. 6. 基礎疾患に関連して起こる全身的偶発症(3). 特集:歯科治療時の全身的偶発症と全身管理法. 歯科医療 2011;25:49-54.
17. 椙山加綱(編著). ヒヤリ・ハット こんなときどうする? 歯科治療時の救急テクニック1. 第2版. 京都:永末書店, 2011.
18. 岸田朋子, 石神哲郎, 屋島浩記, 浅野陽子, 横山幸三, 椙山加綱. 系統的脱感作法が有効であった極度の歯科治療恐怖症の1例. 日歯麻会誌 2005;33:75-80.

第11章

慢性腎臓病患者の歯科治療

Ⅰ 腎臓の解剖生理

Ⅰ-1 尿細管の構成

1）皮質と髄質

　腎臓は外側の皮質と内側の髄質に区別される．この皮質と髄質という名称は腎臓に限ったものではなく，骨も副腎も大脳も外側を「皮質」，内側を「髄質」と呼んでいる．ただ腎臓では，髄質の内側に腎盂という部分があり，生成された尿は腎盂に放出されて，腎臓を出て尿管を通り，膀胱に至る．

2）ネフロン

　腎臓の機能的単位はネフロンである．そのためネフロンのことを腎単位ともいう．左右それぞれの腎臓に約100万個ずつある．ネフロンは腎小体と尿細管から構成され，腎小体は糸球体とそれを包むボウマン囊からなる．尿細管には近位尿細管，ヘンレのループ（ヘンレ係蹄ともいう），遠位尿細管がある**（図11-1，表11-1）**．

　両側の腎臓には毎分約1,200 mLの動脈血が流れ込む．腎動脈は腎臓内で枝分かれして輸入細動脈となり，ボウマン囊内で毛細血管網を形成する．この毛細血管網を糸球体という．毛細血管網は集合して輸出細動脈となって糸球体を出た後，再び毛細血管に分かれて尿細管を取り巻いている．尿細管を取り巻いた毛細血管はしだいに集まって腎静脈となり，腎臓を出て下大静脈に合流して心臓に戻る．

表11-1 ネフロンの構成

腎小体	糸球体
	ボウマン囊
尿細管	近位尿細管
	ヘンレのループ
	遠位尿細管

図11-1 腎の機能単位（ネフロン）

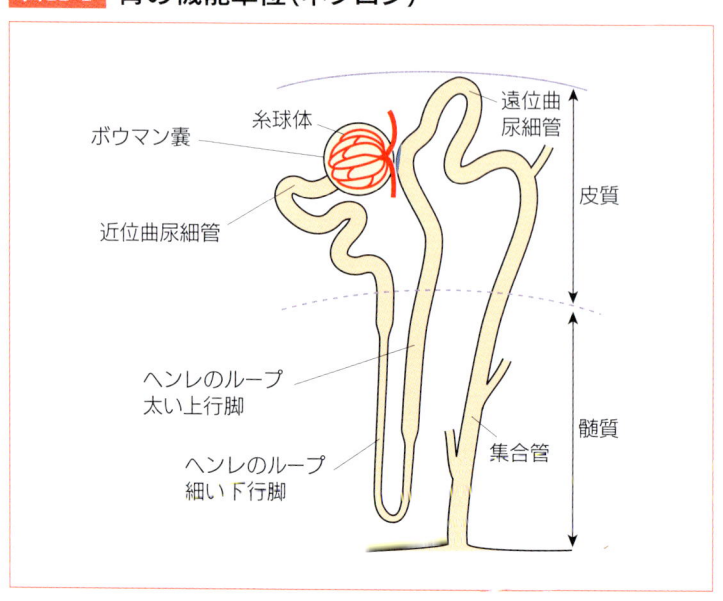

I-2 ■ 尿細管の機能

1) 糸球体濾過量

糸球体は「ザル（フィルター）」のようなものと思えばわかりやすい．糸球体では血液中の血球やタンパク質などの分子量の大きな成分は濾過されずに毛細血管内に残るが，それ以外の電解質やブドウ糖などは水分と一緒にボウマン嚢内に濾過される．糸球体で濾過された濾液（原尿ともいう）の液量を糸球体濾過量（glomerular filtration rate：GFR）という．基準値は毎分100〜120mLである．

2) 再吸収と分泌

糸球体で濾過された濾液は近位尿細管，ヘンレのループの下行脚と上行脚，遠位尿細管，集合管を通過する間に生体に必要なブドウ糖，アミノ酸，Na^+，Cl^-，HCO_3^-，Ca^+，リンなどの電解質や水分が尿細管を取り巻く毛細血管内に再吸収され，酸-塩基平衡を保つためにH^+，NH_4^+，K^+などが尿細管内に分泌される．糸球体で濾過された水分（1日約150L）の約99％が尿細管で再吸収されて血液に戻り，残りの1％（1日約1.5L）が尿として排泄される．

こうして腎臓は老廃物や毒素の排泄による血液の浄化，体内水分量や電解質の調節，ホルモンの分泌と調節などの機能を果たしている（**表11-2**）．

表11-2 腎臓の機能

1. 不要物質や水溶性代謝物の尿中への排泄
2. 水の再吸収による尿量の調節
3. 電解質の再吸収・分泌による血漿電解質濃度の調節
4. 酸-塩基平衡の調節による血漿pHの維持
5. ビタミンD_3の活性化
6. レニン-アンジオテンシン系による血漿量の調節と血圧の調節
7. エリスロポエチンの産生による赤血球数の調節

3) 体外への排泄方法

尿細管をわかりやすくいえば，血液をザルで濾して，濾された液の中から体内に必要な物質をピックアップして血液のほうに移動し（これを再吸収という），本当に要らない物質は再吸収しないで尿の中に残したり，あるいは血液から尿のほうへ移動して（これを分泌という），尿と一緒に体外へ捨てると考えればよい．

体内で産生された不要な物質を体外に捨てる方法には，大きく3種類がある．1つは肝臓で解毒したのちに，胆汁と一緒に十二指腸へ排泄して，糞便に混ぜて捨てる方法，もう1つは腎臓の糸球体というザルで濾して，尿の中へ混ぜて捨てる方法，そして，肺から呼気に混ぜて排泄する方法である．尿中に混ぜて捨てることができるのは尿素のような水溶性物質，呼気に混ぜて捨てることができるのは二酸化炭素のようなガス状物質である．

たとえば，ブドウ糖は糸球体というザルで濾されて捨てられそうになるが，慌てて近位尿細管で100％再吸収してしまうし，ナトリウムイオン（Na^+）もいったんは濾されるが，近位尿細管で70〜80％再吸収され，その後は様子を見ながら再吸収され，残りの少量は尿中に捨てられる．

II 腎不全の基礎医学

II-1 定　義

腎不全とは，腎臓が機能を十分に果たすことができなくなった状態，つまり腎臓の機能が不完全になった状態のことで，これを略して腎不全という．具体的には，血液尿素窒素（blood urea N：BUN）（基準値：8〜22 mg/dL）や血清クレアチニン（Creatinine：Cr）濃度（基準値：男性0.6〜1.1 mg/dL，女性0.4〜0.7 mg/dL）が持続的に上昇する．

II-2 分　類

腎不全には急性腎不全と慢性腎不全がある．また慢性腎不全を包括する新しい概念として，慢性腎臓病という疾患名が提唱されている．

急性腎不全は，数日から数か月で急激に腎機能が低下し，適切な治療を行えば腎機能は回復する．つまり腎機能低下は可逆的である．

一方，慢性腎不全は，数か月から数十年の経過を経て徐々に腎機能が低下して，末期腎不全状態（尿毒症）に陥る疾患で，腎機能低下は不可逆的である．

II-3 ■ 病態生理と臨床症状

1) 急性腎不全 (acute renal failure : ARF)
(1) 病態生理
　原因により腎前性，腎性，腎後性に区別される．腎前性では腎血流量の減少により糸球体濾過量が減少する．腎性では急性進行性腎炎，ループス腎炎，急性腎盂腎炎など腎実質の器質的変化を伴う．腎後性は悪性腫瘍による尿管閉塞や前立腺肥大による尿道閉塞が原因となる．

(2) 臨床症状
　尿量が著しく減少して乏尿（500mL/日以下）になる．血液検査でBUNと血清クレアチニン値の急速な上昇を認め，水とNaの貯留により体重が増加し，浮腫，高血圧，肺うっ血，高カリウム（K）血症などが起こる．

2) 慢性腎不全 (chronic renal failure : CRF)
(1) 病態生理
　ほとんどの腎疾患が慢性腎不全の原因となりうるが，もっとも多いのは糖尿病腎症，次が慢性糸球体腎炎，そして高血圧に起因する腎硬化症である（**図11-2**）．これらの腎疾患により機能するネフロンの数が減少すると，残りのネフロンが代償する．しかし，残りのネフロンに過剰な負荷がかかり，やがて破壊されて機能できるネフロン数がますます減少して，不可逆的な腎機能低下が起こる．

図11-2 透析導入患者の主要原疾患の推移

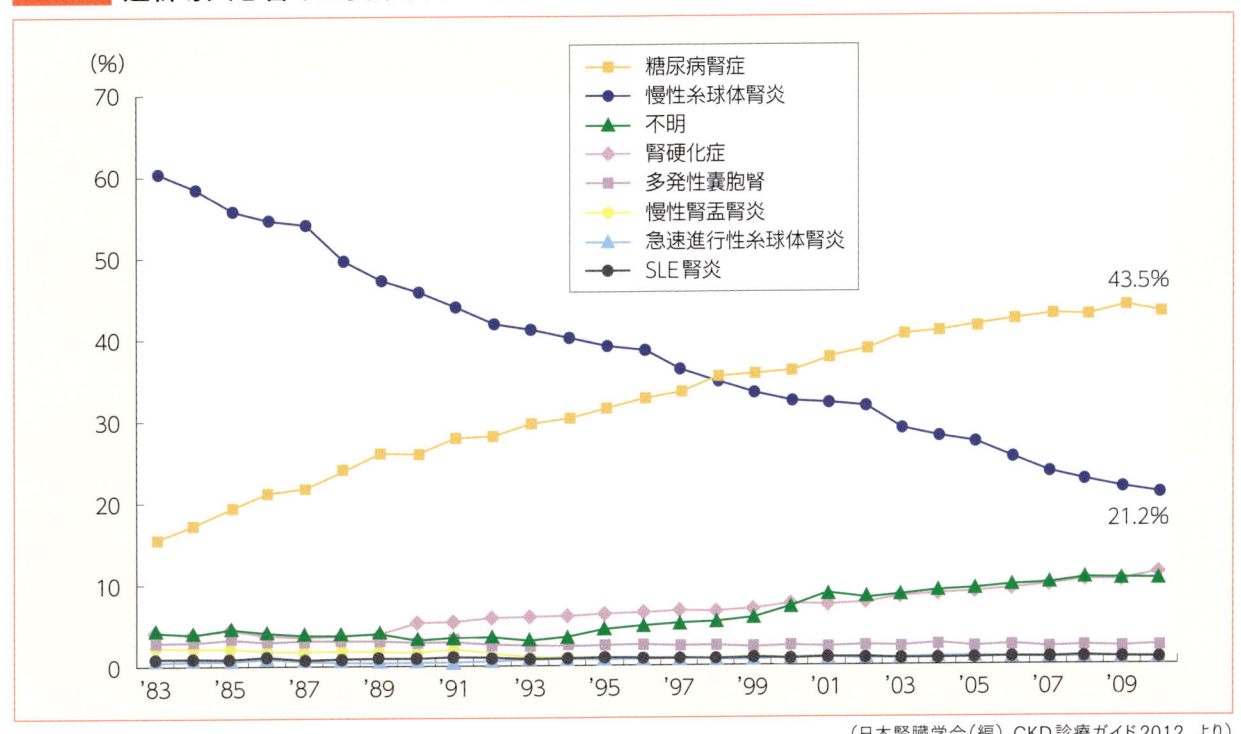

（日本腎臓学会（編）. CKD診療ガイド2012. より）

(2) 臨床症状（図11-3, 表11-3）

初期症状は夜間多尿，腎性貧血にともなう動悸，息切れ，全身倦怠感，易疲労感で，次いで浮腫，高血圧，悪心・嘔吐，食欲不振，高リン血症，低カルシウム血症，高カリウム血症，代謝性アシドーシスがみられ，心不全，尿毒症に至る．尿毒症とは本来なら尿中に排泄されるはずの尿素やクレアチニンなどの有害物質（尿毒素）が体内に貯まる病態で，末期の腎不全状態である．

図11-3 慢性腎不全の臨床症状

多尿　　貧血　　動悸，息切れ　　全身倦怠感
むくみ　　高血圧　　悪心・嘔吐　　食欲不振
電解質異常　　代謝性アシドーシス　　心不全　　尿毒素蓄積

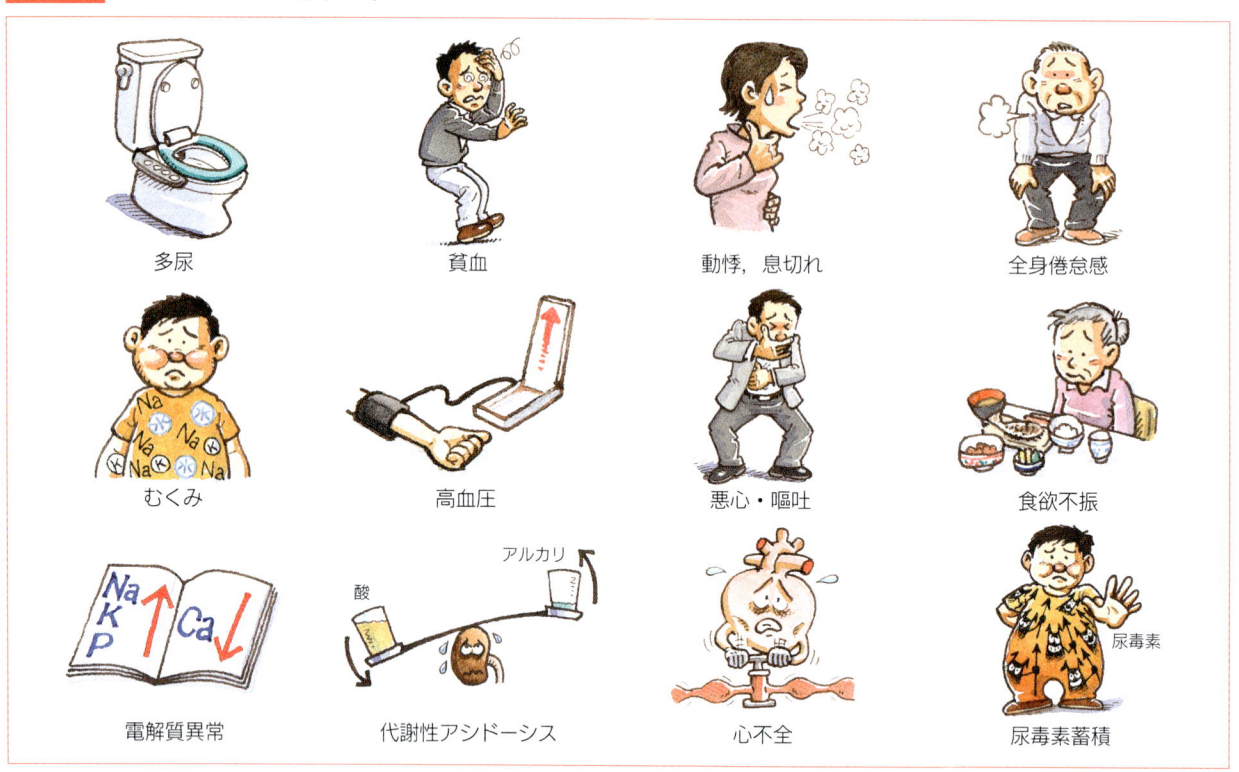

表11-3 末期腎不全（尿毒症）の症状

1. 中枢神経症状	頭痛, 意識障害, 精神症状（幻覚）, 振戦, 痙攣
2. 末梢神経症状	知覚障害（下肢から上肢へ）, 脱力, 筋萎縮
3. 循環器症状	高血圧, 心不全, 心膜炎, 不整脈, 脳出血
4. 呼吸器症状	胸水貯留, 肺水腫, 典型的な蝶形エックス線像（uremic lung）
5. 消化器症状	尿毒症性口臭, 口内炎, 食欲不振, 悪心・嘔吐, 下痢, 消化管出血, 腹水
6. 血液所見	高度の貧血と血小板機能低下にともなう出血傾向
7. 骨障害	二次性副甲状腺機能亢進症にともなう線維性骨炎, 低Ca血症による骨軟化症
8. その他	色素沈着, 痒み, 網膜症, 網膜剥離, 免疫不全による重症感染症

II-4 治療

1）透析療法

透析療法には血液透析と腹膜透析がある．それぞれ長所と欠点があり，わが国では末期腎不全患者の96.2％が血液透析，3.6％が腹膜透析である．透析の導入は，腎機能，臨床症状，日常生活障害度から総合的に判定される．

（1）血液透析

　血液透析は患者の血液を体外に導き出し，3〜6時間かけて体外循環によって浄化する方法である．動静脈シャント，透析器（ダイアライザー），透析液供給装置の3つの部分から成る．

　動静脈シャントというのは透析の際，患者の血管からの血液の出入りを容易にするために形成されるもので，外シャントと内シャントがある．長期透析患者においては，皮下で動脈と静脈を吻合して動脈化した静脈を穿刺して血流を得る内シャントが用いられる．内シャントは利き腕と反対側の橈骨動脈と橈側皮静脈を吻合することが多い**（図11-4）**．

　血液透析施行中には，体外循環血液の凝固を防ぐためにヘパリンが用いられる．ヘパリンの抗凝固作用はフィブリノーゲンからフィブリンへの転化を抑制することによる．全身ヘパリン化法と局所ヘパリン化法がある**（図11-5）**．ヘパリン活性は血中へ注入後3〜4時間しか持続しないので，透析の翌日にはヘパリンによる出血傾向はない．局所ヘパリン化法による透析では透析直後でも術後出血の問題を引き起こすことなく外科処置を行うことができる．

図11-4　血液透析の方法

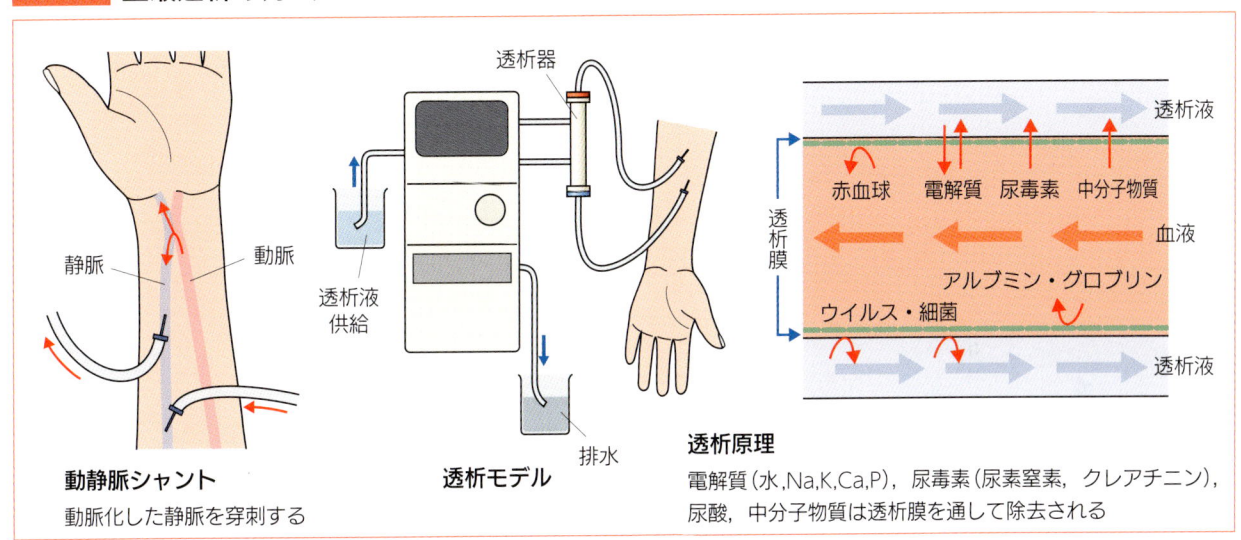

動静脈シャント　動脈化した静脈を穿刺する
透析モデル
透析原理　電解質（水，Na,K,Ca,P），尿毒素（尿素窒素，クレアチニン），尿酸，中分子物質は透析膜を通して除去される

図11-5　全身ヘパリン化法と局所ヘパリン化法

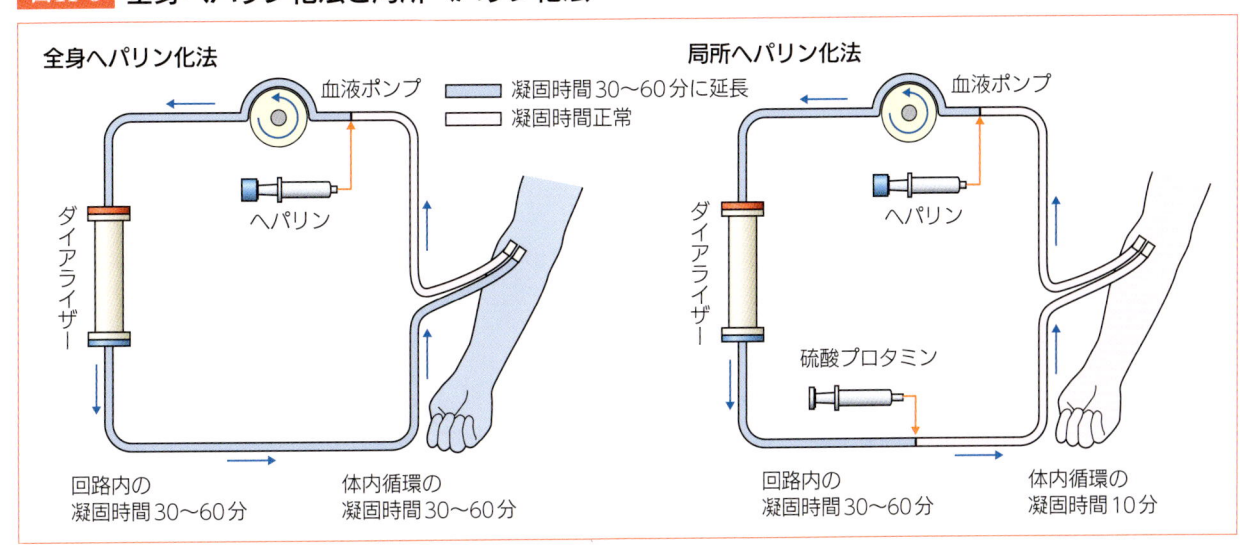

全身ヘパリン化法
　凝固時間30〜60分に延長
　凝固時間正常
　回路内の凝固時間30〜60分
　体内循環の凝固時間30〜60分

局所ヘパリン化法
　硫酸プロタミン
　回路内の凝固時間30〜60分
　体内循環の凝固時間10分

（2）腹膜透析

腹膜の半透膜としての性質を利用して体内老廃物を除去する方法である．腹腔にカテーテルを挿入し，ここから透析液を1.5～2L注入して約4～6時間停滞させる．これを1日に3～4回行う**(図11-6)**．

図11-6 腹膜透析の方法

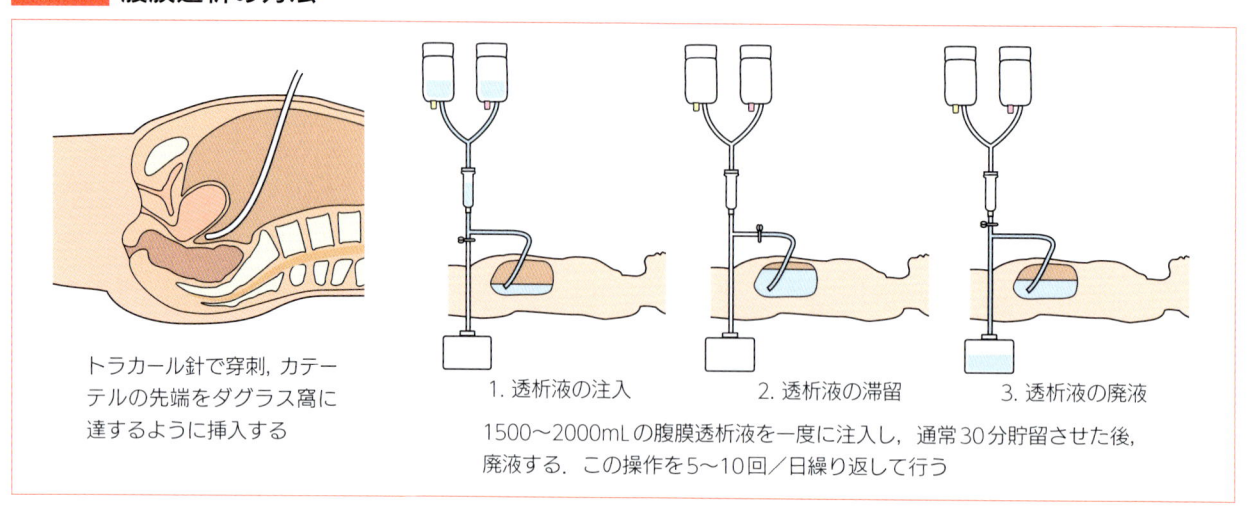

トラカール針で穿刺，カテーテルの先端をダグラス窩に達するように挿入する

1. 透析液の注入
2. 透析液の滞留
3. 透析液の廃液

1500～2000mLの腹膜透析液を一度に注入し，通常30分貯留させた後，廃液する．この操作を5～10回／日繰り返して行う

2）腎移植

腎移植は慢性腎不全の根治的治療である．免疫抑制薬の進歩により，成績はきわめて良好である．わが国では生体腎，死体腎移植を含めて5年生存率が95％以上，生着率は90％以上である．

III 慢性腎臓病の基礎医学

III-1 定　義

2002年に米国腎臓財団（National Kidney Foundation：NKF）が慢性腎臓病（chronic kidney disease：CKD）という概念を提唱した．現在わが国の患者数は1,330万人に達している．つまり成人の8人に1人がCKDということになり，新たな国民病として注目されている．

CKDは下記の①と②のいずれか，または両方が3か月以上持続する場合に診断される．

①尿異常，画像診断，血液，病理で腎障害の存在が明らか，とくにタンパク尿の存在が重要
②糸球体濾過量（GFR）＜60mL/分/1.73m^2

III-2 ■ 重症度分類

重症度は原因（Cause：C），腎機能（GFR：G），タンパク尿（アルブミン尿：A）のCGA分類で評価される**（表11-4）**．

表11-4 CKDの重症度分類

原疾患	タンパク尿区分		A1	A2	A3
糖尿病	尿アルブミン定量（mg/日）		正常	微量アルブミン尿	顕性アルブミン尿
	尿アルブミン/Cr比（mg/gCr）		30未満	30〜299	300以上
高血圧 腎炎 多発性嚢胞腎 移植腎 不明 その他	尿タンパク定量（g/日）		正常	軽度タンパク尿	高度タンパク尿
	尿タンパク/Cr比（g/gCr）		0.15未満	0.15〜0.49	0.50以上
GFR区分（mL/分/1.73m²）	G1	正常または高値	≧90		
	G2	正常または軽度低下	60〜89		
	G3a	軽度〜中等度低下	45〜59		
	G3b	中等度〜高度低下	30〜44		
	G4	高度低下	15〜29		
	G5	末期腎不全（ESKD）	<15		

重症度は原疾患・GFR区分・タンパク尿区分を合わせたステージにより評価する．CKDの重症度は死亡，末期腎不全，心血管死亡発症のリスクを緑■のステージを基準に，黄■，オレンジ■，赤■の順にステージが上昇するほどリスクは上昇する．

（日本腎臓学会（編）．CKD診療ガイド2012．より）

①原疾患として，糖尿病腎症，高血圧，腎炎，多発性嚢胞腎，移植腎など確定した診断がついていれば記載する．たとえば糖尿病合併CKDや高血圧合併CKDという．

②腎機能は，eGFR（estimated glomerular filtration rate：推算糸球体濾過量）により区分される．eGFRは血清クレアチニン値（mg/dL），年齢（歳），性別から，下記の式で求められる．インターネットで簡単に算出できる．

- 男性の場合：

    eGFR（mL/分/1.73m²） = 194 × 血清クレアチニン値$^{-1.094}$ × 年齢$^{-0.287}$

- 女性の場合：

    eGFR（mL/分/1.73m²） = （男性のeGFR） × 0.739

重症度は，90（正常）→60（軽度低下）→45（中等度低下）→30（高度低下）→15（末期腎不全）と，60以下は15ずつ腎機能が低下すると覚える．

③タンパク尿は，糖尿病では24時間尿アルブミン排泄量（尿アルブミン定量）または尿アルブミン／クレアチニン比（尿アルブミン/Cr比），糖尿病以外は24時間尿タンパク排泄量（尿タンパク定量）または尿タンパク／尿中クレアチニン比（尿タンパク/Cr比）で評価する．試験紙法による定性評価との比較を**表11-5**に示す．

表11-5 タンパク尿・アルブミン尿の評価

	A1	A2	A3	
アルブミン尿	正常	微量アルブミン尿	顕性アルブミン尿	（ネフローゼ）
尿アルブミン排泄量（mg/日） 尿アルブミン/Cr比（mg/gCr）	<30 <30	30〜299 30〜299	≧300 ≧300	≧2,000 ≧2,000
タンパク尿	正常	軽度	高度	（ネフローゼ）
尿タンパク排泄量（g/日） 尿タンパク/Cr比（g/gCr）	<0.15 <0.15	0.15〜0.49 0.15〜0.49	≧0.50 ≧0.50	≧3.5 ≧3.5
試験紙法での目安	（−）〜（±）	（−）〜（2+）	（1+）〜（3+）	（3+）〜（4+）

III-3 臨床症状

自覚症状はほとんどない．自覚症状のない初期段階の腎臓病を早期に発見して，腎機能障害が軽度なうちに治療を開始して，透析療法に至らないようにしようというのがCKDという概念の目的だからである．

進行すれば全身倦怠感，易疲労感，浮腫，貧血，悪心・嘔吐，食欲不振といった慢性腎不全の症状が現れる．高リン血症，低カルシウム血症，高カリウム血症もみられる（**図11-3**）．

III-4 検査

CKDの検査の基本は尿検査と血液検査である．

1）尿検査

CKDの診断基準ではとくにタンパク尿（糖尿病腎症ではアルブミン尿）が重要である．24時間の尿を蓄尿して尿タンパク排泄量（尿タンパク定量：g/日）を測定する．随時尿による尿タンパク測定は食事や飲水の影響があるので尿中クレアチニンとの比，尿タンパク／尿中クレアチニン比（尿タンパク/Cr比：g/gCr）を求める（**表11-4**）．

2）血液検査

血液検査では血清クレアチニン値，推算糸球体濾過量，尿素窒素を測定する．

（1）血清クレアチニン値（Cr）

血液中のクレアチニンは糸球体で濾過されて尿細管ではほとんど再吸収されずに尿中に排泄される．しかし，腎機能が低下して尿中への排泄量が減少すると，血液中に多く残存するので，血清クレアチニン値が上昇する．腎不全では2 mg/dL以上，尿毒症なら10 mg/dL以上を示す．

（2）推算糸球体濾過量（eGFR）

糸球体濾過量は，正確にはイヌリンクリアランスやクレアチニン-クリアランス（Ccr）で測定するが，血清クレアチニン値，年齢，性別から簡単に推算できる．これを推算糸球体濾過量という．体表面積1.73 m^2（身長170 cmで体重63 kg）に補正したときの値（mL/分/1.73 m^2）で算出される．30 mL/分/1.73 m^{2}未満を高度腎機能低下，15 mL/分/1.73 m^{2}未満を末期腎不全と評価する（**表11-4**）．血清シスタチンC（CysC）に基づくGFR推算式（eGFRcys）もある．

（3）尿素窒素（BUN）

尿素窒素は糸球体で濾過されて尿中に排泄されるが，腎機能低下により十分濾過できなくなると血液中に多く残存して血中の尿素窒素が増加する．腎不全なら40 mg/dL以上，尿毒症では100 mg/dL以上を示す．

3）画像診断

腎囊胞，腎細胞癌，腎梗塞，腎膿瘍，腎結石，石灰化，動脈硬化などの画像診断法として，エックス線検査，超音波検査，CT検査，MRI検査，シンチグラフィ，血管造影などが行われる．

4）腎生検

腎生検の適応症には，ネフローゼ症候群，急性進行性腎炎症候群／急性腎不全，慢性腎炎症候群あるいは無症候性タンパク尿／血尿，全身性エリテマトーデス／その他の膠原病／血管炎，移植腎などがある．

III-5 治　療

CKDの治療の第1の目的は「末期腎不全へ至ることを阻止する，あるいは末期腎不全に至る時間を遅らせること」であり，第2の目的は「心血管疾患の新規発症を抑制する，あるいは既存の心血管疾患の進展を阻止すること」である．そのためには生活習慣の改善，食事指導，薬物療法などが行われる（**表11-6**）．

（1）生活習慣の改善

肥満の是正（BMI＜25）に努める．禁煙は必須である．生活習慣の改善により動脈硬化の進展とCKDの進行を抑制する．

（2）食事指導

塩分摂取を制限する．重症度に応じてタンパク質摂取も制限する．定期的に24時間蓄尿を行って，食塩摂取量とタンパク質摂取量を評価する．

(3) 高血圧の治療

高血圧はCKDの原因でありCKDを悪化させるとともに，CKDは高血圧の原因であり高血圧を悪化させる．つまり高血圧とCKDは悪循環を形成する．

したがって，降圧薬の投与はCKD進行を抑制して心血管疾患の発症リスクを軽減させる．降圧目標は130/80mmHgである．主体はACE阻害薬とARBで，降圧効果のほかに尿中アルブミンや尿タンパク減少効果に優れている．目標が達成できなければ多剤併用治療（Ca拮抗薬，利尿薬）を行う**（第2章，P.30参照）**．

(4) 尿タンパク・アルブミン減少の治療

ACE阻害薬やARBなどのRAS（レニン・アンジオテンシン系）阻害薬は，尿タンパクや尿中アルブミンが減少することにより心血管疾患の発症を予防する．

(5) 糖尿病の治療

糖尿病は糖尿病腎症の原因であり，CKDの悪化因子であり，心血管系疾患の危険因子である．血糖コントロール目標をHbA₁c（NGSP）6.9％未満（従来のHbA₁c（JDS）では6.5％未満）としている．治療の基本は食事療法と運動療法であるが，必要に応じて経口血糖降下薬の投与やインスリン治療も行われる**（第9章，P.189参照）**．

(6) 脂質異常症の治療

脂質異常症の治療により尿タンパク減少や腎機能障害の進行抑制，心血管疾患の発症予防と進行抑制効果が示されている．LDLコレステロール120mg/dL未満を管理目標としている．脂質異常症をともなうCKDではスタチンの有効性が報告されている．

(7) 貧血の治療

CKDでは腎のエリスロポエチン産生低下，尿毒症性物質による造血障害，赤血球寿命短縮などにより腎性貧血をきたす．貧血は腎障害の進展を促進し，心血管疾患の危険因子であり，心不全の原因となる．原則としてヘモグロビン（Hb）濃度が10g/dL以下になれば10〜12g/dLを目標に赤血球造血刺激因子製剤（erythropoiesis stimulating agent：ESA）の投与を開始する．

(8) 骨・ミネラル代謝異常の治療

CKDにおける骨・ミネラル代謝調節の異常はCKD-mineral and bone disorder（CKD-MBD）と総称され，骨変化だけでなく血管石灰化など全身の広範な異常を生じて生命予後を悪化する．

リンの排泄が障害されて高リン血症となる．ビタミンDの活性化が障害されて二次性副甲状腺機能亢進症が起こり，骨折や骨粗鬆症が発症しやすくなる．高リン血症には消化管内でリンと結合してリンの吸収を阻害するリン吸着薬，骨粗鬆症には活性型ビタミンD製剤が投与される．二次性副甲状腺機能亢進症に対してはCa受容体作動薬が投与される．

(9) 高尿酸血症の治療

血清尿酸値が7.0mg/dLを超える場合を高尿酸血症という．腎機能低下にともない尿酸排泄が減少するので高尿酸血症が生じる．尿酸生成抑制薬や尿酸排泄促進薬が処方される．

(10) 高K血症，代謝性アシドーシスの治療

血清K値5.5mEq/L以上を高K血症という．腎機能低下が進行すると，カリウムイオン（K^+）の排泄が低下して血清K値が上昇する．また，腎機能低下による代謝性アシドーシスの合併も高K血症を助長する．高K血症には陽イオン交換樹脂の投与などを行う．陽イオン交換樹脂は腸内でカリウムを吸着して，便に排泄する作用がある．代謝性アシドーシスにはHCO_3^- 20mEq/L以上を目標として重炭酸ナトリウムを投与する．

(11) 尿毒症毒素の治療

球形吸着炭の内服療法は全身倦怠感などの尿毒症症状の改善，CKDの進行抑制，心血管系疾患の発症抑制効果などがある．球形吸着炭は特殊な活性炭で，腸内の尿毒症物質を吸着して便として排泄する．

(12) 掻痒感の治療

血液透析患者の70〜80％に掻痒感がみられる．炎症症状をともなわない全身性の痒みで，原因はまだはっきりとはわかっていない．外用抗ヒスタミン薬やクロタミトン軟膏など，既存の治療で効果が不十分なら選択的オピオイドκ受容体作動薬を投与する．

表11-6 主な腎疾患用剤

	一般名	商品名
降圧薬	（ACE阻害薬, ARB, Ca拮抗薬, 利尿薬）	（第2章参照）
糖尿病治療薬	（経口血糖降下薬, インスリン製剤）	（第9章参照）
スタチン（HMG-CoA還元酵素阻害薬）	プラバスタチン	メバロチン
	シンバスタチン	リポバス
	フルバスタチン	ローコール
	アトルバスタチン	リピトール
	ピタバスタチン	リバロ
腎性貧血治療薬	エポエチンアルファ	エスポー
	エポエチンベータ	エポジン
	ダルベポエチンアルファ	ネスプ
	エポエチンベータペゴル	ミルセラ
高リン血症治療薬（リン吸着薬）	セベラマー	レナジェル, セベラマー, フォスブロック
	沈降炭酸カルシウム	カルタン
	炭酸ランタン	ホスレノール
活性型ビタミンD_3製剤	アルファカルシドール	ワンアルファ, アルファロール
	カルシトリオール	ロカルトロール
	マキサカルシトール	オキサロール
	ファレカルシトリオール	ホーネル, フルスタン
Ca受容体作動薬	シナカルセト	レグパラ
高尿酸血症治療薬	アロプリノール	ザイロリック, サロベール, アロシトール リボール
	フェブキソスタット	フェブリク
	ベンズブロマロン	ユリノーム
高K血症治療薬（陽イオン交換樹脂）	ポリスチレン	カリメート, アーガメイト
代謝性アシドーシス治療薬	炭酸水素ナトリウム	重曹
尿毒症治療薬（球形吸着炭）	炭素	クレメジン, キューカル
掻痒症治療薬（選択的オピオイドκ受容体作動薬）	ナルフラフィン	レミッチ

（浦部晶夫, 島田和幸, 川合眞一（編集）．今日の治療薬2012 解説と便覧．第34版．東京：南江堂, 2012. より）

IV 慢性腎臓病と歯科治療

慢性腎臓病（CKD）という概念が導入されて，腎疾患のいかんにかかわらず，自覚症状のない初期段階から治療を開始して腎機能低下の進行を阻止すること，そして，それにより心血管疾患の発症を予防することが重要視されている．この背景には人工透析や腎移植を受ける患者数が世界的に増えているという事実がある．社会の高齢化を反映して，透析導入患者の高齢化も進み，透析導入患者の63.6％は65歳以上の高齢者であるという．そして，その主たる原因が糖尿病腎症であると報告されている．以前は慢性糸球体腎炎から末期腎不全に至る例が多かったが，この十数年は糖尿病腎症の割合が年々増加している（**図11-2**）．

このような社会的な動向は歯科医療の面にも影響を及ぼすだろう．今後は糖尿病患者の増加とともに，CKDを有する歯科患者が増加すると推測される．CKD患者は糖尿病，高血圧，脂質異常症をともなうメタボリック症候群や，全身性エリテマトーデスなどの膠原病，あるいは骨粗鬆症といった基礎疾患を合併している可能性があり，腎機能低下だけではなく，合併疾患の重症度や，内服薬と歯科治療との関連についても注意しなければならない．また抜歯などの観血的歯科処置に際しては，抗菌薬や鎮痛薬の投与量にも配慮しなければならない．医科主治医への問い合わせも必要になるだろう．これからの歯科医師は，CKDという新しい国民病に対応しなければならない．

CKD患者における歯科治療上の問題点は，高血圧，糖尿病，抜歯後の鎮痛薬と抗菌薬の投与量，透析患者では歯科治療日のアポイントであり，歯科治療中の循環動態変動をいかに少なくするか，血圧が上昇あるいは低下したらどうすればよいのかを知らなければならない．

IV-1 慢性腎臓病患者の問診の取り方

1）CKD患者を発見する

初診時に患者が記入する問診票を見れば腎疾患の既往の有無がわかるし，薬剤手帳を見れば常用薬服用の有無がわかる．

しかしCKDは自覚症状がほとんどなく，職場検診や健康診断の血液検査や尿検査で異常を指摘され，初めて気づく患者が多い．したがって全身倦怠感，易疲労性，浮腫といった自覚症状に気づいて内科を受診した患者は，すでにかなり腎機能低下が進んでいると考えなければならない．

2）CKDの重症度を評価する

CKDの重症度判定は**表11-4**の重症度分類を用いる．各ステージを色分けして，緑はリスクがもっとも低い状態で，黄色，オレンジ色，赤色になるほど死亡や末期腎不全のリスクが高くなる．

3) 主治医から情報を得る

内科主治医とコンタクトをとって，腎機能のコントロール状態に関する情報を得るとともに，糖尿病や高血圧症など合併疾患のコントロール状態についても確認する．

4) どのような薬を服用しているか

慢性腎不全の進行遅延や心血管疾患の予防を目的として，降圧薬，糖尿病治療薬，スタチン，エリスロポエチン製剤，リン吸着薬，活性型ビタミンD_3製剤，Ca受容体作動薬，高尿酸血症治療薬，陽イオン交換樹脂，アルカリ剤，球形吸着炭などが処方される**(表11-6)**．その他，IgA腎症やネフローゼ症候群など腎疾患の種類によってはステロイド薬，免疫抑制薬，抗血小板薬などが投与されることもある．

IV-2 ■ 慢性腎臓病患者の歯科治療に際しての注意点

1) 重症度に基づいた歯科治療

CKDの重症度分類**(表11-4)**のステージで，G1A1，G2A1(腎機能が正常〜軽度低下)なら通常の歯科治療が可能である．しかし，腎機能評価だけで歯科治療のリスクを判定するのではなく，高血圧や糖尿病などの合併疾患の重症度も加味して，総合的に全身状態を評価しなければならない**(第2章 P.36，第9章 P.196参照)**．

抜歯などの口腔外科処置を行う場合，ステロイド薬や免疫抑制薬を服用している患者では術後感染が起こりやすいし**(第10章，P.221参照)**，抗血小板薬を処方されている患者では術後出血をきたしやすい**(第4章，P.79参照)**．全身麻酔による口腔外科手術時には，糸球体濾過量，血清クレアチニン値，BUN，尿タンパク，高Na血症，高K血症，代謝性アシドーシスなどのコントロール状態も考慮して術前評価を行う．

2) 透析療法患者に対する注意

(1) 問診時のチェック事項

①透析方法は血液透析か腹膜透析かを聞く．ほとんどすべての患者は血液透析である．
②動静脈シャントの部位はどこか，シャントトラブルはあるかを確認する．内シャントは利き腕と反対側の，橈骨動脈と橈側皮静脈を吻合することが多い．
③透析スケジュールをたずねる．透析の曜日と時間(たとえば月水金の9時〜13時など)を聞く．
④透析中に急性合併症は起こらないかを聞く．たとえば著しい血圧低下などの有無を聞く．
⑤定められた1日の水分摂取量や体重コントロールを確かめる．
⑥透析を始めたのはいつかを聞く．長期透析患者は**表11-7**のような合併症が起こる．

表11-7 長期透析患者の合併症

合併症	病態生理
高血圧	腎障害にともなう昇圧物質の産生と分泌の亢進，降圧物質の産生と分泌の抑制，腎による水，Naの排泄障害にともなう容量負荷
心不全	高血圧性心不全，過剰な容量負荷(透析と透析の間の過量な飲食物摂取)
高脂血症	尿毒症性貯留物質によるリポタンパク分解酵素活性の阻害
虚血性心疾患	血圧管理不良，高脂血症による冠動脈の動脈硬化性病変の進行
脳血管障害	血圧管理不良，高脂血症による脳動脈の動脈硬化性病変の進行
貧血	エリスロポエチン(腎性造血ホルモン)の産生能低下，尿毒症性貯留物質による造血阻害
免疫不全	尿毒症環境，血液透析自体による免疫機能抑制(細胞性免疫異常)
消化器潰瘍	透析にともなう心理的，身体的ストレスに起因．ワーファリン，ヘパリン使用により大量出血の危険性あり．または血中老廃物の消化管への分泌による潰瘍形成
ウイルス性肝炎	貧血治療のための輸血，汚染された透析回路を介する感染(最近は著しく減少)

(2) 歯科治療時の注意事項

①歯科治療日は透析日の翌日とする．翌日であれば体液量，電解質濃度，BUN，クレアチニン値などが正常化され，患者の全身状態がいちばん良い．
②血圧計のマンシェットは，内シャントが閉塞しないようにシャントの反対側に巻く．

(3) 長期透析患者の合併症

長期間にわたり透析療法を受けている患者は，種々の合併症を認めることがある(**表11-7**)．歯科治療を行う際には高血圧(**第2章参照**)，心不全(**第5章参照**)，虚血性心疾患(**第3，4章参照**)，脳血管障害(**第8章参照**)，ウイルス性肝炎(**下巻，第17章参照**)などに注意しなければならない．

3) 薬物投与に対する注意

CKD患者に腎排泄性の薬物を投与するときは，腎機能障害の程度に応じて減量や投与間隔の延長を考慮する必要があるが，実際には医科主治医に問い合わせるのがよい．詳細は日本腎臓学会編「CKD診療ガイド2012」の付表「腎機能低下時の薬剤投与量」を参照されたい．

(1) 鎮痛薬の投与について(表11-8)

①NSAIDs

CKD患者ではNSAIDsはできるだけ内服しないことが推奨されている．プロスタグランジンの合成阻害作用により腎前性急性腎不全(腎血流量減少による糸球体濾過量減少)，重症例では急性尿細管壊死が起こることがある．どうしても必要なら短期間にとどめる．ロキソプロフェン(ロキソニン®)は腎障害を悪化させる恐れがあるが，軽度の腎機能障害なら60〜180 mgを分3で処方できる．

②アセトアミノフェン

解熱鎮痛薬にはアセトアミノフェン（カロナール®）が推奨される．1回投与量は400mgを目安にして，投与間隔は6～8時間とする．ただし長期使用では慢性腎不全のリスクが高くなるので，投与期間はできるだけ短いほうがよい．トラマドールとアセトアミノフェンの合剤（トラムセット®）は腎障害が少なく，抜歯後疼痛で保険適用である．腎機能低下が軽度なら1回2錠，1日8錠まで，中等度なら正常者の50％まで，透析患者では正常者の25％まで投与可能である．

表11-8 腎機能低下時の鎮痛薬投与量

		一般名	商品名	Ccr（mL/分） >50	Ccr（mL/分） 10～50	Ccr（mL/分） <10	血液透析	透析性
非麻薬性鎮痛薬		トラマドール／アセトアミノフェン	トラムセット	抜歯後疼痛 1回2錠 1日8錠まで	腎機能正常者の50％まで	腎機能正常者の最大量25％まで		×
アニリン系鎮痛解熱薬		アセトアミノフェン	カロナール	1回400mgを目安に増減，最大4g/日	重篤な腎障害のある患者は禁忌になっているが，安全性が高い．長期高用量ではリスクがあるため，できるだけ短期間少量での投与が望ましい			○
NSAIDs	アリール酢酸系	インドメタシン	インダシン	25～75mg 分1～3	腎障害を悪化させる恐れがあるため重篤な腎障害には禁忌		重篤な腎障害には禁忌だが，減量の必要なし	×
NSAIDs	アリール酢酸系	ジクロフェナク	ボルタレン	25～100mg 分1～3				
NSAIDs	オキシカム系	ロルノキシカム	ロルカム	抜歯後は8～24mg分3				
NSAIDs	プロピオン酸系	ロキソプロフェン	ロキソニン	60～180mg 分1～3				

（日本腎臓学会（編）．CKD診療ガイド2012．より）

(2) 抗菌薬の投与について（表11-9）

①腎排泄性

問題は排泄経路で，抗菌薬は腎排泄性の薬物が多いので，腎機能低下患者では減量が必要である．腎排泄性が25％以下なら投与量を変更する必要はないが，腎排泄性の高い薬剤は投与量を制限しなければならない．アミノグリコシド（ゲンタシン®，カナマイシン®）とバンコマイシン（バンコマイシン®）は腎毒性があるが，マクロライド系（エリスロシン®，クラリス®，ジスロマック®）は比較的安全に使える．

②透析性

血液透析患者に腎臓から排泄される薬物を投与する際には，透析性を考慮しなければならない．

分子量の小さい物質は透析で除去されてしまう．このような透析性のある物質を透析前に投与すると，透析により除去されるので効果がなくなる．透析後に投与しなければならない．

一方，透析性のない物質は透析で除去されないので，透析前に投与しても効果が減弱しない．タンパク結合率が高い物質も分子量が大きくなるので，透析で除去されない．

③ペニシリン系

ペニシリン系のアモキシシリン（サワシリン®，パセトシン®）は1回250mgを腎機能低下が軽度なら6〜8時間ごと，中等度〜高度なら8〜12時間ごとと投与間隔を延長する．透析患者では透析性があるので透析後に投与する．

④セフェム系

セフェム系のセフカペンピボキシル（フロモックス®）は腎機能低下が軽度なら300〜450mg分3，中等度〜高度なら200mg分2，セフジトレンピボキシル（メイアクトMS®）は腎機能低下が軽度なら300〜600mg分3，中等度〜高度なら200〜300mg分2〜3と投与量を減らす．なおセフカペンピボキシル（フロモックス®）は透析性があるが，セフジトレンピボキシル（メイアクトMS®）は透析性がない．

表11-9 腎機能低下時の抗菌薬投与量

	一般名	略語	商品名	Ccr(mL/分) >50	Ccr(mL/分) 10〜50	Ccr(mL/分) <10	血液透析	透析性
ペニシリン系	アモキシシリン	AMPC	サワシリン／パセトシン	1回250mg 6〜8時間毎	1回250mg 8〜12時間毎	1回250mg 24時間毎	250mg分1 透析日は透析後投与	○
第一世代セフェム系	セファクロル	CCL	ケフラール	750〜1,500mg 分3	750mg 分3	500mg 分2	500mg分2 透析日は透析後投与	○
第一世代セフェム系	セファレキシン	CEX	ケフレックス	1回250〜500mg 1日4回	1回250mg 1日4回	1回250mg 1日2〜3回	透析日は透析後投与	○
第三世代セフェム系	セフカペンピボキシル	CFPN-PI	フロモックス	300〜450mg 分3	200mg 分2	100〜200mg 分1〜2	100mg分1 透析日は透析後投与	○
第三世代セフェム系	セフジトレンピボキシル	CDTR-PI	メイアクトMS	300〜600mg 分3	200〜300mg 分2〜3	100〜200mg 分1〜2		×
第三世代セフェム系	セフジニル	CFDN	セフゾン	300mg 分3	200〜300mg 分2〜3	100〜200mg 分1〜2	100〜200mg 分1〜2 透析日は透析後投与	○

（日本腎臓学会（編），CKD診療ガイド2012．より）

4) 歯科治療中のストレス軽減

CKDの患者は高血圧症，糖尿病，脂質異常症などを合併している可能性がある．このような患者では歯科治療に対する不安感や恐怖心といった精神的ストレス，注射刺入時の穿刺痛や治療中の疼痛刺激，アドレナリンの大量投与により著しい血圧上昇をきたすことがある．

笑気吸入鎮静法，静脈内鎮静法，リラックス歯科により精神的ストレスを軽減するとともに，局所麻酔を確実に奏効させて痛くない歯科治療を心がけることが重要である**（第2章，P.38参照）**．

なお，腎機能低下患者の歯科用局所麻酔薬の使用に関しては，歯科用キシロカインカートリッジ®もシタネスト-オクタプレシン®も通常使用量であれば問題はない．静脈内鎮静法で使用するプロポフォールは腎機能正常者と同量を投与することができるが，ミダゾラムは重症例では代謝・排泄が遅延して，作用が強くまたは長く現れる可能性があるので，投与量を通常より減量する．

5) 歯科治療中のモニタリング

CKDの患者は高血圧症，糖尿病，脂質異常症などを合併している可能性があるので，歯科治療中の循環動態変動に注意しなければならない．

歯科治療中は自動血圧計を使って，循環動態変動を参考にして歯科治療の開始・継続・中断を決定する（**表11-10**）．歯科用局所麻酔薬の種類と投与量は血圧変動を参考にする（**表11-11**）．

表11-10 循環動態変動と歯科治療

収縮期血圧	心拍数	歯科治療
200mmHg	140回／分	歯科治療の続行は危険である
180mmHg	120回／分	歯科治療を中断して，安静にする
160mmHg	100回／分	要注意，いつでも中断できる体制をとる
		歯科治療を開始，継続してもよい

表11-11 血圧変動と歯科用局所麻酔薬

収縮期血圧	歯科用局所麻酔薬
180mmHg	歯科治療を中断して，安静にする
	1/8万アドレナリン添加2％リドカイン1/2カートリッジ投与（必要ならシタネスト-オクタプレシン3カートリッジ以内）
160mmHg	1/8万アドレナリン添加2％リドカイン1カートリッジ投与（必要ならシタネスト-オクタプレシン3カートリッジ以内）
140mmHg	1/8万アドレナリン添加2％リドカイン2カートリッジ投与

6）血圧低下時の救急処置

　CKDの患者が歯科治療中，急に急性腎不全に陥ることはないが，著しい血圧低下（平均血圧60mmHg以下）は避けなければならない．血圧低下により腎血流量が減少すると，糸球体濾過量が減少するからである．とくに複数の降圧薬を服用している血液透析患者では，血管迷走神経反射により著しい血圧低下をきたすことがある．

　もしも歯科治療中に血圧が著しく低下（収縮期血圧＜80mmHg）したら，ただちに歯科治療を中断して救急処置を行う．

①両下肢を挙上してショック体位をとる．
②酸素吸入（約5L/分）を行う．
③静脈路を確保して急速輸液を行う．ただし，輸液剤はカリウムを含まないもの（1号液）を選択する．また，血液透析を受けている患者で1日の水分摂取量が規定されている場合には，輸液量に注意する．
④収縮期血圧80mmHg未満の血圧低下（80/50mmHgのとき，平均血圧60mmHg）が持続する場合には，エフェドリン5〜10mgを静注，あるいはドパミン（イノバン®）を5〜10μg/kg/分で持続投与する．
⑤心拍数50回／分未満の徐脈が持続する場合には，アトロピン0.25〜0.5mgを静注する．

7）実際の歯科治療方法

　CKDの患者に歯科治療を行う際には，下記のような注意が必要である．

①当日は，いつもの常用薬をいつもどおり服用したことを確認する．
②血液透析を受けている患者では，前日に透析を受けたことを確認する．
③自動血圧計を使用して血圧，脈拍数，SpO₂をモニタする．
④血液透析を受けている患者では，シャントと反対側に血圧計のマンシェットを巻く．
⑤精神鎮静法やリラックス歯科を利用して，精神的ストレスを軽減する．
⑥歯科治療中は5〜10分ごとに血圧と心拍数を測定しながら，**表11-10**を参考に歯科治療の開始・継続・中断を決定する．
⑦局所麻酔注射を行うときは，**表11-11**を参考に歯科用局所麻酔薬の種類と投与量を決定する．
⑧刺入時には表面麻酔を併用して穿刺痛を軽減し，局所麻酔薬はゆっくりかつ十分量を投与して確実に局所麻酔を効かせる．
⑨鎮痛薬や抗菌薬の投与時には，**表11-8**と**表11-9**を参考に投与量を決定する．
⑩こうして，「怖くない・痛くない」歯科治療を行う．

ONE POINT CORNER

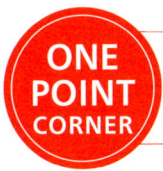

CKD患者では高血圧，糖尿病，薬の投与に気をつけよう！

俳句で覚える基礎疾患

「CKD」

> CKD
> 糖尿病と
> 甘い仲

[解説]

CKD（慢性腎臓病）の原因疾患として糖尿病が増加している．腎臓病と糖尿病は仲がよいということになる．糖尿病だけに「甘い仲」ということになる．甘い尿は近位尿細管の再吸収閾値を超えるほど甘いのだ．

CKDの患者が来院したら，糖尿病の有無を確認する必要がある．

〈参考文献〉
1. 日本腎臓学会（編）．CKD診療ガイド2012．東京：東京医学社，2012．
2. 日本腎臓学会（編）．エビデンスに基づくCKD診療ガイドライン2009．東京：東京医学社，2009．
3. 高久史麿，尾形悦郎，黒川清，矢崎義雄（監修）．新臨床内科学．第9版．東京：医学書院，2009．
4. 杉本恒明，矢崎義雄（総編集）．内科学．第9版．東京：朝倉書店，2008．
5. 浦部晶夫，島田和幸，川合眞一（編集）．今日の治療薬2012 解説と便覧．第34版．東京：南江堂，2012．
6. 西田百代．イラストでわかる有病高齢者歯科治療のガイドライン．東京：クインテッセンス出版，2004．
7. 丹羽均，澁谷徹，城茂治，椙山加綱，深山治久（編集）．臨床歯科麻酔学．第4版．京都：永末書店，2011．
8. 金子譲（監修），福島和昭，原田純，嶋田昌彦，一戸達也，丹羽均（編）．歯科麻酔学．第7版．東京：医歯薬出版，2011．
9. 丹羽均．5．基礎疾患に関連して起こる全身的偶発症（2）．特集：歯科治療時の全身的偶発症と全身管理法．歯科医療 2011；25：41-48．

第12章

慢性閉塞性肺疾患患者の歯科治療

I 呼吸の生理

I-1 ■ 気道の解剖

　気管の長さは10～11cmで，第4～5胸椎の高さで左右の気管支に分岐する（**図12-1**）．分岐角度は約70°で，右気管支が約24°，左気管支が約46°と右側の分岐角度のほうが小さい．歯科治療中に誤嚥された異物が右気管支内に落下しやすいのはこのためである．

　左右の気管支はさらに2分岐を繰り返して，終末細気管支では直径が1.0mm程度になり，平滑筋が発達して気管支を輪状に取り巻く．この気管支平滑筋が収縮すると気管支は細くなり気道抵抗が増大する．副交感神経の活動が亢進すると気管支平滑筋が収縮するし，交感神経活動の亢進により副腎髄質からアドレナリンが分泌され，気管支平滑筋のβ_2受容体に作用すると，気管支平滑筋は弛緩して気管支が拡張する．

　呼吸細気管支では直径が0.5mmくらいになり，平滑筋が薄くなってガス交換能を有するようになる．さらに分岐して，20分岐で肺胞管，23分岐で肺胞嚢を形成し，肺胞に至る．肺胞は小さい袋状で薄い膜で隔てられ，壁には毛細血管が豊富に分布している（**図12-2**）．直径は0.1～0.2mmで，左右の肺を合わせて約3億個あり，総表面積は約70m²に及ぶ．これはテニスコート1/4面に相当する．

図12-1 気管分岐

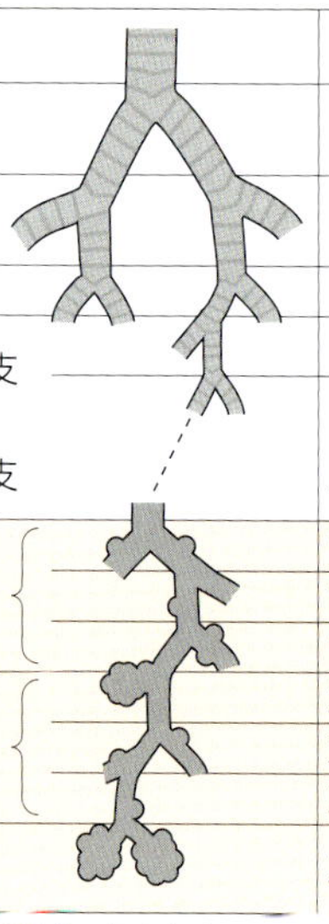

	分　岐		直径(cm)	長さ(cm)	数	総断面積(cm²)
導管部	気　管	0	1.80	12.0	1	2.54
	気管支	1	1.22	4.8	2	2.33
		2	0.83	1.9	4	2.13
		3	0.56	0.8	8	2.00
	小・細気管支	4	0.45	1.3	16	2.48
		5	0.35	1.07	32	3.11
	終末細気管支	16	0.06	0.17	6×10^4	180.0
ガス交換部移行部	呼吸細気管支	17, 18, 19	0.05	0.10	5×10^5	10^3
	肺胞管	20, 21, 22				
	肺胞嚢	23	0.04	0.05	8×10^6	10^4

（丹羽均，澁谷徹，城茂治，椙山加綱，深山治久（編集），臨床歯科麻酔学　第4版．京都：永末書店，2011．より）

図12-2 肺胞と血管

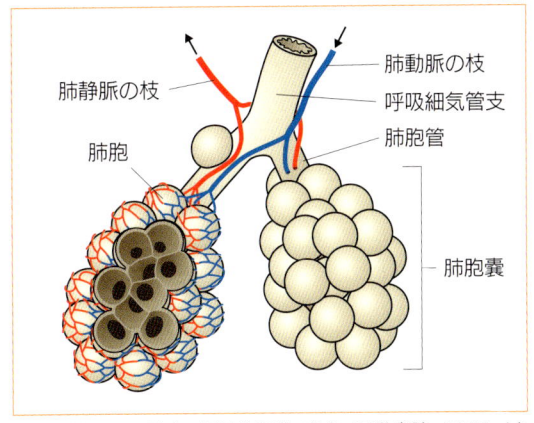

（坂井健雄，岡田隆夫．解剖生理学．東京：医学書院，2007．より引用改変）

図12-3 肺気量分画

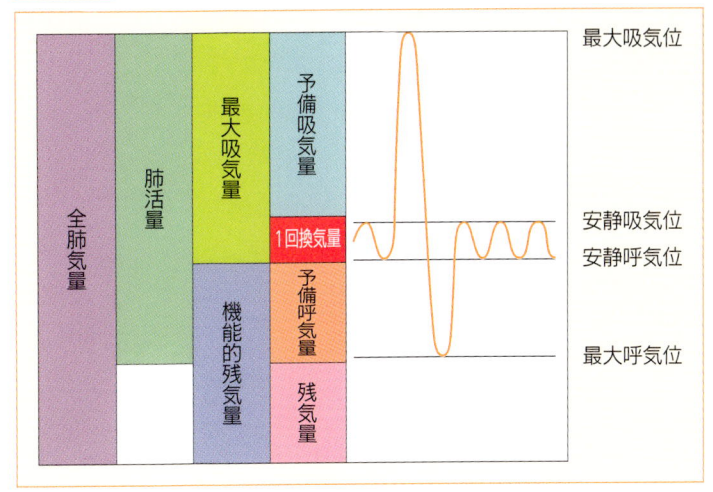

I-2 ■ 肺気量分画

肺内に含まれる空気の容量を肺気量（あるいは呼吸気量）といい，**図12-3**のような分画から構成されている．

安静呼気位とは通常の呼吸運動で息を吐いた時の状態で，呼吸筋は弛緩している．逆に安静吸気位とは通常の呼吸運動で息を吸った時のレベルである．

最大呼気位とは最大限に息を吐き出したときの状態で，このとき肺内には約1.5Lの空気が残っている．これを残気量という．最大吸気位は最大限に息を多く吸い込んだ時の状態，もうこれ以上吸い込めないという時で，このときの肺容量を全肺気量という．約5～6Lである（**表12-1**）．

表12-1 肺気量

1回換気量 (tidal volume：VT)	1回の呼吸で吸い込まれる空気量 （＝吐き出される空気量）	男性：約500mL 女性：約450mL
予備吸気量 (inspiratory reserve volume：IRV)	安静吸気位から最大吸気位まで吸入できる空気量	約2～2.5L
最大吸気量 (inspiratory capacity：IC)	安静呼気位から最大吸気位まで吸入できる空気量 （＝1回換気量と予備吸気量の和）	約2.5～3L
予備呼気量 (expiratory reserve volume：ERV)	安静呼気位から最大呼気位まで呼出できる空気量	約1L
残気量 (residual volume：RV)	最大呼気位において肺内に存在している空気量	約1.5L
機能的残気量 (functional residual capacity：FRC)	安静呼気位において肺内に存在している空気量 （＝予備呼気量と残気量の和）	約2.5L
肺活量 (vital capacity：VC)	最大吸気位から最大呼気位まで呼息を行ったときに呼出できる空気量 （＝予備吸気量，1回換気量，予備呼気量の合計）	男性：約4～5L 女性：約3～4L
全肺気量 (total lung capacity：TLC)	肺内に入りうる最大の空気量 （＝肺活量と残気量の和）	約5～6L

2つ以上のvolumeを加えた量をcapacityという

I-3 ■ 呼吸機能検査

呼吸機能検査にはスパイロメトリーを用いる．マウスピースを口にくわえて，静かな呼吸を数回繰り返した後，最大吸気位まで息を吸ってから呼出することにより肺活量，努力肺活量，1秒量などを測定することができる．

1）%肺活量

肺活量は身長，年齢，性別などにより異なるので，絶対値よりも標準値に対する割合で評価する．これを%肺活量（% vital capacity：VC）といい，下記の式で求められる．

$$\%肺活量(\% VC) = \frac{肺活量測定値}{肺活量標準値} \times 100\%$$

肺活量標準値の算出にはBaldwinの式や日本呼吸器学会（JRS）の式が使われるが，これらの式はスパイロメトリーに入力されている．肺線維症のように肺の伸展性（これをコンプライアンスという）が減少したときや重症筋無力症のように胸郭の伸展性が減少したときに低値を示す**(表12-2)**．%肺活量が80%未満を示せば拘束性換気障害，つまり肺や胸郭が広がりにくいと判定する**(図12-4)**．

表12-2 拘束性障害と閉塞性障害を示す疾患

換気障害の種類	呼吸機能検査	病態生理	疾患の種類
拘束性換気障害	%肺活量<80%	肺コンプライアンスの低下	肺線維症，無気肺，肺水腫
		胸郭コンプライアンスの低下	重症筋無力症，呼吸筋麻痺，肥満，胸郭変形，胸水，腹水，肋骨骨折，フグ中毒
閉塞性換気障害	1秒率<70%	末梢気道抵抗の上昇（気流閉塞）	慢性閉塞性肺疾患，気管支喘息発作時

図12-4 拘束性換気障害と閉塞性換気障害

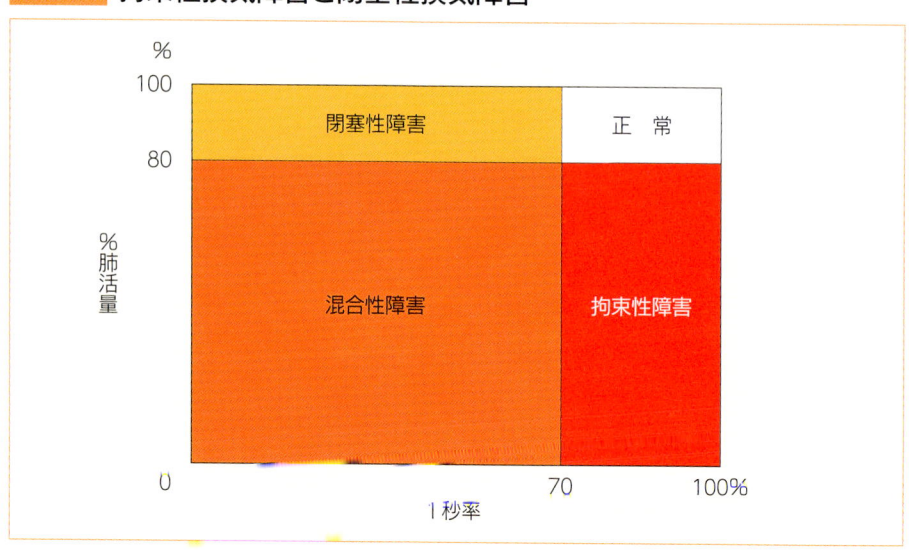

2）1秒率

1秒率（FEV₁%）とは努力性肺活量に対する1秒量（FEV₁）の比率で，下記の式により算出される．なおFEVとはforced expiratory volumeの略である．

$$1秒率（FEV_1\%） = \frac{1秒量}{努力性肺活量} \times 100\%$$

努力性肺活量とは，空気を最大限に吸い込んだ後，できるだけ速く強く呼出したときの空気量で，最初の1秒間に呼出した空気量を1秒量という．すなわち，1秒率とは1秒の間に何％の空気を速く吐き出せるかを示す数値であるといえる．

1秒率が70％未満を示せば閉塞性換気障害，つまり息を速く吐き出しにくいということであり，末梢気道が細くなって気流閉塞が起こっていると判断できる（**図12-4**）．細いストローを口にくわえて息を吐き出すような状態であり，代表的疾患が慢性閉塞性肺疾患である（**表12-2**）．

気管支喘息の発作時にも1秒率は低下するが，発作が治まれば正常に戻る．一方，慢性閉塞性肺疾患では正常に復することはなく，むしろ進行性である．

I-4 酸素解離曲線

肺胞内の空気と肺毛細血管内の血液との間でガス交換が行われる．酸素は肺胞内から血液へ，二酸化炭素は血液から肺胞内へ拡散する．

1）酸素飽和度

肺胞内から血液中に拡散した酸素の大部分は赤血球内のヘモグロビン（Hb）と結合して末梢組織に運ばれる．酸素と結合したHbを酸素化ヘモグロビン（HbO₂）といい，Hbの何％が酸素と結合しているかを示す割合を酸素飽和度（SO₂）という．SO₂のSはsaturationの略である．

空気吸入時の動脈血酸素飽和度（SaO₂）の基準値は97〜98％である．すなわち，97〜98％のヘモグロビンが酸素と結合し，残りの2〜3％は酸素と結合していないということを意味している．

2）酸素分圧

肺におけるガス交換により，酸素分圧は40mmHgから96mmHgに上昇し，二酸化炭素（CO₂）分圧は46mmHgから40mmHgに低下する．こうして動脈血の酸素分圧（PaO₂）は96mmHg，CO₂分圧（PaCO₂）は40mmHgを示す（**図12-5**）．

空気吸入時のPaO₂の基準値は80〜100mmHg（90±10mmHg）で60mmHg以下を低酸素血症と呼ぶ．PaCO₂の基準値は35〜45mmHg（40±5mmHg）で，45mmHgを超えた場合を高二酸化炭素血症（あるいは高炭酸ガス血症）という．

図12-5　各部位のガス分析（mmHg）

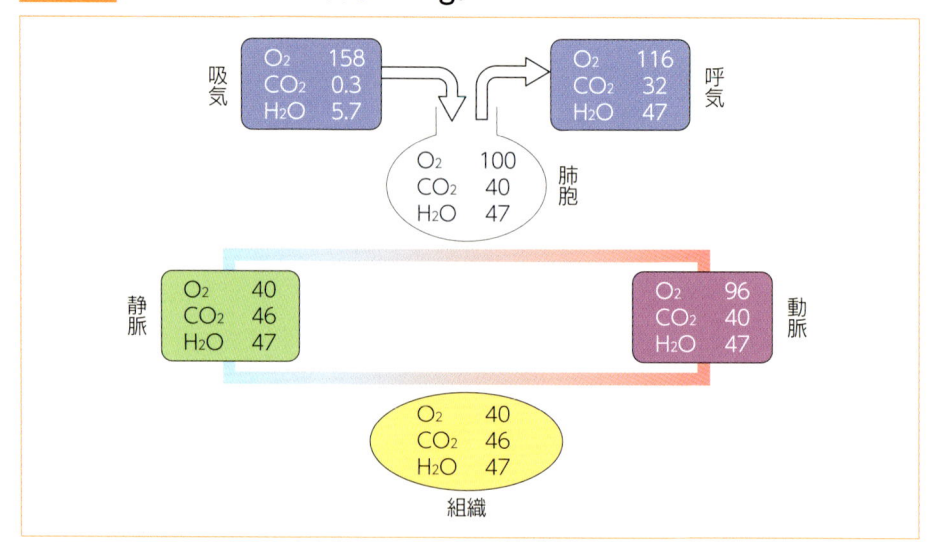

3）ヘモグロビン酸素解離曲線

Hbの酸素飽和度（SO₂）は血液の酸素分圧（PO₂）と密接な関係にある．その関係を表したのがHbの酸素解離曲線（oxyhemoglobin dissociation curve：ODC）で，S字状の曲線を描く（**図12-6**）．

肺ではPO₂が100mmHgで，SO₂は98％を示す．この付近ではS字状曲線の傾きは緩やかである．すなわち肺ではPO₂が多少低下してもSO₂はあまり減少せず，Hbは十分な酸素と結合できる．

一方，末梢組織ではPO₂は40mmHg，SO₂は75％に減少する．この付近ではS字状曲線の傾きは急峻である．すなわち末梢組織ではPO₂が少し低下してもSO₂は大きく減少して，Hbは酸素を離しやすくなり，組織に酸素を供給しやすくなる．こうして毎分250mLの酸素が動脈血から末梢組織へ供給される．

図12-6　ヘモグロビン酸素解離曲線

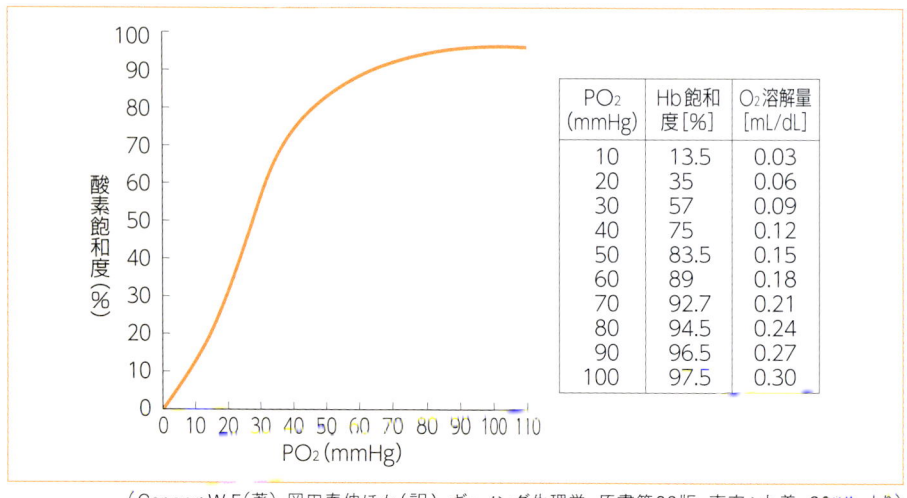

PO₂ (mmHg)	Hb飽和度[%]	O₂溶解量 [mL/dL]
10	13.5	0.03
20	35	0.06
30	57	0.09
40	75	0.12
50	83.5	0.15
60	89	0.18
70	92.7	0.21
80	94.5	0.24
90	96.5	0.27
100	97.5	0.30

（Ganong W F（著），岡田泰伸ほか（訳）．ギャノング生理学．原書第22版．東京：丸善，2006．より）

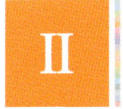

II 慢性閉塞性肺疾患の基礎医学

II-1 ■ 定　義

　慢性気管支炎は咳や痰などの症候により定義された疾患であり，肺気腫は肺胞壁の破壊という解剖学的状態に基づいて定義された疾患である(**図12-7**)．これに対して，慢性閉塞性肺疾患(chronic obstructive pulmonary disease：COPD)は呼吸機能検査の異常を診断基準として定義された疾患名で，次のように定義される．

　タバコ煙を主とする有害物質を長期に吸入曝露することで生じた，肺の炎症性疾患である．呼吸機能検査で正常に復すことのない気流閉塞を示す．気流閉塞は末梢気道病変と気腫性病変がさまざまな割合で複合的に作用することにより起こり，進行性である．臨床的には徐々に生じる労作時の息切れと慢性の咳，痰を特徴とする(**図12-8**)．

図12-7　慢性気管支炎と肺気腫

慢性気管支炎　　　　肺気腫

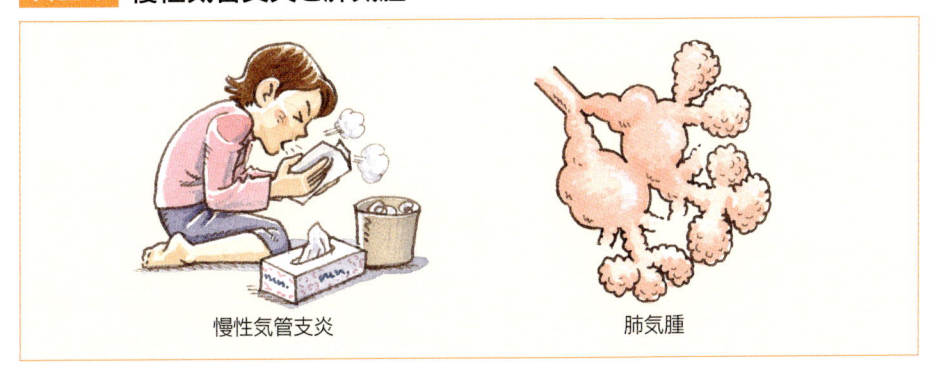

図12-8　慢性閉塞性肺疾患(COPD)の亜型

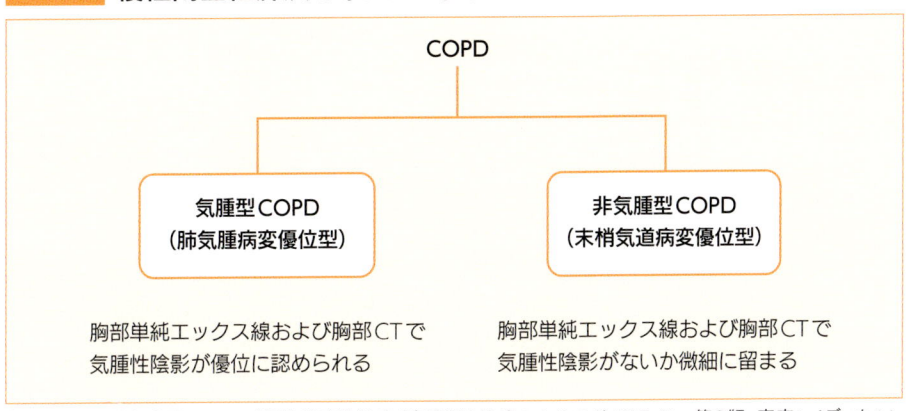

```
                    COPD
                     │
        ┌────────────┴────────────┐
   気腫型COPD                  非気腫型COPD
  (肺気腫病変優位型)            (末梢気道病変優位型)

胸部単純エックス線および胸部CTで    胸部単純エックス線および胸部CTで
気腫性陰影が優位に認められる        気腫性陰影がないか微細に留まる
```

(日本呼吸器学会(編)．COPD(慢性閉塞性肺疾患)診断と治療のためのガイドライン．第3版．東京：メディカルレビュー社，2012．より)

II-2 疫　学

COPDの患者数は世界的に増加している．わが国の罹患者は530万人以上と推定されている．とくに高齢者に多く，40歳過ぎから発病して65歳以上で急激に増加する．高齢喫煙者の約50％，重喫煙者の約70％にCOPDが認められるという．高齢社会の進展にともない，将来さらに増加すると考えられる．

II-3 危険因子

COPDの危険因子には，外因性因子として喫煙や大気汚染，内的因子として遺伝的素因がある．しかし，最大の危険因子は喫煙である．COPD患者の約90％に喫煙歴があり，喫煙に対する感受性の高い（気道や肺の炎症反応が増強しやすい）喫煙者が発症しやすいと考えられている（図12-9）．

図12-9　COPDの危険因子

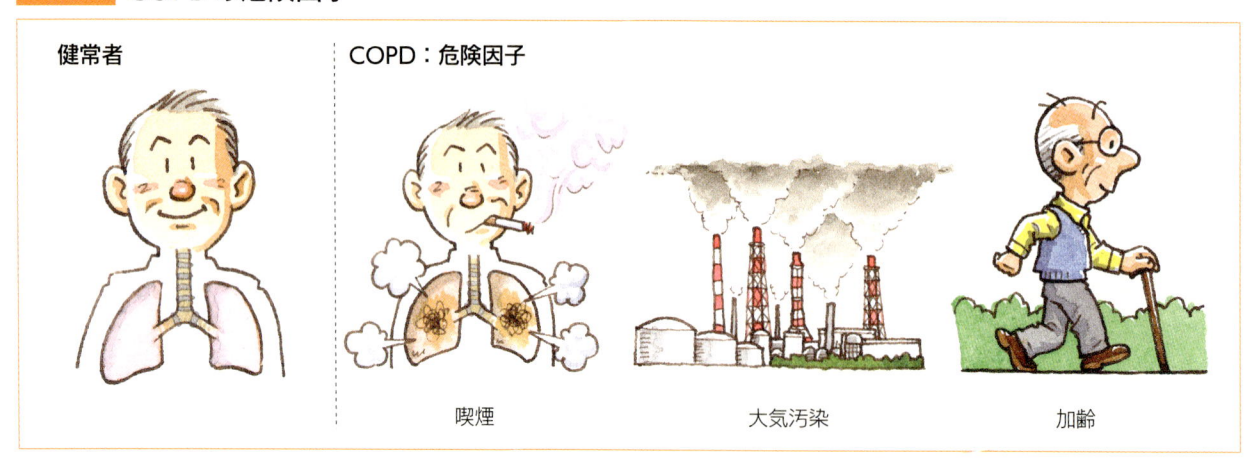

健常者　｜　COPD：危険因子

喫煙　　　大気汚染　　　加齢

II-4 全身的合併疾患

COPDの患者は，喫煙や加齢にともなう合併疾患だけではなく，COPD自体が全身的影響を及ぼす．COPDの炎症反応が肺だけに限定されず全身的にも波及する．

栄養障害，骨粗鬆症，筋力低下や運動能低下などの骨格筋機能障害，心筋梗塞，狭心症，脳血管障害，不整脈などの心血管疾患，不安や抑うつなどの精神症状などを引き起こす．消化管潰瘍，糖尿病，睡眠障害も合併する

II-5 ■ 診断基準

COPDの診断には1秒率を用いる．気管支拡張薬吸入後のスパイロメトリーで1秒率が70%未満であればCOPDと診断する(**図12-10**)．

図12-10 健常者および重症COPD患者のスパイログラム

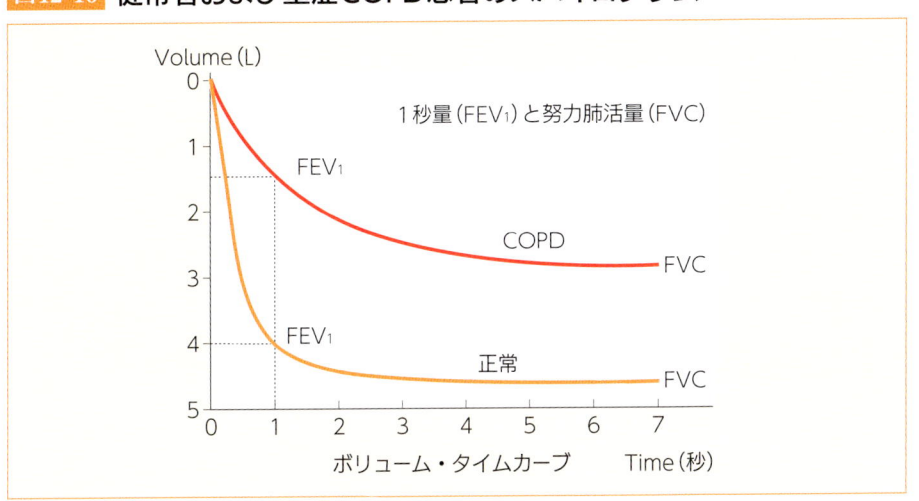

(日本呼吸器学会(編)．COPD(慢性閉塞性肺疾患)診断と治療のためのガイドライン．第3版．東京：メディカルレビュー社，2012．より)

II-6 ■ 病期分類

1) 1秒率と%1秒量

COPDの診断には1秒率を用いるが，病期分類には%1秒量を用いる．%1秒量とは1秒量の予測値に対する1秒量の比率で，下記の式により算出される．

$$\%1秒量(\% FEV_1) = \frac{1秒量(FEV_1)}{1秒量の予測値(FEV_1\ predicted)} \times 100\%$$

1秒率は分母が努力性肺活量(FVC)なので，COPDが進行して努力性肺活量が減少すれば重症度を反映しなくなる．これに対して%1秒量は分母が1秒量の予測値なので，同性，同年齢，同身長の健常者と比較して，1秒量がどの程度低下しているのかを客観的に評価できる．1秒量の予測値(FEV_1 predicted)は男女とも身長と年齢から算出される(**表12-3**)．

2) 気流閉塞と病期分類

気管支拡張薬吸入後の%FEV_1が80%以上であれば軽度(I期)，50～80%なら中等度(II期)，30～50%なら高度(III期)，30%未満ならきわめて高度の気流閉塞(IV期)があると判定する．また%FEV_1が30～50%であっても，慢性呼吸不全を合併していればIV期に分類される(**表12-4**)．

表12-3 日本人のスパイロメトリー正常予測値

男　性	VC(L)　=0.045×身長(cm)−0.023×年齢−2.258 FVC(L)　=0.042×身長(cm)−0.024×年齢−1.785 FEV_1(L)=0.036×身長(cm)−0.028×年齢−1.178
女　性	VC(L)　=0.032×身長(cm)−0.018×年齢−1.178 FVC(L)　=0.031×身長(cm)−0.019×年齢−1.105 FEV_1(L)=0.022×身長(cm)−0.022×年齢−0.005

(日本呼吸器学会(編).COPD(慢性閉塞性肺疾患)診断と治療のためのガイドライン.第3版.東京：メディカルレビュー社，2012.より)

表12-4 COPDの病期分類

病　期		特　徴
Ⅰ期	軽度の気流閉塞	FEV_1/FVC＜70% %FEV_1≧80%
Ⅱ期	中等度の気流閉塞	FEV_1/FVC＜70% 50%≦%FEV_1＜80%
Ⅲ期	高度の気流閉塞	FEV_1/FVC＜70% 30%≦%FEV_1＜50%
Ⅳ期	きわめて高度の気流閉塞	FEV_1/FVC＜70% %FEV_1＜30%あるいは%FEV_1＜50% かつ慢性呼吸不全合併

この分類は気管支拡張薬吸入後のFEV_1値に基づく．
呼吸不全：海面レベルで空気呼吸する際に，PaO_2が60Torr以外の場合をいう．
(日本呼吸器学会(編).COPD(慢性閉塞性肺疾患)診断と治療のためのガイドライン.第3版.東京：メディカルレビュー社，2012.より)

Ⅱ-7 ■ 臨床症状

1) 呼吸症状 (図12-11)

　初期症状は慢性の間欠的な咳と喀痰で，患者はまた風邪をひいたのだろうと思うことが多い．

　ある程度進行すると，体動時の呼吸困難を自覚するようになり日常生活に支障をきたす．階段や坂道で息切れを覚えるようになる．

　さらに進行すると咳や呼吸困難が持続的となり，息切れのために同年代の人よりも平坦な道を歩くのが遅く，自分のペースで歩いても息切れのために立ち止まるようになる．

2) 身体所見（図12-11）

病期が進行すると，種々の身体所見が認められるようになる．肺の過膨張により胸郭の前後径が増大して，ビア樽状胸郭を呈する．呼出障害により呼気時間が延長し，聴診所見では強制呼気終末時に細い気管支から生じる高調な連続性ラ音（ヒューヒュー音）が聴かれる．喀痰の多い患者では，分泌物の増加に起因する断続的なラ音（ブリブリ音）が吸気時に聴取される．

体重減少や食欲不振が出現し，重症例ではチアノーゼが認められる．さらに，気道感染を契機として肺性心になったり，呼吸不全の急性増悪をきたすこともある．

図12-11 COPDの臨床症状

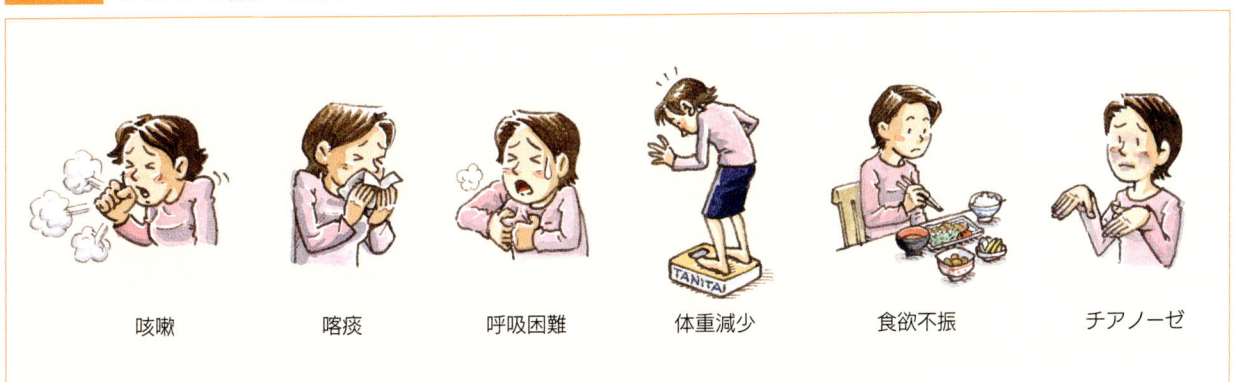

咳嗽　　喀痰　　呼吸困難　　体重減少　　食欲不振　　チアノーゼ

II-8 検　査

1) 画像診断

胸部単純エックス線写真は早期の診断には適さない．早期の気腫性病変の検出には高分析能CT（high resolution CT：HRCT）が有用である．またCT検査は病態の進展も評価できる．

2) 呼吸機能検査

COPDの診断にはスパイロメトリーによる閉塞性換気障害の検査が必要である．気管支拡張薬を吸入した後に努力肺活量と1秒量を測定して，1秒率が70%未満かどうかを診査する．

また性別と身長・年齢を入力することにより%1秒量（% FEV_1）が算出されてCOPDの病期分類，つまり気道閉塞の程度を知ることができる（**表12-4**）．

3) 動脈血ガス

動脈血酸素分圧（PaO_2）が60mmHg以下となる呼吸障害，またはそれに相当する呼吸障害を呈する異常状態を呼吸不全という．呼吸不全の状態が少なくとも1か月間持続するものを慢性呼吸不全という．慢性呼吸不全に至る基礎疾患の48%はCOPDである．

また，呼吸不全はPaCO₂の程度によりⅠ型呼吸不全（PaCO₂≦45mmHg）とⅡ型呼吸不全（PaCO₂＞45mmHg）に分類される**(表12-5)**．すなわち低酸素血症だけならⅠ型，低酸素血症に高二酸化炭素血症（肺胞低換気の状態）を合併すればⅡ型の呼吸不全と診断する．

4）パルスオキシメータ

　パルスオキシメータのSpO₂（経皮的動脈血酸素飽和度）は経皮的に測定された動脈血酸素飽和度（SaO₂）を表す．SpO₂のpはpercutaneous（経皮的）の略である．SpO₂が90％未満（PaO₂が60mmHg以下）になったら急性呼吸不全が疑われる**(図12-12)**．

表12-5　呼吸不全の診断基準

（厚生省特定疾患呼吸不全調査研究班　昭和56年度研究報告書）

1. 室内気吸入時の動脈血O₂分圧が60Torr以下となる呼吸障害またはそれに相当する呼吸障害を呈する異常状態を呼吸不全と診断する

2. 呼吸不全を動脈血CO₂分圧が45Torrを超えて異常な高値を呈するものと然らざるものとに分類する

3. 慢性呼吸不全とは呼吸不全の状態が少なくとも1か月間持続するものをいう．
   さらに，PaCO₂の程度により下記に分類される
   1) Ⅰ型呼吸不全（PaCO₂が45Torr以下のもの）
   2) Ⅱ型呼吸不全（PaCO₂が45Torrを超えるもの）

（日本呼吸器学会，日本呼吸管理学会（編）．酸素療法ガイドライン．東京：メディカルレビュー社，2012．より）

図12-12　酸素飽和度と酸素分圧の関係

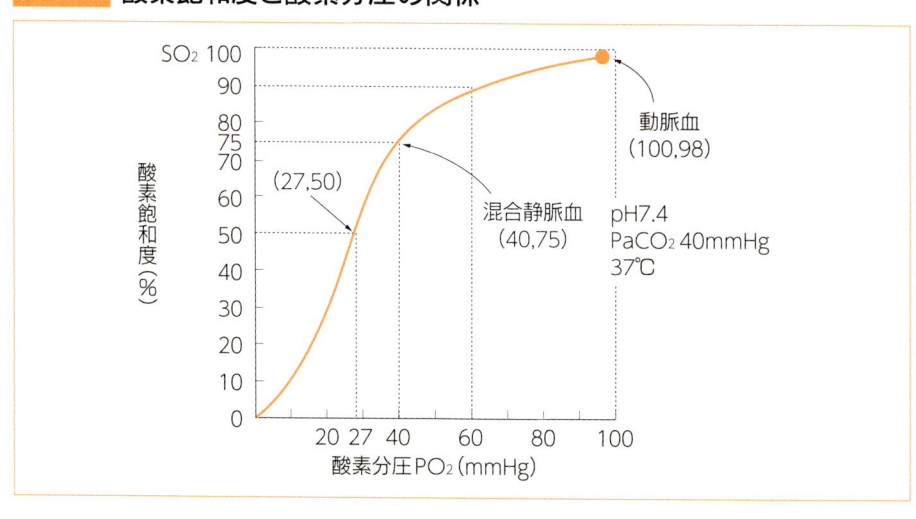

5）運動負荷・呼吸筋機能・睡眠時検査

　運動負荷試験には自転車エルゴメータやトレッドミル（P.53，図3-13参照）を使用する方法と，6分間歩行テスト（6分間歩くことができる最大距離を測定する）やシャトルウォーキングテスト（9m離したコーン間を歩かせる）といった自力歩行によるものがある．

　COPDの患者は運動負荷試験で運動耐容能の低下，呼吸筋機能検査で吸気筋力と呼気筋力の低下，睡眠時検査で高二酸化炭素血症（$PaCO_2 > 45\,mmHg$）をともなう低酸素血症（$PaO_2 \leqq 60\,mmHg$）などがみられる．

II-9 ■ 治　療

1）禁煙指導

　禁煙はCOPDの進行を抑制するもっとも効果的な方法である．禁煙治療は，行動科学的アプローチと薬理学的アプローチを組み合わせる．薬物療法には，ニコチンガムやニコチンパッチ（ニコチネルTTS®）などのニコチン製剤を用いるニコチン置換療法，ニコチン受容体部分作動薬のバレニクリン（チャンピックス®）の内服などが普及している．

2）ワクチン

　インフルエンザワクチンの接種はCOPDの増悪による死亡率を減少させる．また高齢のCOPD患者では，肺炎双球菌ワクチンの接種も勧められている．

3）薬物療法（表12-6）

（1）気管支拡張薬

　薬物療法の中心は気管支拡張薬である．気管支平滑筋を弛緩することにより，肺の過膨張が改善して運動耐容能が向上する．気管支拡張薬には抗コリン薬（副交感神経遮断薬），β_2刺激薬，テオフィリン薬（キサンチン誘導体）の3種類がある．

（2）ステロイド薬

　吸入用ステロイド（グルココルチコイド）はⅢ期（高度の気流閉塞）以上のCOPDで，急性増悪を繰り返す患者において急性増悪の頻度を下げる効果がある．

（3）長時間作用型β_2刺激薬／吸入用ステロイド配合薬

　配合薬はそれぞれ単独で使用するよりもCOPD患者の呼吸機能，運動耐容能，呼吸困難感を改善し，増悪頻度を下げる．

（4）喀痰調整薬

　喀痰量の多いCOPD患者では1秒量の経年的な低下率が大きく，喀痰への対策は重要である．

表12-6 主なCOPDの治療薬

		一般名	商品名
気管支拡張薬	抗コリン薬(副交感神経遮断薬)		
		イプラトロピウム	アトロベント(エロゾル)
		オキシトロピウム	テルシガン(エロゾル)
		チオトロピウム	スピリーバ(吸入カプセル, レスピマット)
	β₂刺激薬		
		サルブタモール	ベネトリン, サルタノール, アイロミール
		テルブタリン	ブリカニール
		プロカテロール	メプチン
		ツロブテロール	ホクナリン, ベラチン
		フェノテロール	ベロテック
		クレンブテロール	スピロペント
		サルメテロール	セレベント
		ホルモテロール	アトック
		インダカテロール	オンブレス
	テオフィリン薬(キサンチン誘導体)		
		テオフィリン	テオドール, テオロング, スロービッド, テオドリップ, アプネカット, ユニフィルLA, ユニコン
		ジプロフィリン	ジプロフィリン
		プロキシフィリン	モノフィリン
		アミノフィリン	ネオフィリン, アルビナ, アプニション
	テオフィリン薬配合剤		
		プロキシフィリン配合	アストモリジン
		ジプロフィリン配合	アストフィリン
ステロイド	局所投与(吸入)		
		ベクロメタゾン	キュバール(エアゾール)
		フルチカゾン	フルタイド(ロタディスク・ディスカス, エアゾール)
		ブデソニド	パルミコート(タービュヘイラー, 吸入液)
		シクレソニド	オルベスコ(インヘラー)
		モメタゾン	アズマネックス(ツイストヘラー)
	全身投与(経口, 注射)		
		プレドニゾロン	プレドニゾロン, プレドニン
		メチルプレドニゾロン	メドロール, デポ・メドロール, ソル・メドロール
長時間作用型β₂刺激薬／吸入用ステロイド配合薬		サルメテロール／フルチカゾン	アドエア(ディスカス, エアゾール)
		ブデソニド／ホルモテロール	シムビコート(タービュヘイラー)
喀痰調整薬	気道粘液溶解薬		
		ブロムヘキシン	ビソルボン
		アセチルシステイン	ムコフィリン
	気道粘液修復薬		
		カルボシステイン	ムコダイン
	気道分泌細胞正常化薬		
		フドステイン	クリアナール, スペリア
	気道潤滑薬		
		アンブロキソール	ムコソルバン, プルスマリンA, ムコサール

(日本呼吸器学会(編). COPD(慢性閉塞性肺疾患)診断と治療のためのガイドライン 第3版. 東京: メディカルレビュー社, 2012. より)

4）非薬物療法
(1) 呼吸リハビリテーション

　呼吸理学療法はリラクセーション，呼吸訓練，胸郭可動域訓練，排痰法などから構成される．運動療法では平地歩行，階段昇降，踏み台昇降，自転車エルゴメータ，トレッドミルなどを行う．

(2) 患者教育

　患者教育は患者の疾病管理能力や対応能力を高め，健康状態を改善する可能性がある．

(3) 栄養管理

　COPD患者の70％に体重減少が認められる．主因は脂肪量の減少である．中等度以上のCOPDでは筋タンパク質も減少する．体重減少の患者では呼吸不全や死亡のリスクが高いので，積極的な栄養補給療法を実施する．

(4) 酸素療法

　在宅酸素療法（home oxygen therapy：HOT，欧米では長期酸素療法（long term oxygen therapy：LTOT）という）患者の半数近くがCOPD患者である．酸素療法の適応基準はⅣ期のきわめて高度な気流閉塞のある患者である．

　慢性呼吸不全に対する適用は，PaO_2が55 mmHg以下の患者，あるいはPaO_2が55〜60 mmHgで，睡眠時または運動負荷時に著しい低酸素血症をきたす患者である．酸素流量は安静時にPaO_2が60 mmHg（SpO_2 90％）以上とし，運動時にもSpO_2が90％以上に保たれるように増量する．

(5) 換気補助療法

　換気補助療法には，非侵襲的陽圧換気療法と気管切開下侵襲的陽圧換気療法がある．呼吸困難などの自覚症状や肺性心の徴候があり，重篤な高二酸化炭素血症（$PaCO_2 \geqq 55$ mmHg）や睡眠呼吸障害のある症例，あるいは増悪を繰り返す症例が適用となる．

(6) 外科療法・内視鏡療法

　内科的治療を行っても効果が得られない場合に外科的療法を考慮する．肺容量減量手術は重症の気腫型COPDにおいて有効である．気管支鏡下肺容量減量術は現在開発段階にある．

5）在宅管理

　在宅管理の目的は，できるだけ入院生活の必要性を減らし，自宅の療養環境を整備して日常生活の自立を支援し，患者と家族のQOL向上を目指すことである．

III 慢性閉塞性肺疾患と歯科治療

　従来，肺気腫と称されていた肺疾患は，肺胞壁の破壊により終末細気管支より遠位の気腔の拡張を示す疾患である．慢性気管支炎と称されていた肺疾患は，気管支を中心とした気道の慢性炎症により長期間にわたり喀痰や咳が持続する疾患である．両疾患はしばしば混在し，両疾患とも閉塞性換気障害（1秒率＜70％）をきたすので，慢性閉塞性肺疾患（COPD）という名称が使われるようになった．COPDは高齢の喫煙者に多く，今後，歯科患者にもCOPDを合併した患者が増えると考えられる．

　COPD患者の歯科治療において，もっとも大きな問題は低酸素血症である．高齢者は健常であっても加齢にともない動脈血酸素分圧（PaO_2）が低下傾向を示すが，COPDを合併していればPaO_2の低下はより一層顕著になる．PaO_2の値を知るには，動脈血を採取して血液ガス分析装置を用いて測定しなければならない．一般歯科医院では無理である．その点，パルスオキシメータは非侵襲的かつ持続的にSpO_2を測定できるので便利である．

　SpO_2の基準値は97～98％で，このときのPaO_2は約96 mmHgである．SpO_2が95％を切ればPaO_2は80 mmHg，93％を切れば70 mmHg，90％を切れば60 mmHgにまで低下する（**表12-7**）．このようなSpO_2とPaO_2の関係を知っていれば，パルスオキシメータをモニタするだけでPaO_2の値を推測することができる．COPD患者の歯科治療において，パルスオキシメータは必須である．

　高齢のCOPD患者における歯科治療上の問題点は著しい低酸素血症であり，SpO_2の低下をいかに防ぐか，SpO_2が低下したらどうすればよいのかが重要である．

表12-7　血液ガスとパルスオキシメータの関係

血液ガス PaO_2(mmHg)	パルスオキシメータ SpO_2(%)	注意点
100	98	動脈血の基準値
90	97	動脈血の基準値
80	95	注意が必要
70	93	注意が必要
60	89	低酸素血症
50	83	チアノーゼ出現
40	75	静脈血の基準値
30	57	
27	50	

Ⅲ-1 ■ 慢性閉塞性肺疾患患者の問診の取り方

1) COPD患者を発見する

初診時に患者が記入する問診票を見れば肺疾患の既往の有無がわかるし，薬剤手帳を見れば常用薬服用の有無がわかる．

しかし高齢の喫煙者で，日頃から咳や痰などの症状があってもCOPDに気づいていない患者もいる．体動時の呼吸困難，坂道や階段昇降時の息切れなどの自覚症状がひどくなって初めて内科を受診したという患者は，その時点でかなり進行していると考えなければならない．

2) COPDの重症度を評価する

COPDの病期分類は1秒量の予測値に対する％値（％1秒量，％FEV₁）で評価される（**表12-4**）．％1秒量≧80％ならⅠ期，80＞％1秒量≧50％ならⅡ期，50＞％1秒量≧30％ならⅢ期，％1秒量＜30％ならⅣ期と判定されるので，内科主治医に病期分類を問い合わせる．

呼吸困難の重症度判定にはHugh-Jonesの分類（**表12-8**）やMRC（British Medical Research Council）質問票（**表12-9**）が便利である．平地歩行や階段昇降が同年代の健常者と同様にできればリスクは低いが，平坦な道でも息切れのために歩くのが遅い，あるいは自分のペースで歩いても息継ぎのために，ときどき立ち止まって休むという患者はリスクが高いと判断する．

重症のCOPDで在宅酸素療法を受けている患者はきわめて高度な気流閉塞があり，低酸素血症や高二酸化炭素血症のある患者なのでリスクは非常に高い．

3) 主治医から情報を得る

内科主治医とコンタクトをとってCOPDの病期分類，日常生活活動時のSpO₂変動，臨床症状のコントロール状態，安定期に入っているか，呼吸不全はないかなどの情報を得る．

表12-8 Hugh-Jonesの分類

1度	正常	同年齢の健常人と同様に仕事ができ，歩行，坂・階段の昇降も健常人並にできる
2度	軽度の息切れ	平地では同年齢の健常人と同様に歩行できるが，坂・階段では健常人並に昇れない
3度	中等度の息切れ	平地でも健常人並に歩けないが，自分のペースでなら1マイル（1.6km）以上歩ける
4度	高度の息切れ	休み休みでないと50ヤード（46m）も歩けない
5度	きわめて高度の息切れ	話したり，衣服を脱いだりしても息切れがする．息切れのため外出できない

表12-9 呼吸困難度評価のためのBritish Medical Research Council（MRC）質問票

グレード分類	あてはまるものにチェックしてください（1つだけ）	
0	激しい運動をしたときだけ息切れがある	□
1	平坦な道を早足で歩く，あるいは緩やかな上り坂を歩くときに息切れがある	□
2	息切れがあるので，同年代の人よりも平坦な道を歩くのが遅い，あるいは平坦な道を自分のペースで歩いているとき，息切れのために立ち止まることがある	□
3	平坦な道を約100m，あるいは数分歩くと息切れのために立ち止まる	□
4	息切れがひどく家から出られない，あるいは衣服の着替えをするときにも息切れがある	□

4）どのような薬を服用しているか

COPDの患者は，抗コリン薬（副交感神経遮断薬），β_2刺激薬，テオフィリン薬（キサンチン誘導体）などの気管支拡張薬，ステロイド薬，長時間作用性β_2刺激薬と吸入用ステロイドの配合薬，喀痰調整薬などが処方される（**表12-6**）．

III-2 ■ 慢性閉塞性肺疾患患者の歯科治療に際しての注意点

1）重症度に基づいた歯科治療

①COPDの初期症状として間欠的な咳や痰のある患者は，咳が歯科治療の妨げになることがある．咳反射により突然体動が起こると，タービンや鋭利な器具で口腔内粘膜を損傷したり，試適中や除去中の補綴物や充填物を誤嚥誤飲する危険があるので，ときどき休憩する必要がある．

②COPDの病期分類でⅠ期（軽度の気流閉塞）（**表12-4**），Hugh-Jonesの分類（**表12-8**）でⅠ度（正常）およびⅡ度（軽度の息切れ），MRC質問票（**表12-9**）でグレード0および1の患者は通常どおりの歯科治療が可能である．

③COPDの病期分類でⅡ期（中等度の気流閉塞），Hugh-Jonesの分類でⅢ度（中等度の息切れ），MRC質問票でグレード2の患者は要注意である．歯科治療時間が30分以上持続する場合は治療を中断して安静を図るなどの配慮が必要である．

④COPDの病期分類でⅢ期（高度の気流閉塞），Hugh-Jonesの分類でⅣ度（高度の息切れ），MRC質問票でグレード3の患者は大学病院か大きな病院へ紹介すべきである．

2）合併疾患に対する注意

重症のCOPDで，ステロイド薬を長期間にわたり全身投与されている患者に口腔外科処置を行う場合は術後感染予防やステロイドカバーを考慮する必要がある（**第10章，P.220参照**）．

狭心症（**第3章参照**），心筋梗塞（**第4章参照**），脳血管障害（**第8章参照**），不整脈（**第6章参照**），糖尿病（**第9章参照**）などの基礎疾患を合併していれば，それぞれの疾患の重症度を把握し，重症度に応じた歯科治療を行う．

3）酸素投与量に対する注意

　歯科治療前のSpO$_2$が97～98％であった患者が治療中に95％に低下すれば要注意である．93％を切れば酸素吸入を考慮する．酸素吸入には鼻カニュラや酸素マスクが使用される．

(1) 鼻カニュラ

　酸素を吸入しながら歯科治療を続ける場合には，鼻カニュラのほうが治療のじゃまにならない**(図12-13)**．鼻カニュラを使用する際の酸素流量は3L/分以下とする．4L/分以上で酸素を投与すると鼻腔刺激が強いからである．酸素流量が3L/分のとき吸入酸素濃度は32％となる**(表12-10)**．この流量ではあえて酸素を加湿する必要はない．理由は鼻カニュラで吸入された酸素は鼻腔などの気道粘膜により加湿されるからである．

(2) 酸素マスク

　酸素マスクは鼻腔カニュラに比べて高濃度の酸素を吸入することができる**(図12-14)**．酸素流量5L/分で吸入酸素濃度は40％になる**(表12-11)**．酸素マスクは5L/分以上で使用することが望ましく，これ以下の流量では呼気ガスを再呼吸するので，PaCO$_2$が上昇する危険性がある．5L/分以上の流量で使用する場合は酸素を加湿する必要がある．

図12-13 鼻カニュラの構造

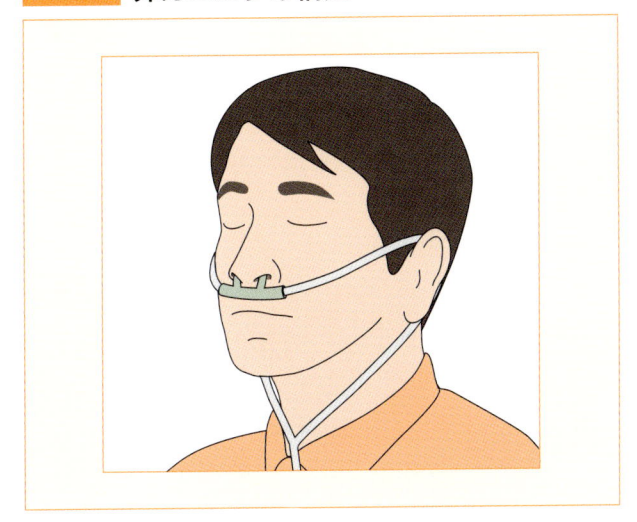

図12-14 酸素マスク

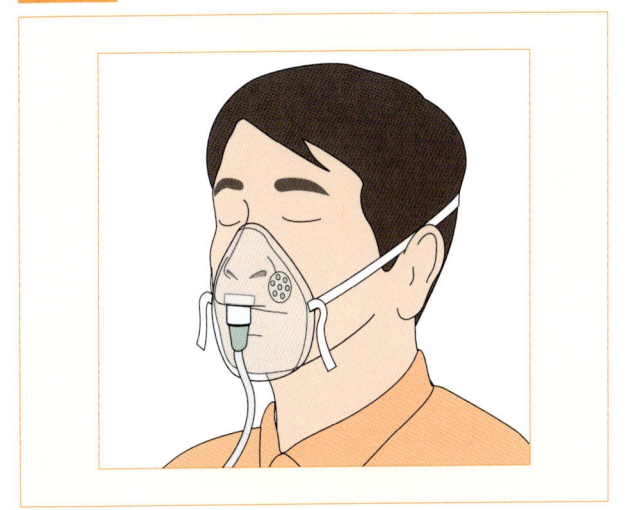

表12-10 酸素流量と吸入酸素濃度の目安

酸素流量（L/分）	吸入酸素濃度の目安（％）
1	24
2	28
3	32
4	36
5	40
6	44

表12-11 酸素流量と吸入酸素濃度の目安

酸素流量（L/分）	吸入酸素濃度の目安（％）
5～6	40
6～7	50
7～8	60

（日本呼吸器学会，日本呼吸管理学会（編）．酸素療法ガイドライン．東京：メディカルレビュー社，2012．より）

図12-15 リザーバ付酸素マスク

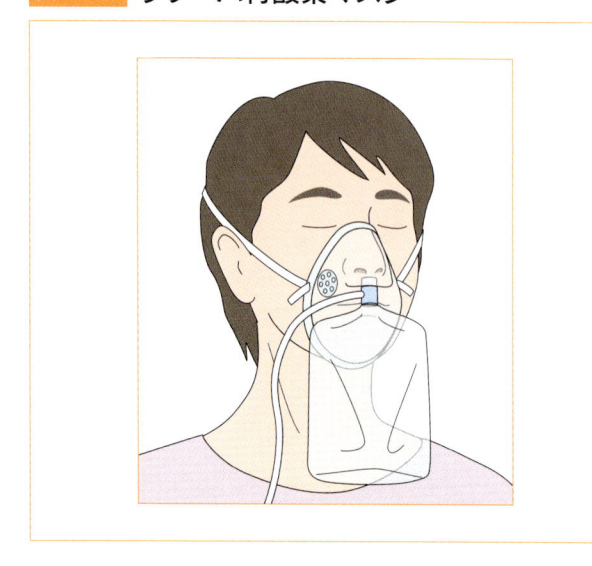

表12-12 酸素流量と吸入酸素濃度の目安

酸素流量（L/分）	吸入酸素濃度の目安（％）
6	60
7	70
8	80
9	90
10	90〜

（日本呼吸器学会, 日本呼吸管理学会（編）. 酸素療法ガイドライン. 東京：メディカルレビュー社, 2012. より）

（3）リザーバ付酸素マスク

さらに高濃度の酸素投与が必要ならリザーバ付酸素マスクを使う（図12-15）. リザーバ付酸素マスクは, 呼気再呼吸を防止するために酸素流量を6L/分以上とする. この流量で吸入酸素濃度は60％以上になる（表12-12）. リザーバの容量は約600mLであり, 吸気時にリザーバが空にならないように酸素流量を調節する必要がある. この流量では酸素の加湿が必要である.

4）在宅酸素療法に対する注意

在宅酸素療法を受けている患者では, 歯科治療中も酸素吸入が必要である. ただし, 高度の慢性呼吸不全のある患者では過度の酸素投与は控えなければならない.

（1）呼吸の調節

通常, 呼吸は低酸素血症や高二酸化炭素血症が刺激となって促進される. つまり, PaO_2が低下したときや$PaCO_2$が上昇したときに呼吸中枢が刺激され, 呼吸が促進されてO_2が摂取されCO_2が排泄される. ところが, 重症の呼吸不全患者（Ⅱ型呼吸不全：$PaCO_2 > 45\,mmHg$）は日頃から$PaCO_2$が高いので, 高二酸化炭素血症に対する呼吸中枢の感受性が低下していて, $PaCO_2$が上昇しても呼吸が促進されない.

（2）CO_2ナルコーシス

このような状況において, 呼吸中枢を刺激するのは唯一PaO_2の低下のみである. このような患者に突然高濃度酸素を投与すると, PaO_2が急上昇して呼吸刺激がなくなるので自発呼吸が抑制されてしまう. 肺胞換気量が減少するとCO_2の排泄が減少するので, CO_2がますます蓄積され中枢神経症状が出現する. $PaCO_2$が80mmHg以上になると意識障害が起こる. これをCO_2ナルコーシス（CO_2 narcosis）という. 発生機序は$PaCO_2$の上昇により, 脳脊髄液の水素イオン（H^+）濃度が上昇してpHが低下することによると考えられている.

（3）SpO_2と酸素流量

在宅酸素療法を受けている重症のCOPD患者は, 歯科治療中にも酸素投与が必要である. 自宅での酸素流量を参考にして, 鼻腔カニュラを用いて酸素

を0.5〜1.0L/分の流量で吸入させ，SpO_2が90％になるように調節する．流量を3L/分まで増加してもSpO_2が90％に達しないなら歯科治療は危険である．大学病院か大きな病院に紹介するほうがよい．

5）歯科治療中のストレス軽減

COPDの患者は心筋梗塞，狭心症，脳血管障害，不整脈，糖尿病などの基礎疾患を合併している可能性がある．このような患者では，歯科治療に対する不安感や恐怖心といった精神的ストレス，注射刺入時の穿刺痛や治療中の疼痛刺激，アドレナリンの大量投与により著しい血圧上昇や不整脈の増悪をきたす可能性があるので，笑気吸入鎮静法，静脈内鎮静法，リラックス歯科により精神的ストレスを軽減するとともに，局所麻酔を確実に奏効させて痛くない歯科治療を心がけることが重要である（**第2章，P.38参照**）．

なお，重症のⅡ型呼吸不全の患者では，笑気吸入鎮静法による高濃度酸素吸入はCO_2ナルコーシスを惹起するかもしれないし，静脈内鎮静法で使用する鎮静薬は呼吸抑制作用があるので，呼吸機能の予備力が低下しているCOPD患者では，低酸素血症や高二酸化炭素血症が増悪する可能性がある．COPD患者に精神鎮静法を施行する際には十分な配慮が必要である．

6）歯科治療中のモニタリング

パルスオキシメータのモニタリングは必須である（**図12-16，12-17**）歯科治療中は術前のSpO_2値を維持する．もしSpO_2が低下するようなら，鼻腔カニュラを用いて酸素を投与する．

またCOPDの患者は狭心症（**第3章参照**），心筋梗塞（**第4章参照**），脳血管障害（**第8章参照**），不整脈（**第6章参照**）などの循環器系疾患を合併している可能性があるので，自動血圧計をモニタして歯科治療中の循環動態変動に注意しなければならない．

図12-16 携帯型パルスオキシメータと設置型パルスオキシメータ

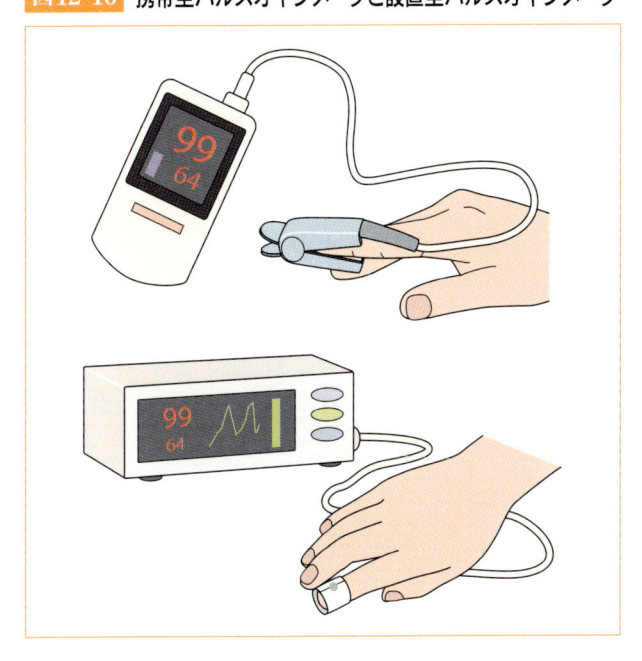

図12-17 プローブの種類

プローブの種類（測定部位）	種類
クリップタイプ（手の指または足の指）	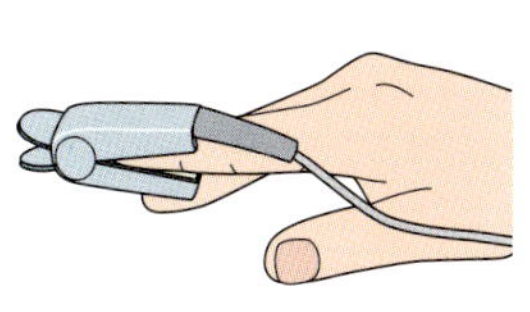
本体と一体型（手の指）	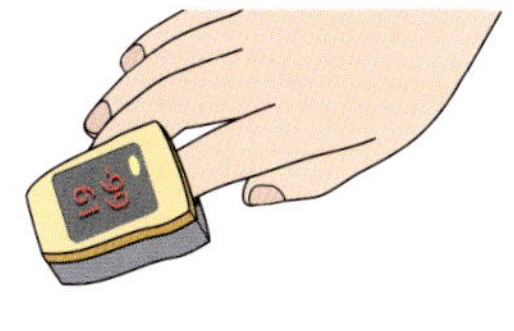
密着タイプ（手の指または足の指）	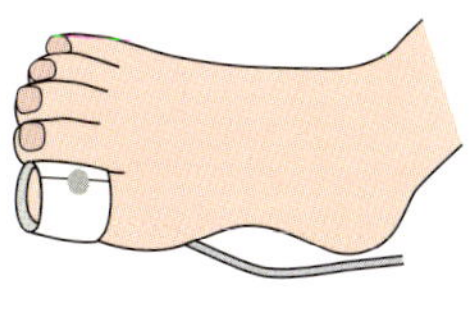

7) SpO₂低下時の救急処置

もしも歯科治療中にSpO₂が低下したら，ただちに歯科治療を中断して救急処置を行う．ただし，パルスオキシメータのプローブが体動などによりズレると低値を示すことがあるので，プローブの装着具合を確認する必要がある(**図12-18，表12-13**)．

①酸素マスクを用いて酸素吸入を行う．酸素マスクの流量はとりあえず5L/分（吸入酸素濃度40％）で開始して，歯科治療前のSpO₂の値（通常97～98％）に戻るまで酸素吸入を続ける．
②通常の自発呼吸でSpO₂が回復しなければ，数回の深呼吸を促す．
③それでも回復しなければ，歯科治療前のSpO₂の値に戻るまで酸素流量を増量する．
④ただし，重症の呼吸不全（Ⅱ型呼吸不全）の患者の場合は，SpO₂ 90％を目標に酸素流量を調節する．

図12-18 プローブの装着方法

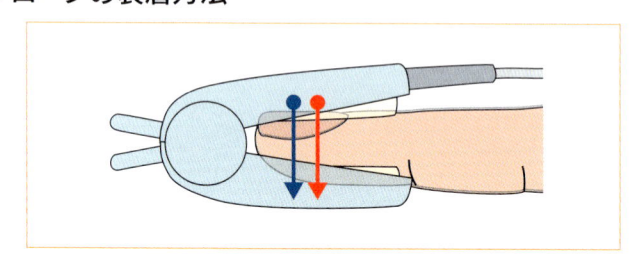

表12-13 測定誤差の要因とその対処方法

誤差要因	対処方法
体動	・プローブやケーブルを絆創膏で固定する ・動きの少ない部位にプローブを装着する ・体動ノイズ除去機能付のパルスオキシメータを使用する
末梢循環障害	・測定部位を温める ・血流のよい他の部位にプローブを付け替える ・低灌流に強いパルスオキシメータを使用する
光の干渉	・装着部位を毛布や布で覆って光を避ける ・粘着式プローブに変更する
圧迫	・粘着式プローブに変更する ・クリップ式プローブの場合は装着部位を変更する ・プローブの上から絆創膏を強く巻きすぎない
マニキュア	・除光液できれいに取り除く

（日本呼吸器学会，日本呼吸管理学会（編）. 酸素療法ガイドライン. 東京：メディカルレビュー社，2012. より）

8) 実際の歯科治療方法

COPDの患者に歯科治療を行う際には，下記のような注意が必要である．
①当日は，いつもの常用薬をいつもどおり服用したことを確認する．
②自動血圧計を使用して血圧，脈拍数，SpO₂をモニタする．
③精神鎮静法やリラックス歯科を利用して精神的ストレスを軽減する．

④在宅酸素療法を受けている患者では，歯科治療中も鼻孔カニュラを用いて0.5〜1.0L/分の酸素を吸入させる．

⑤局所麻酔注射を行うときは，表面麻酔を併用して刺入時の穿刺痛を軽減し，局所麻酔薬はゆっくりかつ十分量を投与して確実に局所麻酔を効かせる．

⑥歯科治療中にSpO$_2$が術前値よりも低下したら，酸素マスクで5L/分の酸素を吸入させる．

⑦こうして，「怖くない・痛くない」歯科治療を行う．

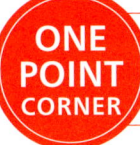

ONE POINT CORNER　COPD患者では，パルスオキシメータをモニタして，SpO$_2$の低下に注意しよう！

俳句で覚える基礎疾患

「COPD」その1

> お爺さん　タバコ吸ってりゃ　SO$_2$

[解説]
　高齢者で喫煙歴があれば（高齢者の喫煙歴は長い），歯科治療中に低酸素血症が起こりやすいので，パルスオキシメータをモニタして，SpO$_2$の低下に注意しなければならない．とくに在宅の寝たきり高齢者では低酸素血症が起こりやすい．

俳句で覚える基礎疾患

「COPD」その2

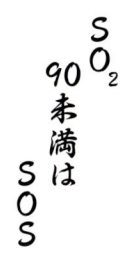

> SO$_2$　90未満は　SOS

[解説]
　パルスオキシメータをモニタして，SpO$_2$が90％未満に低下したら，PaO$_2$（動脈血酸素分圧）は60mmHgに低下しているので危険である．SO$_2$（エス・オー・ツー）ではなくSOS（エス・オー・エス）である．つまり，Oが2個ではなく，Sが2個になる．

〈参考文献〉
1. 日本呼吸器学会（編）．COPD（慢性閉塞性肺疾患）診断と治療のためのガイドライン．第3版．東京：メディカルレビュー社，2012．
2. 日本呼吸器学会，日本呼吸管理学会（編）．酸素療法ガイドライン．東京：メディカルレビュー社，2012．
3. Ganong W F（著），岡田泰伸ほか（訳）．ギャノング生理学．原書第22版．東京：丸善，2006．
4. 高久史麿，尾形悦郎，黒川清，矢崎義雄（監修）．新臨床内科学．第9版．東京：医学書院，2009．
5. 杉本恒明，矢崎義雄（総編集）．内科学．第9版．東京：朝倉書店，2008．
6. 浦部晶夫，島田和幸，川合眞一（編集）．今日の治療薬2012 解説と便覧．第34版．東京：南江堂，2012．
7. 西田百代．イラストでわかる有病高齢者歯科治療のガイドライン．東京：クインテッセンス出版，2004．
8. 丹羽均，澁谷徹，城茂治，椙山加綱，深山治久（編集）．臨床歯科麻酔学．第4版．京都：永末書店，2011．
9. 金子譲（監修），福島和昭，原田純，嶋田昌彦，一戸達也，丹羽均（編）．歯科麻酔学．第7版．東京：医歯薬出版，2011．

第13章

喘息患者の歯科治療

I 喘息の基礎医学

I-1 定 義

気管支喘息（以下，喘息という）とは気道の慢性炎症，可逆性のある種々の程度の気道狭窄と気道過敏性の亢進，そして臨床的には繰り返し起こる咳，喘鳴，呼吸困難で特徴づけられる閉塞性呼吸器疾患である．

I-2 分 類

アトピー型喘息，非アトピー型喘息，運動誘発喘息，アスピリン喘息，職業性喘息の5種類に分類される（表13-1）．

1）アトピー型喘息

小児期発症喘息に多くみられ，環境に存在するアレルゲンに対する特異的IgE抗体が認められる（図13-1）．IgとはImmunoglobulin（免疫グロブリン）の略で，IgM，IgD，IgG，IgA，IgEの5種類がある．アトピー型喘息はIgE依存型喘息，外因型喘息とも呼ばれる．

表13-1 気管支喘息の分類

アトピー型喘息	小児発症喘息に多くみられ，環境に存在するアレルゲンに対する特異的IgE抗体が認められる
非アトピー型喘息	成人発症喘息に多くみられ，環境に存在するアレルゲンに対する特異的IgE抗体が認められない
運動誘発喘息	運動により誘発される喘息で，小児に多くみられる
アスピリン喘息	非ステロイド系抗炎症薬などの誘発物質の投与後に発症する喘息で，成人喘息の約10％にみられる
職業性喘息	職場での粉塵，塗装溶媒，そば粉，金属などの慢性曝露により発症する喘息で，原因を除去すれば軽快する

（丹羽均, 澁谷徹, 城茂治, 椙山加綱, 深山治久（編集）. 臨床歯科麻酔学. 第4版. 京都：永末書店, 2011. より）

図13-1 アトピー型喘息

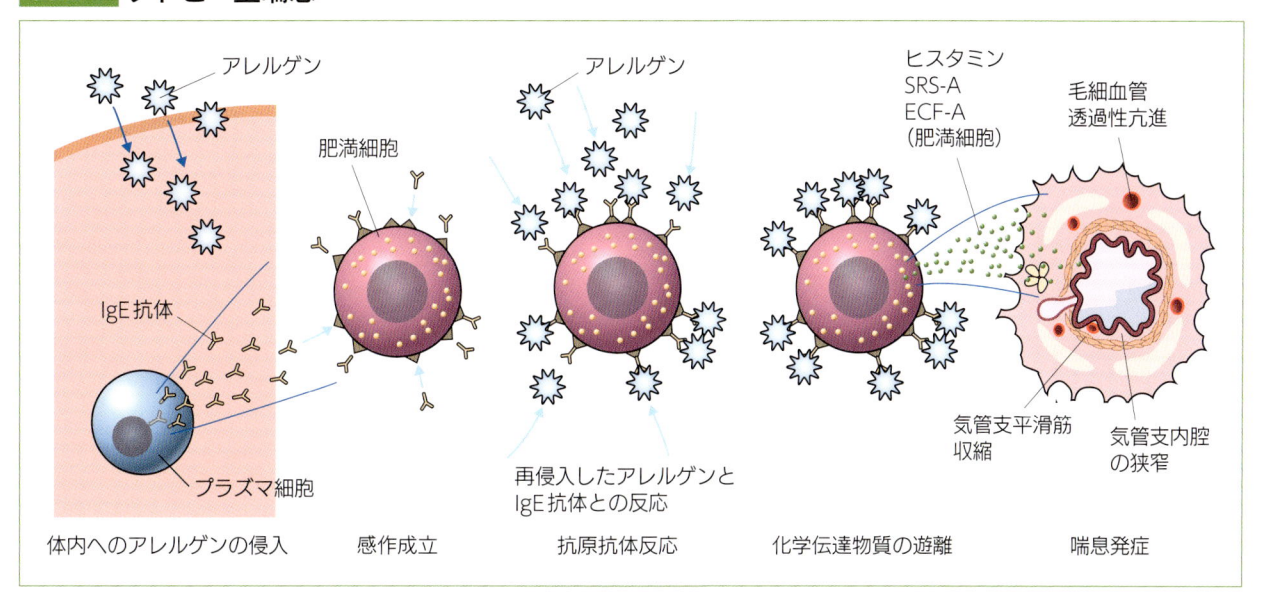

2) 非アトピー型喘息

成人発症喘息に多くみられ，環境に存在するアレルゲンに対する特異的IgE抗体が認められない．IgE非依存型喘息，内因型喘息に相当する．

3) 運動誘発喘息（exercise induced asthma：EIA, exercise induced bronchospasm：EIB）

運動終了の数分後から一過性の気管支収縮をきたし，60分以内に自然回復する（**図13-2**）．最大心拍数の80％以上となる比較的激しい運動を3～8分間持続すると起こりやすい．一般に小児に多いといわれるが，成人より小児のほうが運動の機会が多いためと考えられている．実際の運動では，短距離走の繰り返しや中距離走で起こりやすく，水泳では起こりにくい．

運動競技選手（アスリート）は喘息の有病率が高い．アスリート喘息では通常のEIAの発症機序（冷気の吸入による気道の冷却，乾燥した吸入気による気道上皮細胞の脱水）のほかに特有の病態（過剰な換気量にともなう気道上皮細胞の傷害）が提唱されている．

図13-2 運動誘発喘息

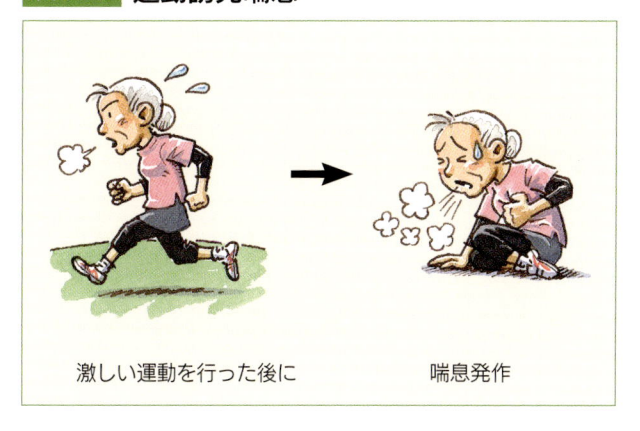

図13-3 アスピリン喘息

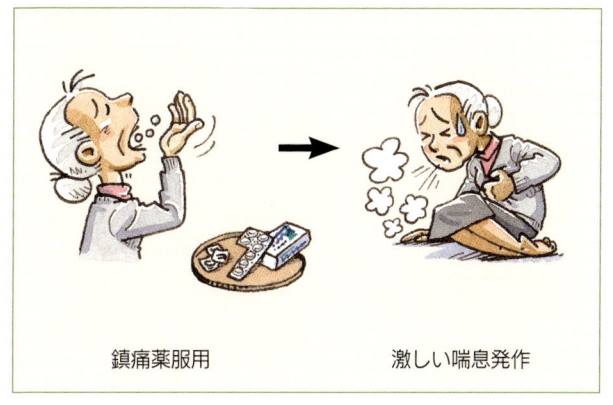

4）アスピリン喘息（aspirin-induced asthma：AIA）

アスピリンに代表される非ステロイド性抗炎症薬（NSAIDs）などの誘発物質の投与後に発症する喘息で，成人喘息の約10％にみられる**（図13-3）**．通常，アスピリン喘息と呼ばれているが，喘息と同時に上気道症状を伴うことから，最近では国際的にAERD（aspirin-exacerbated respiratory disease）とも呼ばれる．ちなみにexacerbateとは「悪化させる」という意味である．

5）職業性喘息

特定の労働環境において，特定の職業性物質に曝露されたことにより発症する喘息で，たとえば製麺業の小麦粉・そば粉，塗装業の塗装溶媒，製材業や家具製造業の木材粉塵，金属メッキ取扱業のニッケル・クロム，医療従事者のラテックスなどである．成人になって発症した喘息では職業性喘息の可能性がある．多くの場合，職業性感作物質を除去すれば軽快する．

I-3 ■ 疫　学

喘息の有病率は近年増加傾向にあり，小児で9～14％，成人で9～10％と報告されている．小児ではとくに乳幼児，成人では高齢者に多い．男女別では若年齢ほど男性優位で，思春期以降は女性優位となる．

喘息による死亡率は年々減少傾向にある．しかし，最近65歳以上の高齢者の喘息死が問題となっている．喘息死に占める高齢者の割合は非常に高く，2011年は88.5％であった．高齢者喘息死は今後ますます大きな問題になるだろうといわれている．

I-4 ■ 危険因子

喘息の発症には，個体因子と環境因子が複雑に関与しているが，その程度は患者によって異なる**（図13-4）**．

1）個体因子

両親が喘息の場合，発病率は3～5倍高くなる．近年，ゲノムワイド関連解析により複数の喘息関連遺伝子座が同定されている．アトピー性素因のある患者はアトピー型喘息を発症しやすい．いろいろな刺激に対して気道が狭窄しやすい状態を気道過敏性といい，気道過敏性が亢進していると喘息発作が起こりやすい．肥満は喘息と関連があり，BMI（body mass index）が高い患者ほど喘息発症リスクが高いと報告されている．小児では女児より男児に喘息が多い．

2）環境因子
（1）発病因子

室内のアレルゲンとしてチリダニ，ペット動物の毛，真菌（俗称カビ）などが喘息を発症させる．屋外のアレルゲンとしてはスギやヒノキなどの花粉，二

図13-4 喘息発作の誘因

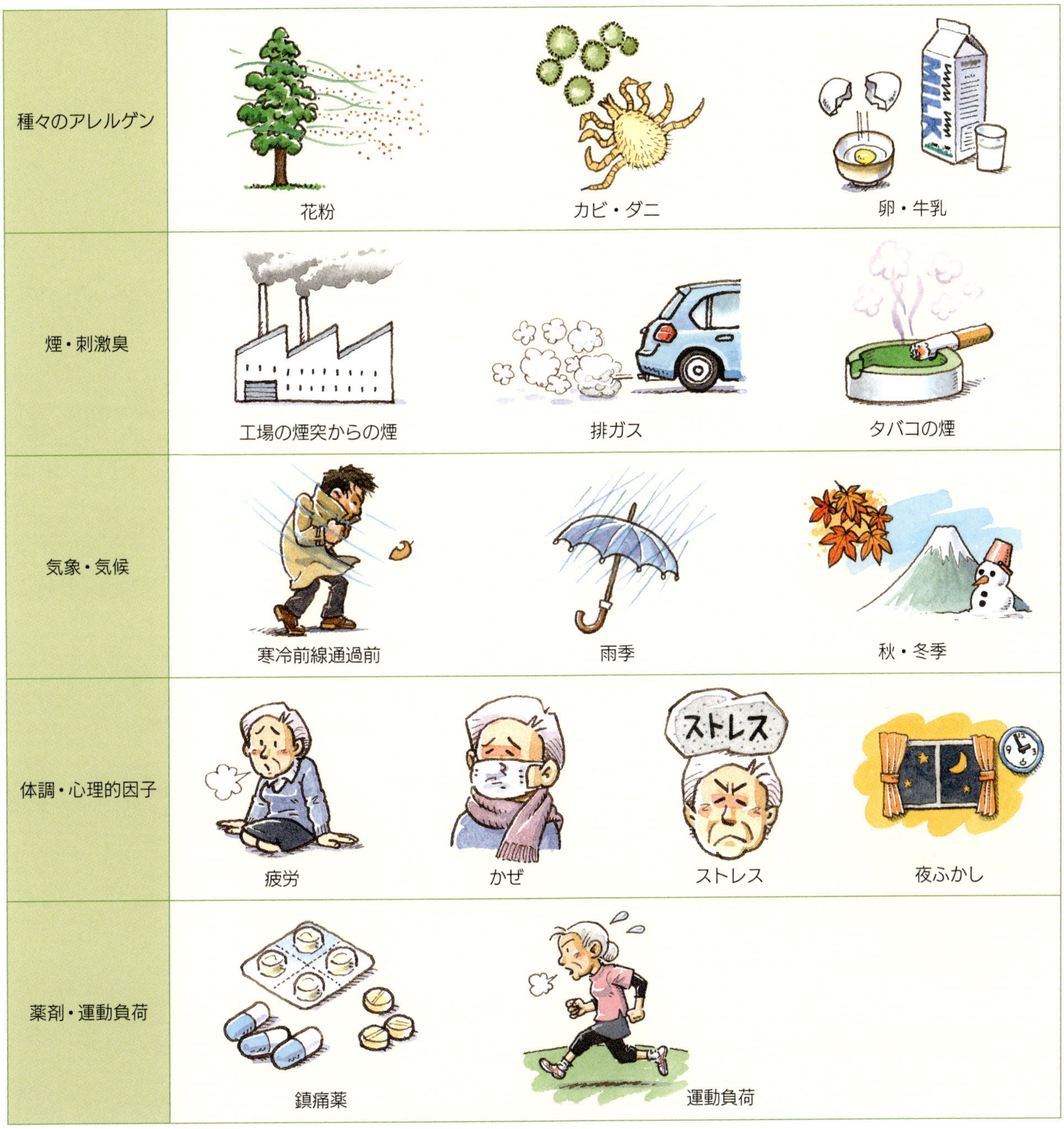

種々のアレルゲン	花粉	カビ・ダニ	卵・牛乳
煙・刺激臭	工場の煙突からの煙	排ガス	タバコの煙
気象・気候	寒冷前線通過前	雨季	秋・冬季
体調・心理的因子	疲労	かぜ	ストレス / 夜ふかし
薬剤・運動負荷	鎮痛薬	運動負荷	

酸化硫黄や窒素酸化物などの大気汚染がある．ウイルス感染や細菌感染による呼吸器感染症も喘息発作の原因となる．

　喫煙は喘息の危険因子である．能動喫煙だけではない．片方の親に比べて両親とも喫煙する小児は発病リスクが高い．とくに母親の受動喫煙に曝露された小児は重症の喘息発作が多い．喫煙は発病リスクを高めるだけではなく，喘息治療薬の効果を減弱させる．

(2) 増悪因子

　喘息を増悪する因子としては発病因子のほか，気候や気象の変化，激しい感情の変化，疲労，ストレスなども喘息を増悪する因子である．鎮痛薬や激しい運動も喘息を誘発する．食品や食品添加物により喘息の起こることがある．鼻炎は発病因子であると同時に増悪因子でもある．

I-5 ■ 病態生理

　組織学的には，気道粘膜における好酸球，リンパ球，マスト細胞（mast cell：肥満細胞ともいう）などの浸潤と気道上皮の剥離をともなう気道の炎症性所見が特徴的である．

　危険因子（個体因子，環境因子）の曝露により炎症性メディエータ（ヒスタミン，セロトニン，ブラジキニン，ロイコトリエン，プロスタグランジンなど）が放出されて，気管支平滑筋の収縮，気道粘膜の浮腫，気道内粘液の貯留が起こり，気道が狭窄して気流が制限される（**図13-5**）．

　長期罹患患者において気道の炎症が繰り返されると，気道上皮の基底膜直下の線維化，気管支平滑筋の肥厚，粘膜下腺組織の過形成などの非可逆性の変化（これを気道壁リモデリングという）が起こり，喘息発作は難治化する．

図13-5　喘息の病態生理

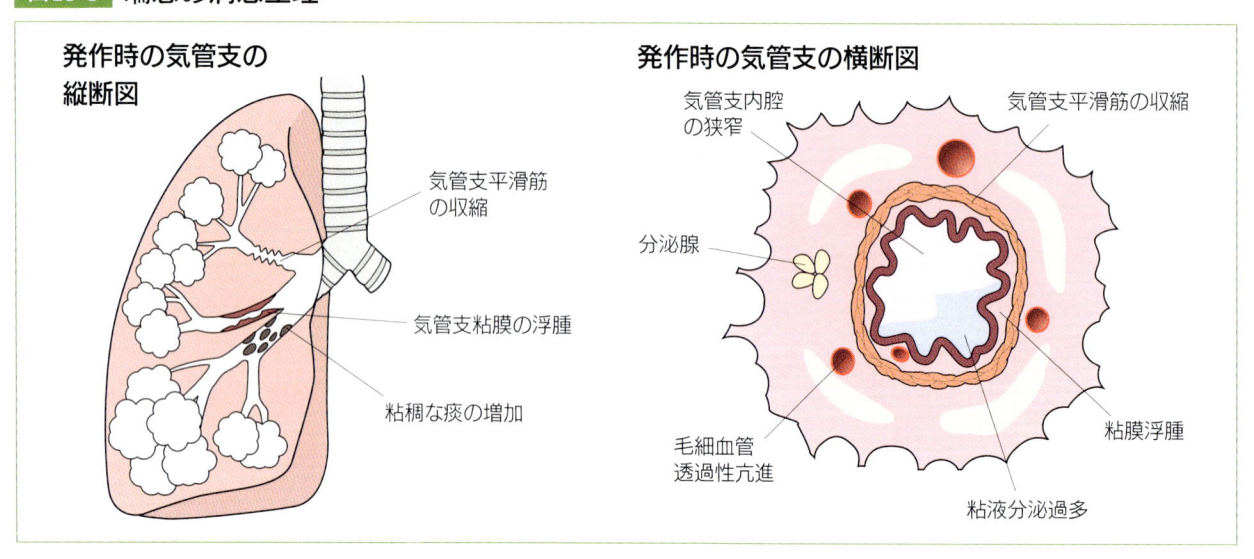

発作時の気管支の縦断図
- 気管支平滑筋の収縮
- 気管支粘膜の浮腫
- 粘稠な痰の増加

発作時の気管支の横断図
- 気管支内腔の狭窄
- 気管支平滑筋の収縮
- 分泌腺
- 粘膜浮腫
- 毛細血管透過性亢進
- 粘液分泌過多

（1）気管支平滑筋の収縮

　マスト細胞からヒスタミン，プロスタグランジン，ロイコトリエンなどの平滑筋収縮メディエータが放出されて，気管支平滑筋の収縮が惹起される．

（2）気道粘膜の浮腫

　炎症細胞からロイコトリエン，ブラジキニン，トロンボキサンA_2，プロスタグランジン，ヒスタミン，血小板活性化因子（platelet-activating factor：PAF）などの炎症性メディエータが放出され，血管透過性が亢進し，血管内液が血管外に漏出して気道粘膜に浮腫が生じる．

(3) 気道内粘液の貯留

気道刺激による粘液分泌の亢進，杯細胞や粘膜下腺細胞の過形成により粘液分泌量が増加すると，気道内に粘液が貯留する．喘息発作がひどくなって，血液中の血清タンパクや細胞成分も漏出すると，粘稠度の高い粘液栓が形成されて気道が閉塞しやすくなる．こうして喘息発作は重積状態となり，喘息死に至る．

I-6 ■ 臨床症状

主症状は喘鳴，呼吸困難，咳，痰である．末梢気道の狭窄により呼出障害が起こって，呼気時間が延長する．聴診所見では呼気が気管支狭窄部を通過するときに乱流が生じ，このとき発生する高調な連続性ラ音（ヒューヒュー音）が聴かれる．発作はたいてい夜間から明け方に出現する．重責発作時には，高度の呼吸困難，起坐呼吸，チアノーゼが認められる．

I-7 ■ 検　査

1）アレルギー状態の評価法

アレルゲンを特定するために，血漿中の特異的IgE抗体の確認，プリックテスト，スクラッチテスト，皮内テスト，アレルゲン吸入試験などを行う．

2）呼吸機能の評価法

診断の確定，治療方針の決定，治療効果の判定のために呼吸機能検査を行う．重症度の判定には患者の自覚症状だけではなく，呼吸機能検査による客観的評価が重要である．

(1) スパイロメトリー

①1秒率

喘息発作では1秒率が低値を示す．70％未満であれば閉塞性換気障害と診断する．1秒率とは努力性肺活量（forced vital capacity：FVC）に対する1秒量（forced expiratory volume：FEV）の比率で，下記の式により算出される．

$$1秒率（FEV_1\%） = \frac{1秒量（FEV_1）}{努力性肺活量（FVC）} \times 100\%$$

努力性肺活量とは空気を最大限に吸い込んだ後，できるだけ速く強く呼出したときの空気量で，最初の1秒間に呼出した空気量を1秒量という．つまり，1秒率とは1秒の間に何％の空気を速く呼出できるかを示す数値である（**図13-6**）．したがって，「1秒率が低い」ということは「息を速く吐き出しにくい」ということであり，気道が細くなって気流が制限されていることを示している．

図13-6 1秒量と努力性肺活量

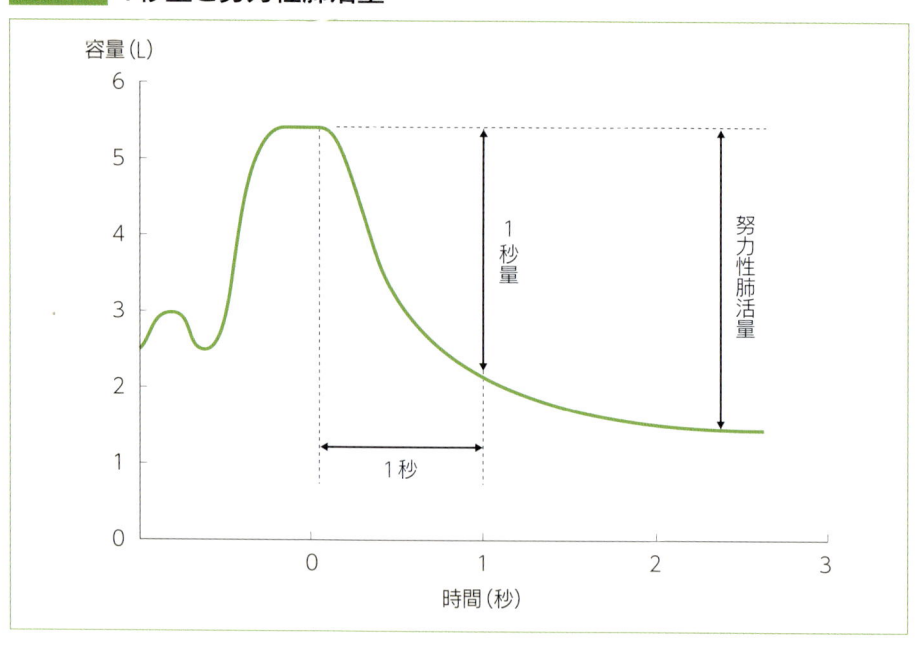

②％1秒量

喘息発作時には末梢気道閉塞のために1秒量（FEV₁）だけではなく努力性肺活量（FVC）も減少するので，1秒率が必ずしも気道閉塞の程度を反映しない．そこで，気流制限の程度を客観的に評価する指標として％1秒量（％ FEV₁）が使用される．％1秒量とは1秒量の予測値に対する1秒量の比率で，下記の式により算出される．

$$\% 1秒量（\% \text{FEV}_1）= \frac{1秒量（\text{FEV}_1）}{1秒量の予測値（\text{FEV}_1 \text{ predicted}）} \times 100\%$$

％1秒量は分母が1秒量の予測値なので，同性，同年齢，同身長の健常者と比較して1秒量がどの程度低下しているのかを評価することができる．1秒量の予測値（FEV₁ predicted）は男女とも身長と年齢から算出される**（表13-2）**．

表13-2 予測FEV₁の算出式（日本人の標準式）

男　性	予測FEV₁（L）＝0.036×身長（cm）－0.028×年齢－1.178
女　性	予測FEV₁（L）＝0.022×身長（cm）－0.022×年齢－0.005

③フローボリューム曲線（flow volume curve：FVC）

気流速度（flowを縦軸）と肺気量（volumeを横軸）の関係を曲線で描出したものをフローボリューム曲線という．正常者では呼出直後にピークのある三角形を示すが，喘息患者では末梢気道が狭く，息を吐き出すときのスピードが減少するので，ピーク値が低くなって下方に凹んだ曲線になる**（図13-7）**．

図13-7 フローボリューム曲線

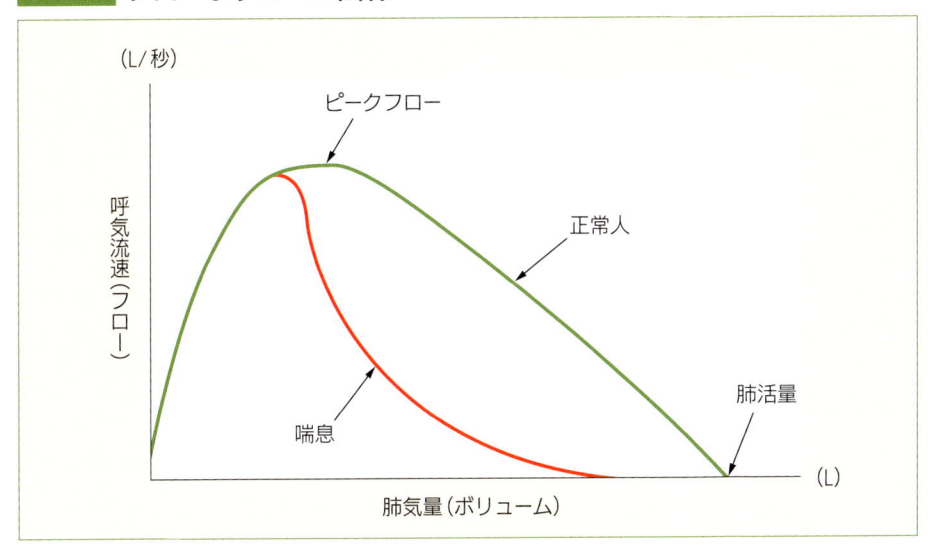

(2) ピークフロー（peak expiratory flow：PEF）

最大呼気速度（空気を最大限に吸い込んだ後，できるだけ速く強く呼出したときの呼気速度）は1秒量とともに気流制限の程度を示す指標となる．予測値は男女とも身長と年齢から算出される．予測値に対する実測値の比率を％PEFという．

自覚症状の乏しい喘息発作でも異常を把握することができ，日内変動の評価にも役立つので，喘息患者による自己評価・自己管理に有用である．

ピークフローを測定するピークフローメータには種々の機種が市販されている．重量は100g未満で持ち運びが容易なので自宅で簡単に使用でき，日内変動も把握できる（**図13-8**）．

図13-8 ピークフローメータの測定方法

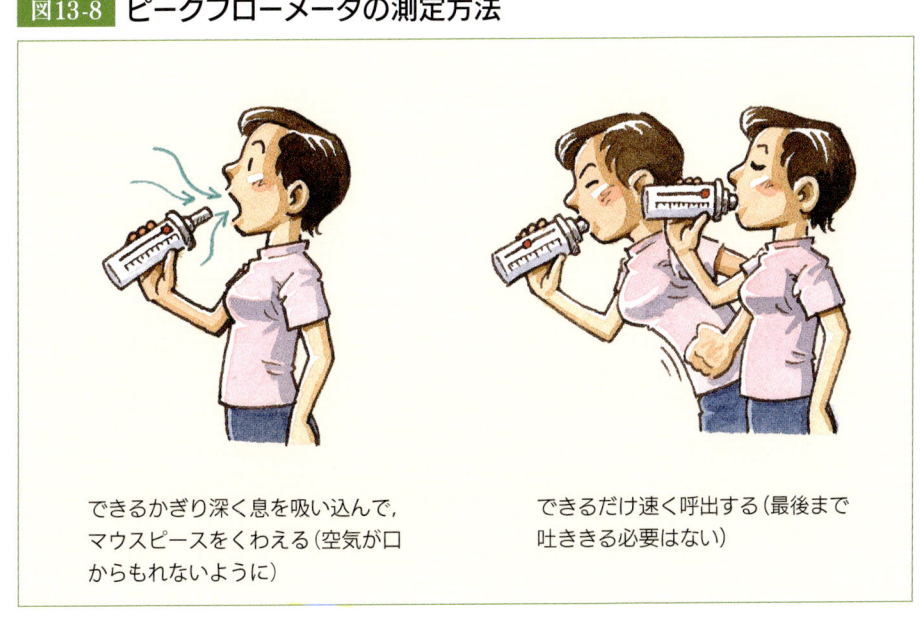

できるかぎり深く息を吸い込んで，マウスピースをくわえる（空気が口からもれないように）

できるだけ速く呼出する（最後まで吐ききる必要はない）

I-8 治 療

喘息治療薬には，長期管理薬と発作治療薬（発作止めの薬）がある**(表13-3)**．

表13-3 長期管理薬と発作治療薬

長期管理薬	1. ステロイド（吸入薬，経口薬） 2. 抗アレルギー薬 3. 長時間作用性気管支拡張薬 　①テオフィリン徐放製剤 　②β₂刺激薬 4. 抗IgE抗体	発作治療薬	1. ステロイド（経口薬，注射薬） 2. 短時間作用性気管支拡張薬 　①β₂刺激薬 　②テオフィリン薬（アミノフィリン等） 　③抗コリン薬

（浦部晶夫, 島田和幸, 川合眞一（編集). 今日の治療薬2012解説と便覧. 第34版. 東京：南江堂, 2012. より）

1）長期管理薬

長期管理薬には，副腎皮質ステロイド薬，長時間作用性β₂刺激薬，吸入ステロイド薬／吸入長時間作用性β₂刺激薬配合剤，ロイコトリエン受容体拮抗薬，テオフィリン徐放製剤，抗IgE抗体，ロイコトリエン受容体拮抗薬以外の抗アレルギー薬などがある**(表13-4)**．

(1) 副腎皮質ステロイド薬

ステロイド薬はもっとも効果的な喘息治療薬である．作用機序は，炎症細胞の抑制，血管透過性の抑制，気道分泌の抑制，気道過敏性の抑制，サイトカイン産生の抑制，β₂刺激薬の作用促進，アラキドン酸の代謝抑制によるロイコトリエンとプロスタグランジンの産生抑制などである．

吸入ステロイド薬は喘息患者における第一選択薬である**(図13-9)**．副作用は静注用，筋注用，経口用に比べて非常に少ないが，吸入後はうがいを行い，口腔・咽頭症状（カンジダ症）や全身投与量を可及的に少なくする．

経口薬は吸入ステロイド薬でも治療効果が十分でないときに選択されるが，短期間の間欠的投与を原則としている．

図13-9 吸入ステロイド薬

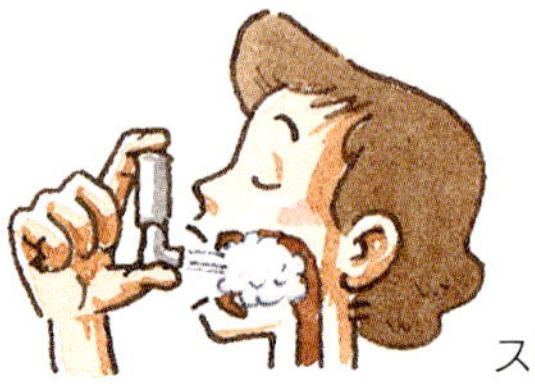

ステロイド薬噴霧

表13-4 主な長期管理薬

		一般名	商品名
副腎皮質ステロイド薬			
	吸入ステロイド薬		
		ベクロメタゾン	キュバール(エアゾール)
		フルチカゾン	フルタイド(ロタディスク・ディスカス, エアゾール)
		ブデソニド	パルミコート(タービュヘイラー, 吸入液)
		シクレソニド	オルベスコ(インヘラー)
		モメタゾン	アズマネックス(ツイストヘラー)
	経口ステロイド薬		
		プレドニゾロン	プレドニゾロン, プレドニン
		メチルプレドニゾロン	メドロール
長時間作用性β_2刺激薬			
	吸入薬	サルメテロール	セレベント
	貼付薬	ツロブテロール	ホクナリン, ベラチン
	経口薬	プロカテロール	メプチン
		クレンブテロール	スピロペント
		ホルモテロール	アトック
		ツロブテロール	ホクナリン, ベラチン
		サルブタモール	ベネトリン, サルタノール
吸入ステロイド薬／吸入長時間作用性β_2刺激薬配合剤			
		フルチカゾン／サルメテロール	アドエア(ディスカス, エアゾール)
		ブデソニド／ホルモテロール	シムビコート(タービュヘイラー)
ロイコトリエン受容体拮抗薬			
		プランルカスト	オノン
		ザフィルルカスト	アコレート
		モンテルカスト	シングレア, キプレス
テオフィリン徐放製剤			
		テオフィリン	テオドール, テオロング, スロービッド, ユニフィルLA, ユニコン
抗IgE抗体			
		オマリズマブ	ゾレア(皮下注)
抗アレルギー薬(ロイコトリエン受容体拮抗薬以外)			
	メディエータ遊離抑制薬		
		クロモグリク	インタール
		トラニラスト	リザベン
		アンレキサノクス	ソルファ
		レピリナスト	ロメット
		イブジラスト	ケタス
		ペミロラスト	アレギサール, ペミラストン
	ヒスタミンH_1受容体拮抗薬		
		ケトチフェン	ザジテン
		アゼラスチン	アゼプチン
		オキサトミド	セルテクト
		メキタジン	ゼスラン, ニポラジン
		エピナスチン	アレジオン
	トロンボキサン阻害薬		
		オザグレル	ベガ, ドメナン
		セラトロダスト	ブロニカ
	Th_2サイトカイン阻害薬		
		スプラタストトシル	アイピーディ

(日本アレルギー学会(監修). 喘息予防・管理ガイドライン2012. 東京：協和企画, 2012. より)

(2) 長時間作用性β₂刺激薬（long acting β₂ agonist：LABA）

β₂刺激薬は強力な気管支拡張薬である．作用機序は，気管支平滑筋のβ₂受容体を刺激して気管支平滑筋を弛緩させることにより気管支拡張を促す．

剤形には吸入薬，貼付薬，経口薬があり，吸入ステロイド薬と併用して投与される．副作用には振戦，動悸，頻脈があり，経口薬＞貼付薬＞吸入薬の順で出現しやすい．

(3) 吸入ステロイド薬／吸入長時間作用性β₂刺激薬配合剤

配合薬はそれぞれ単独で使用するよりも有効性が高い．理由は，ステロイド薬がβ₂受容体の数を増加するとともに，β₂刺激薬がステロイド薬の作用を増強するからである．

(4) ロイコトリエン受容体拮抗薬（leukotriene receptor antagonist：LTRA）

ロイコトリエンは気管支平滑筋収縮作用，気管支腺分泌促進作用，血管透過性亢進作用，気道炎症惹起作用があり，LTRAはCysLT₁（システィニルロイコトリエン）受容体に拮抗することにより，気管支拡張作用，気道炎症抑制作用を発揮する．吸入ステロイド薬と併用することにより吸入ステロイド薬を倍増したときと同等の効果が期待できる．

(5) テオフィリン徐放製剤

気管支拡張作用と抗炎症作用のほかにステロイド感受性回復作用があり，吸入ステロイド薬と併用すると，吸入ステロイド薬を倍増したときとほぼ同等の効果がある．作用時間が長いので深夜から明け方の発作に適している．

(6) 抗IgE抗体

オマリズマブ（ゾレア®皮下注用）は，ハウスダストやダニなど，通年性に空気中に浮遊するアレルゲンに感作された重症のアトピー型喘息患者に対して使用される．

(7) 抗アレルギー薬（ロイコトリエン受容体拮抗薬以外）

抗アレルギー薬は，Ⅰ型アレルギー反応（液性免疫）に関連する化学伝達物質に作用する．

メディエータ遊離抑制薬は，マスト細胞からヒスタミンやプロスタグランジンなどの化学伝達物質が遊離するのを抑制する．

抗ヒスタミン薬は，ヒスタミンH₁受容体に拮抗することによりヒスタミン作用を抑制する．アレルギー性鼻炎やアトピー性皮膚炎をともなう喘息患者に有用と考えられている．

トロンボキサン阻害薬には，トロンボキサンA₂合成阻害薬とトロンボキサンA₂受容体拮抗薬があり，気道炎症を抑制して気道過敏性を改善する．

Th₂サイトカイン阻害薬は，Th₂細胞（T helper 2 cell）サイトカインであるインターロイキン（IL-4，IL-5）の産生を抑制し，気道炎症を抑制して気道過敏性を改善する．

2) 発作治療薬

急性の喘息発作時には，短時間作用性β₂刺激薬（short acting β₂ agonist：SABA）（表13-5），0.1%アドレナリン，テオフィリン薬，ステロイド薬が投与される．

①吸入β₂刺激薬を携帯用の加圧定量噴霧式吸入器（pressurized metered-dose inhaler：pMDI）で1回に1〜2回吸入する．
②吸入β₂刺激薬で軽快しないときは，0.1％アドレナリン0.1〜0.3mLを皮下注射する．
③アミノフィリン6mg/kgを生理食塩水200mLに希釈して，最初の半量（100mL）を15分，残りの半量を45分で静脈内投与する．
④ステロイド薬は中等度以上の発作や増悪例に使用する．アスピリン喘息を考慮して緩徐に投与する．ヒドロコルチゾン200〜500mgを30分〜1時間を目安に点滴投与する．

表13-5 短時間作用性β₂刺激薬

一般名	商品名
サルブタモール	ベネトリン（吸入液）
	サルタノール（インヘラー）
	アイロミール（エアゾール）
プロカテロール	メプチン（吸入液，エアー，キッドエアー，クリックヘラー）
フェノテロール	ベロテック（エロゾル）

II 喘息と歯科治療

　喘息患者が増加している．最近は高齢者喘息が注目されている．とくに高齢者の喘息死が問題になっている．高齢社会を反映して，歯科患者においても確実に高齢化が進んでいる．歯科医院を受診する高齢患者においても，喘息発作の既往歴を有する患者が増加するだろう．

　高齢者は高血圧症，狭心症，心筋梗塞，脳卒中，糖尿病などの基礎疾患を合併している可能性が高い．COPD（慢性閉塞性肺疾患，**第12章，P.256参照**）の有病率も高い．喘息とCOPDを合併する患者もいるだろう．

　加齢にともない動脈血酸素分圧（PaO₂），経皮的動脈血酸素飽和度（SpO₂）は低下する．65歳以上ではclosing capacityが機能的残気量を上回って肺内シャントが増大する．水平位で歯科治療を行えば機能的残気量はますます減少する．わかりやすく言えば，呼吸を止めて我慢できる時間は若年者と高齢者ではどちらが短いか，呼吸を止めてSpO₂が90％を切るまでの時間は若年者と高齢者ではどちらが速いかということである．結論は明らかである．煙草を吸っている高齢者はなおさらである．このような患者に歯科治療を行う際には，循環器系疾患や代謝系疾患のほかに呼吸器系疾患に対する配慮が必要となる．

高齢の喘息患者における歯科治療時の問題点は，喘息発作の発症と合併疾患の増悪であり，これらの偶発症をいかに予防するか，もしも起こったらどうすればよいのか，ということが問われる時代になったといえるのではないだろうか．

II-1 ■ 喘息患者の問診の取り方

1）喘息患者を発見する

初診時に患者が記入する問診票を見れば喘息発作の既往の有無がわかるし，薬剤手帳を見れば喘息治療薬の有無がわかる．

しかし，喘息治療薬の中にはCOPDの治療薬と共通の薬剤も含まれているので，在宅歯科診療において認知症や脳卒中後遺症があって，問診による既往歴の把握ができないような患者では，薬剤手帳のみから喘息発作の有無を発見するのは難しいかもしれない．

2）喘息の重症度を評価する

（1）治療を受けていない喘息患者の重症度判定

喘息の治療を受けていない患者では，症状の頻度と強度，1秒量（FEV_1）とピークフロー（PEF），PEFの日内変動によって重症度を判定する．

たとえば，症状の頻度では，喘息発作が毎週起こるわけではないという患者は軽症間欠型，毎週起こるが毎日ではないという患者は軽症持続型，毎日起こるという患者は中等症持続型，毎日起こるので日常生活に支障をきたしているという患者は重症持続型と判定する（**表13-6**）．

また喘息発作の強度は，苦しいが横になれるのなら軽度（小発作），苦しくて横になれないなら中等度（中発作），苦しくて動けないような発作は高度（大発作）と判定する（**表13-7**）．

表13-6 未治療の臨床所見による喘息重症度の分類（成人）

重症度[*1]		軽症間欠型	軽症持続型	中等症持続型	重症持続型
喘息症状の特徴	頻度	週1回未満	週1回以上だが毎日ではない	毎日	毎日
	強度	症状は軽度で短い	月1回以上日常生活や睡眠が妨げられる	週1回以上日常生活や睡眠が妨げられる	日常生活に制限
				短時間作用性吸入β_2刺激薬頓用がほとんど毎日必要	治療下でもしばしば増悪
	夜間症状	月に2回未満	月に2回以上	週1回以上	しばしば
PEF FEV_1[*2]	%FEV_1, %PEF	80％以上	80％以上	60％以上80％未満	60％未満
	変動	20％未満	20〜30％	30％を超える	30％を超える

[*1]：いずれか1つが認められればその重症度と判断する．
[*2]：症状からの判断は重症例や長期罹患例で重症度を過小評価する場合がある．呼吸機能は気道閉塞の程度を客観的に示し，その変動は気道過敏性と関連する．%FEV_1＝（FEV_1測定値／FEV_1予測値）×100，%PEF＝（PEF測定値／PEF予測値または自己最高値）×100

（日本アレルギー学会（監修）．喘息予防・管理ガイドライン2012．東京：協和企画，2012．より）

表13-7 喘息症状・発作強度の分類（成人）

発作強度[*1]	呼吸困難	動作	検査値[*3]			
			%PEF	SpO$_2$	PaO$_2$	PaCO$_2$
喘鳴／胸苦しい	急ぐと苦しい 動くと苦しい	ほぼ普通	80%以上	96%以上	正常	45mmHg 未満
軽度（小発作）	苦しいが横になれる	やや困難				
中等度（中発作）	苦しくて横になれない	かなり困難 かろうじて歩ける	60〜80%	91〜95%	60mmHg 超	45mmHg 未満
高度（大発作）	苦しくて動けない	歩行不能 会話困難	60%未満	90%以下	60mmHg 以下	45mmHg 以上
重篤[*2]	呼吸減弱 チアノーゼ 呼吸停止	会話不能 体動不能 錯乱，意識障害，失禁	測定不能	90%以下	60mmHg 以下	45mmHg 以上

[*1]：発作強度は主に呼吸困難の程度で判定し，他の項目は参考事項とする．異なった発作強度の症状が混在するときは発作強度の重いほうをとる．
[*2]：高度よりさらに症状が強いもの，すなわち，呼吸の減弱あるいは停止，あるいは会話不能，意識障害，失禁などを伴うものは重篤と位置づけられ，エマージェンシーとしての対処を要する．
[*3]：気管支拡張薬投与後の測定値を参考とする．

（日本アレルギー学会（監修）．喘息予防・管理ガイドライン2012．東京：協和企画，2012．より）

重症度判定の結果に基づいて，長期治療薬が処方される（表13-8）．
①喘息発作が毎週起こるわけではないという患者（軽症間欠型）のうち，月1回も起こらないという患者には長期管理薬は処方せず，発作時に頓用で短時間作用性吸入β$_2$刺激薬を処方するが，月1回以上は起こるという患者には，長期管理薬として吸入ステロイド薬を処方する（治療ステップ1）．
②喘息発作が毎週起こるが毎日ではないという患者（軽症持続型）には，吸入ステロイド薬に長時間作用性β$_2$刺激薬が追加される．長時間作用性β$_2$刺激薬の代わりにロイコトリエン受容体拮抗薬，あるいはテオフィリン徐放製剤を投与してもよい．ロイコトリエン受容体拮抗薬以外の抗アレルギー薬を併用することもある（治療ステップ2）．
③喘息発作が毎日起こるという患者（中等症持続型）には，吸入ステロイド薬と長時間作用性β$_2$刺激薬の併用に加えて，ロイコトリエン受容体拮抗薬とテオフィリン徐放製剤のいずれか，あるいは両方を処方する（治療ステップ3）．
④喘息発作が毎日起こるので日常生活に支障をきたしているという患者（重症持続型）には，吸入ステロイド薬に長時間作用性β$_2$刺激薬，ロイコトリエン受容体拮抗，テオフィリン徐放製剤を併用する．患者によっては抗IgE抗体を投与することもあるし，経口ステロイド薬を短期間に限り間欠的に使用することもある（治療ステップ4）．

表13-8 長期治療薬による治療ステップ

重症度	軽症間欠型	軽症持続型	中等症持続型	重症持続型
発作頻度	月1回未満	月1回以上	週1回以上	毎日	毎日／しばしば増悪
発作治療薬	短時間作用性β₂刺激薬	短時間作用性β₂刺激薬	短時間作用性β₂刺激薬	短時間作用性β₂刺激薬	短時間作用性β₂刺激薬
長期管理薬		吸入ステロイド薬	吸入ステロイド薬 長時間作用性β₂刺激薬 orロイコトリエン受容体拮抗薬 orテオフィリン徐放製剤	吸入ステロイド薬 長時間作用性β₂刺激薬 ロイコトリエン受容体拮抗薬and/or テオフィリン徐放製剤	吸入ステロイド薬 長時間作用性β₂刺激薬 ロイコトリエン受容体拮抗薬 テオフィリン徐放製剤

（2）治療を受けている喘息患者のコントロール状態

しかし，歯科医院を訪れる患者のほとんどすべては，すでに治療を受けている患者なので歯科医師は喘息発作のコントロール状態を評価すればよい（**表13-9**）．

喘息発作がなく，発作治療薬を使用することもなく，1秒量（FEV₁）やピークフロー（PEF）が予測値の80％以上かつPEFの日内変動が20％未満であれば，コントロールは良好と判断できる．逆にコントロール不十分の項目が3項目以上当てはまればコントロールは不良である．

表13-9 コントロール状態の評価

	コントロール良好 （すべての項目が該当）	コントロール不十分 （いずれかの項目が該当）	コントロール不良
喘息症状 （日中および夜間）	なし	週1回以上	コントロール不十分の項目が3つ以上当てはまる
発作治療薬の使用	なし	週1回以上	
運動を含む活動制限	なし	あり	
呼吸機能 （FEV₁およびPEF）	予測値あるいは自己最高値の80％以上	予測値あるいは自己最高値の80％未満	
PEFの日（週）内変動	20％未満	20％以上	
増悪（予定外受診，救急受診，入院）	なし	年に1回以上	月に1回以上*

*：増悪が月に1回以上あれば他の項目が該当しなくともコントロール不良と評価する．

（日本アレルギー学会（監修）．喘息予防・管理ガイドライン2012．東京：協和企画，2012．より）

3）主治医から情報を得る

内科主治医とコンタクトをとって，喘息の重症度，重責発作の既往，発作のコントロール状態，アスピリン喘息の有無，喘息発作時の対処法などの情報を得る．

4）どのような薬を服用しているか

喘息患者には，長期管理薬としてステロイド薬（吸入薬，経口薬），ロイコトリエン受容体拮抗薬を含む抗アレルギー薬，長時間作用性β_2刺激薬，テオフィリン徐放製剤，抗IgE抗体などが使用される（**表13-4**）．また，発作治療薬として短時間作用性β_2刺激薬が処方されている（**表13-5**）．

II-2 喘息患者の歯科治療に際しての注意点

1）重症度に基づいた歯科治療

（1）コントロール状態

喘息治療薬によりコントロール状態が良好な患者は通常の歯科治療ができる（**表13-10**）．

しかし，コントロール不十分な患者（**表13-9**），すなわち喘息発作が週1回以上起こる，身体活動制限がある，FEV_1やPEFが予測値の80％未満，PEFの日内変動が20％以上，年1回以上発作が増悪して病院に救急受診あるいは入院する，といった項目のいずれかに該当する患者はリスクが高い．歯科治療は応急処置にとどめ，通常の歯科治療は喘息発作がコントロールされるまで延期するほうがよい．

コントロール不良の患者はハイリスクである．歯科治療は危険である．

（2）長期治療薬の内容

また，喘息発作の重症度により長期治療薬が段階的に追加投与されるので，喘息治療薬の内容をみれば，ある程度重症度を把握することができる（**表13-8**）．たとえば，発作時の短時間作用性吸入β_2刺激薬のみ頓用で処方されている患者や，長期管理薬として吸入ステロイド薬のみが処方されている患者は通常の歯科治療が可能であるが，吸入ステロイド薬と長時間作用性β_2刺激薬の併用に加えて，ロイコトリエン受容体拮抗薬やテオフィリン徐放製剤が処方されている患者はリスクが高いと判断できる．

表13-10 コントロール状態と歯科治療

コントロール状態	歯科治療
良　好	通常の歯科治療が可能である
不十分	歯科治療は応急処置にとどめる
不　良	歯科治療は危険である

2) 発作治療薬の持参確認

　発作治療薬として，短時間作用性の吸入 β_2 刺激薬が処方されていれば，初診時に確認して歯科治療当日も持ってくるように指示する．

　もしも歯科治療中に喘息発作が起これば，持参した発作治療薬を吸入してもらう．吸入方法は患者自身がよく知っている．

3) 喘息治療薬の副作用に対する注意

　高齢者は若年者に比べて喘息治療薬の副作用が出現しやすいので注意が必要である．

(1) ビスホスホネート製剤

　吸入ステロイド薬の長期使用により骨粗鬆症が進行すれば，ビスホスホネート製剤を服用しているかもしれない．抜歯の際には内科主治医に問い合わせる**(第10章，P.222参照)**．

(2) ステロイド薬

　重度の喘息で経口ステロイド薬の長期投与を受けている場合には，ステロイドカバーの必要性について内科主治医と話し合う**(第10章，P.220参照)**．

(3) 選択的 β_2 刺激薬

　最近の選択的 β_2 刺激薬は β_1 受容体に対する刺激作用がかなり抑えられているが，高齢者では頻脈や心筋虚血発作といった心血管系への影響が現れやすい．歯科治療に際しては血圧，脈拍数，パルスオキシメータをモニタして，必要に応じてアドレナリン含有局所麻酔薬の投与量を少なくする必要がある**(第2章 P.39，第3章 P.62参照)**．

4) アスピリン喘息に対する注意

(1) 定義・疫学

　歯科治療の際，とくに注意しなければならないのはアスピリン喘息の患者である．アスピリン喘息はプロスタグランジン合成酵素のシクロオキシゲナーゼ（COX-1）阻害作用を有するNSAIDsにより起こる喘息で，30歳以降に発症しやすく，成人喘息患者の約5〜10%にみられる．

(2) 誘発物質

　誘発物質としてNSAIDsのほかに，防腐薬のパラベンを含んだ医薬品の急速投与により起こることがある．なお着色料タートラジンによる発症は最近では稀である．

(3) 病態生理

　アスピリン喘息は非アレルギー機序により起こる．アラキドン酸カスケードにおいて，NSAIDsによりCOX-1が阻害され，プロスタグランジン E_2 の産生が低下して，システィニルロイコトリエン（CysLTs）が過剰産生されることにより発症すると考えられている．

(4) 臨床症状

　NSAIDs服用後30分から1時間で鼻汁，鼻閉をともなう喘息発作が出現する．ときに顔面紅潮，眼瞼結膜充血，腹痛，下痢，掻痒感，蕁麻疹を認める．喘息発作は重症例が多く，高度の呼吸困難から死に至ることもある．

(5) 診断方法

　アスピリン喘息の患者は鼻茸をともなう副鼻腔炎（好酸球性副鼻腔炎）を合併しやすく，嗅覚障害を生じやすい．したがって，歯科治療前の医療面接で過去にNSAIDs服用後に喘息発作が起こったことがあるか，嗅覚低下があるか，鼻茸や副鼻腔炎の既往歴があるかどうかを質問することが重要である．

(6) 対応方法

　アスピリン喘息の患者にはNSAIDsを投与しない．内科主治医に連絡して，過去に喘息発作を誘発しなかった鎮痛薬があったかどうかを教えてもらう．あればそれを使えばよい．患者自身が商品名を知っていることもある．

①塩基性NSAIDs

　酸性のNSAIDsに比べて比較的安全に使用できる解熱・鎮痛・抗炎症薬としては，作用は弱いが，塩基性NSAIDsのチアラミド（ソランタール®），エピリゾール（メブロン®），エモルファゾン（ペントイル®）などがある．アセトアミノフェン（カロナール®）もアスピリン喘息を起こしにくいが，1回投与量を300mg以下にするほうがよい．

②選択的COX-2阻害薬

　選択的COX-2阻害薬のセレコキシブ（セレコックス®）は安全性が高い．もっぱら関節リウマチや変形性関節症などに使用されているが，2011年に抜歯後の消炎・鎮痛の適応が承認された．

(7) 救急処置

　アスピリン喘息発作時の第一選択薬はアドレナリンである．0.1%アドレナリン（ボスミン®：1mg/mL）0.1～0.2mLを投与する．

①コハク酸エステル型

　ステロイド薬は喘息の治療薬ではあるが，コハク酸エステル型のステロイド薬（ソル・コーテフ®，サクシゾン®，ソル・メドロール®，水溶性プレドニン®）を急速大量投与すると，数分後に喘息が増悪する可能性がある．これは，コハク酸エステル化合物がNSAIDsと類似の構造を有するためである．リン酸エステル型など，コハク酸エステル型以外のステロイド薬を選択する．

②防腐薬パラベン

　防腐薬のパラベンもアスピリン喘息を誘発することがあるので，リン酸エステル型ステロイド薬（水溶性ハイドロコートン®，デカドロン®）でも，パラベンが添加されていれば注意しなければならない．コハク酸もパラベンも含まれていないステロイド薬はリン酸ベタメタゾン（リンデロン®）である．リンデロンを4mg静脈内投与する．

5）歯科治療中のストレス軽減

　歯科治療時の精神緊張や疼痛刺激により交感神経が緊張すると，アドレナリンの分泌が亢進して気管支拡張が起こると考えられるが，その反面，ストレスにより喘息が発症することもよく知られている（ストレス性喘息）．その発症機序として，ストレスによる炎症性サイトカインの産生修飾の関与が示唆されている．さらに，ストレスにより過換気発作が起こると喘息発作が誘発されやすくなる．歯科治療中は精神的・身体的ストレスの軽減に努めるべきであろう．

なお，歯科用局所麻酔薬に血管収縮薬として添加されているアドレナリンは，循環器系症状がなければ通常量を使用することができる．

6）歯科治療中のモニタリング

喘息だからといって，とくに必要なモニタリングはない．発作が起これば低酸素血症が起こるかもしれないので，パルスオキシメータをモニタする．

高齢者で高血圧，狭心症，心筋梗塞，脳卒中，不整脈などの循環器系疾患を合併していれば，血圧，脈拍数，SpO_2をモニタする必要がある．

7）喘息発作時の救急処置

もしも歯科治療中に喘息発作が起こったら，ただちに歯科治療を中断して，座位にする．

①呼吸困難が強いとき，SpO_2が95％（PaO_2 80 mmHg）未満のときは，SpO_2が95％前後になるように酸素吸入を行う．

②発作治療薬の短時間作用性の吸入β_2刺激薬を持参していれば，吸入させて15分後に効果を判定する．

③それでも発作が変わらないか，あるいは増悪するようなら内科主治医に連絡して救急車で搬送する．

8）実際の歯科治療方法

喘息患者に歯科治療を行う際には，下記のような注意が必要である．

①当日は，いつもの喘息治療薬をいつもどおり服用したことを確認する．
②発作治療薬が処方されていれば，持参していることを確認する．
③精神鎮静法やリラックス歯科を利用して精神的ストレスを軽減する．
④局所麻酔注射を行うときは，表面麻酔を併用して刺入時の穿刺痛を軽減し，局所麻酔薬はゆっくりかつ十分量を投与して確実に局所麻酔を効かせる．
⑤こうして，「怖くない・痛くない」歯科治療を行う．

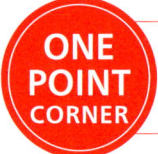

ONE POINT CORNER　アスピリン喘息患者では，薬剤服用歴から，使用可能な鎮痛薬を探そう！

俳句で覚える基礎疾患

「喘　息」

喘息は　吸入薬を　忘れずに

[解説]
　喘息患者は，発作治療薬の吸入（短時間作用性 β_2 刺激薬）を処方されているので，歯科治療時には忘れないように持参させることが重要である．歯科治療中に，もしも喘息発作が起こったら吸入させる．吸入方法は患者がよく知っている．

俳句で覚える基礎疾患

「アスピリン喘息」

アスピリン　使える薬は　ないかいな

[解説]
　アスピリン喘息の患者の抜歯に際しては，いままで服用して喘息発作が起こらなかった鎮痛薬がないかを探す．もしあれば，それを処方すればよい．患者が知らなければ内科主治医に確認する．もしなければ，内科主治医に相談する．

〈参考文献〉
1. 日本アレルギー学会（監修）．喘息予防・管理ガイドライン2012. 東京：協和企画, 2012.
2. 高久史麿, 尾形悦郎, 黒川清, 矢崎義雄（監修）．新臨床内科学. 第9版. 東京：医学書院, 2009.
3. 杉本恒明, 矢崎義雄（総編集）．内科学. 第9版. 東京：朝倉書店, 2008.
4. 浦部晶夫, 島田和幸, 川合眞一（編集）．今日の治療薬2012解説と便覧. 第34版. 東京：南江堂, 2012.
5. 西田百代. イラストでわかる有病高齢者歯科治療のガイドライン. 東京：クインテッセンス出版, 2004.
6. 丹羽均, 澁谷徹, 城茂治, 椙山加綱, 深山治久（編集）．臨床歯科麻酔学. 第4版. 京都：永末書店, 2011.
7. 金子譲（監修）, 福島和昭, 原田純, 嶋田昌彦, 一戸達也, 丹羽均（編）．歯科麻酔学. 第7版. 東京：医歯薬出版, 2011.
8. 椙山加綱（編著）．ヒヤリ・ハット こんなときどうする？　歯科治療時の救急テクニック1. 第2版. 京都：永末書店, 2011.
9. 丹羽均. 5. 基礎疾患に関連して起こる全身的偶発症（2）．特集：歯科治療時の全身的偶発症と全身管理法. 歯科医療　2011；25：41-48.

和文索引

あ

アスピリン 74
　――喘息 276, 290
アダラート® 42
アテローム血栓性脳梗塞 157
アトピー型喘息 274
アドレナリン
　――添加局所麻酔薬 39
　低濃度―― 39
アンジオテンシン
　――Ⅱ受容体拮抗薬 30
　――変換酵素阻害薬 32
　レニン・――系 23
亜急性心筋梗塞 69
亜急性心内膜炎 145
圧受容体反射 21
安静吸気位 251
安静狭心症 48
安静呼気位 251
安定狭心症 50

い

1回拍出量 94
1型糖尿病 176
1秒率 253, 279
1秒量 253, 279
　――の予測値 257, 280
　％―― 257, 280
Ⅰ型呼吸不全 260
Ⅰ度高血圧 24
一過性脳虚血発作 158
インスリン 177
　――作用 176
　――製剤 190
　――レセプター 179
インプラント 17
異所性中枢 105

う

うっ血性心不全 86
右脚 104
　――ブロック 120
右心カテーテル検査 92
右心不全 88
右房負荷 91
植え込み型除細動器 123
植え込み型ペースメーカ 121
運動性失語症 161
運動誘発喘息 275

え

エルゴメータ負荷試験 53
炎症性メディエータ 278
遠位尿細管 228

お

黄色ブドウ球菌 145

か

カーリーB線 90
カテーテルアブレーション 123
カラードプラ心エコー 138
カルシウム拮抗薬 30
加圧定量噴霧式吸入器 285
仮面高血圧 26
開頭血腫除去術 163
拡張期血圧 23
顎骨壊死 222
片麻痺 161, 168
肝グリコーゲン合成 178
肝腫大 89
冠血行再建術 54
冠循環 46
冠動脈
　――インターベンション
　　経皮的―― 56
　――造影検査 54
　――バイパス手術 56
冠予備能 46
冠攣縮性狭心症 50
間質性浮腫 90
感覚性失語症 161
感染性心内膜炎 144
関節リウマチ 208

き

気管 250
気管支 250
　――拡張薬 261
　――喘息 274
　細――
　　呼吸―― 250
　　終末―― 250

気管支炎
　慢性―― 255
気道壁リモデリング 278
起坐呼吸 87
期外収縮 112
　上室性―― 112
　心室性―― 114
　　R on T型―― 116
　　多源性―― 116
　　多発性―― 115
　　連続性―― 116
　心房性―― 112
　接合部性―― 112
器質性狭心症 50
脚ブロック 119
　右―― 120
　左―― 120
逆流率 140
吸気位
　安静―― 251
　最大―― 251
急性冠症候群 51
急性心筋梗塞 69
急性心内膜炎 145
急性心不全 86
急性腎不全 231
急性副腎皮質機能不全 210
許容作用 206
狭窄後拡張 137
狭心症 47
　安静―― 48
　安定―― 50
　冠攣縮性―― 50
　器質性―― 50
　――治療薬 54
　不安定―― 50
　労作―― 48
　労作兼安静―― 48
胸部誘導 105
局所麻酔薬
　アドレナリン添加―― 39
近位尿細管 228

く

くも膜 160
　――下腔 160
　――下出血 160
グリコヘモグロビン 188
クリッピング手術 163
グルコース輸送体 179

空腹時血糖値 187

け

ケトアシドーシス 180
　　糖尿病―― 184
ケトン体 184
　　尿―― 184
経口血糖降下薬 189
経皮頸静脈的僧帽弁交連切開術 139
経皮頸静脈的僧帽弁交連裂開術 139
経皮的冠動脈インターベンション 56
経皮的動脈血酸素飽和度 260
頸静脈怒張 88
頸動脈マッサージ 113
血圧 20
　　拡張期―― 23
　　収縮期―― 23
　　平均―― 23
血液透析 233
血管内塞栓術 163
血清クレアチニン値 237
血清心筋マーカー 72
血糖値 177
　　空腹時―― 187

こ

コハク酸エステル型ステロイド薬 291
コルチゾール 204
呼気位
　　安静―― 251
　　最大―― 251
呼吸気量 251
呼吸機能検査 252, 260
呼吸細気管支 250
呼吸性不整脈 111
呼吸の調節 268
呼吸不全 260
　　Ⅰ型―― 260
　　Ⅱ型―― 260
呼吸リハビリテーション 263
口部・顔面失行 162
交感神経―副腎髄質系 22, 205
抗アレルギー薬 219
抗炎症薬
　　非ステロイド性―― 218
抗凝固薬 75
抗菌薬
　　――予防投与法 148
　　腎排泄性―― 243
　　透析性―― 243
抗血小板薬 74
抗血栓療法 73
抗ストレス作用 206
抗リウマチ薬 218

高血圧 24
　　Ⅰ度―― 24
　　Ⅱ度―― 24
　　Ⅲ度―― 24
　　仮面―― 26
　　――緊急症 38
　　――の重症度 36
　　収縮期―― 24
　　二次性―― 25
　　白衣―― 26
　　本態性―― 25
高血圧性血管病変 27
高血圧性心肥大 27
高血圧性腎硬化症 27
高血圧性脳出血 159
高血圧性脳症 37
高浸透圧高血糖症候群 184
高二酸化炭素血症 261
高分解能CT 259
高齢化率 14
高齢社会 14
後負荷 94
降圧目標 30
降圧薬 29
興奮伝導異常 110
膠原病 207
骨・カルシウム代謝薬 219

さ

3段脈 115
3連発 116
Ⅲ度高血圧 24
三尖弁 132
左脚 104
　　――ブロック 120
左後放線ブロック 120
左室駆出率 96, 141
左室後壁厚 141
左室ストレインパターン 138
左室肥大 141
左心不全 87
左前放線ブロック 120
左房拡大 141
左房径 141
左房P波 138
左房負荷 91, 141
再吸収 229
細気管支
　　呼吸―― 250
　　終末―― 250
細小血管症 181
最大吸気位 251
最大呼気位 251
在宅酸素療法 263
酸素解離曲線 253
　　ヘモグロビン―― 254

酸素分圧 253
酸素飽和度 253
　　動脈血―― 260
　　　経皮的―― 260
酸素マスク 267
　　リザーバ付 268
酸素流量 268
酸素療法 263
　　在宅―― 263
　　長期―― 263

し

12誘導心電図 52
ジギタリス 93
シタネスト-オクタプレシン® 39
シャトルウォーキングテスト 261
ショートラン 116
ジルチアゼム 42
糸球体 228
　　――濾過量 229
　　推算―― 237
刺激生成異常 110
刺激伝導系 104
　　心房内―― 104
肢誘導 105
　　双極―― 105
　　単極―― 105
視床下部―下垂体―副腎皮質系 ... 33, 204
自己調節能 37
自己免疫疾患 207
自動血圧計 40
自動性 104
失行 162, 169
　　口部・顔面―― 162
　　着衣―― 162
失語症 161, 169
　　運動性―― 161
　　感覚性―― 161
　　受容性―― 161
　　表現性―― 161
失認 162, 170
　　相貌―― 162
　　半側身体―― 162
受容性失語症 161
収縮期血圧 23
収縮期高血圧 24
終末細気管支 250
徐脈
　　――性不整脈 110
　　――頻脈症候群 112
　　洞(性)―― 111
除細動器
　　植え込み型―― 123
笑気吸入鎮静法 61
硝酸薬 54
上室性期外収縮 112

上室性頻拍 ☞ 発作性上室性頻拍
静脈内鎮静法...62
心エコー
　　カラードプラ――.................................138
　　断層――...138
心エコー図検査.....................................91, 138
心筋虚血..47
心筋梗塞..68
　　亜急性――...69
　　急性――..69
　　陳旧性――...69
心筋酸素消費量...46
心筋シンチグラフィ...............................54, 72
心室細動...117
心室性期外収縮...114
　　R on T型――.....................................116
　　多源性――..116
　　多発性――..115
　　連続性――..116
心室中隔厚..141
心室頻拍...117
　　無脈性――..117
心臓再同期療法...124
心臓超音波検査..54
心臓ペースメーカ.....................................121
心臓弁膜症..132
心電図
　　12誘導――...52
心電図検査...51, 71
　　負荷――...53
　　ホルター――...53
心内膜炎
　　亜急性――..145
　　感染性――..144
　　急性――...145
心拍出量..20, 94
心拍数...94
心不全..86
　　うっ血性――..86
　　急性――...86
　　慢性――...86
心房細動...114
　　非弁膜症性――..................................127
　　発作性――..114
心房性期外収縮...112
心房内刺激伝導系......................................104
腎移植...234
腎疾患用剤..239
腎小体...228
腎単位...228
腎排泄性抗菌薬...243
腎不全...230
　　急性――...231
　　慢性――...231

す

スキャンドネスト®.......................................40
ステロイドカバー......................................216
ステロイドホルモン..................................204
ステロイド薬...210
　　コハク酸エステル型――....................291
ステロイド療法...210
ステント
　　――留置術...56
　　薬剤溶出性――....................................60
ストレス...204
　　抗――作用..206
　　――反応...204
　　精神的――...38
ストレッサー...204
スパイロメトリー..............................252, 279
推算糸球体濾過量.....................................237
膵ランゲルハンス島..................................176

せ

精神的ストレス...38
赤血球増加症..160
接合部性期外収縮.....................................112
絶対性不整脈..114
選択的セロトニン再取り込み阻害薬........166
全身管理...18
全身性エリテマトーデス..........................210
全末梢血管抵抗..20
喘息..274
　　アスピリン――............................276, 290
　　アトピー型――..................................274
　　運動誘発――......................................275
　　気管支――..274
　　――治療薬..282
喘鳴..279

そ

組織(型)プラスミノーゲンアクチベータ
　　...73, 163
双極肢誘導..105
相貌失認...162
僧帽P波..138
僧帽弁...132
　　――狭窄症..134
　　――閉鎖不全症..................................136

た

ダビガトラン.............................79, 127, 170
多血症...160
多源性心室性期外収縮..............................116
多発性心室性期外収縮..............................115
大血管症...183

大動脈弁...132
　　――狭窄症..136
　　――閉鎖不全症..................................137
第1度房室ブロック...................................118
第2度房室ブロック...................................118
第3度房室ブロック...................................119
単極肢誘導..105
短時間作用性 β_2 刺激薬.......................284
団塊の世代...15
断層心エコー..138

ち

着衣失行...162
長期酸素療法..263
長時間作用性 β_2 刺激薬.......................284
陳旧性心筋梗塞..69
鎮静法
　　笑気吸入――..61
　　静脈内――...62

て

低血糖...185
低酸素血症..261
低濃度アドレナリン....................................39
定量噴霧式吸入器
　　加圧――...285

と

トレッドミル負荷試験................................53
トロンビン阻害薬.....................................127
トロンボキサン A_2....................................74
努力性肺活量.....................................253, 279
透析
　　血液――...233
　　――性抗菌薬......................................243
　　腹膜――...234
糖質コルチコイド.....................................204
糖尿病...176
　　1型――..176
　　2型――..176
　　――ケトアシドーシス........................184
　　――昏睡...184
　　――神経障害......................................183
　　――腎症...182
　　――足病変..183
　　――網膜症..182
洞(性)徐脈..111
洞(性)頻脈..111
洞性不整脈..111
洞停止...112
洞不全症候群..112
洞(房)結節..104
洞房ブロック.....................................112, 117

な

- 内頸動脈内膜剥離術 163
- 軟膜 160

に

- 2型糖尿病 176
- 2段脈 115
- 2連発 116
- II型呼吸不全 260
- II度高血圧 24
- 二次性高血圧 25
- ニカルジピン 42
- ニトログリセリン 54
  - ——スプレー 59
- ニフェジピン 42
- 尿ケトン体 184
- 尿細管 228
  - 遠位—— 228
  - 近位—— 228
- 尿素窒素 237
- 尿糖 177
- 尿毒症 232

ね

- ネフロン 228

の

- 脳圧亢進 37
- 脳溢血 ☞ 脳出血
- 脳血管障害 156
- 脳血栓 157
- 脳梗塞 157
  - アテローム血栓性—— 157
  - ラクナ梗塞 157
- 脳出血 159
  - 高血圧性—— 159
- 脳循環改善薬 166
- 脳性ナトリウム利尿ペプチド 92
- 脳脊髄液 160
- 脳塞栓 158
- 脳卒中 156
- 脳代謝賦活薬 166
- 脳動静脈奇形 160
- 脳動脈瘤 160
- 脳内出血 ☞ 脳出血
- 脳浮腫 37

動脈血酸素飽和度 260
- 経皮的—— 260
- 動脈硬化 46
  - 閉塞性——症 183

は

- 8020運動 15
- %1秒量 257, 280
- %肺活量 252
- バイパス手術
  - AC—— 56
  - 冠動脈—— 56
- パラベン 291
- バルーン療法 56
- バルサルバ操作 113
- パルスオキシメータ 260, 269
- パルスドプラ法 91
- 肺うっ血 87
- 肺活量 252
  - 努力性—— 253, 279
  - %—— 252
- 肺気腫 255
- 肺気量 251
- 肺水腫 88
- 肺動脈弁 132
- 肺胞 250
  - ——管 250
  - ——嚢 250
- 肺毛細管圧 87
- 白衣高血圧 26
- 半側身体失認 162

ひ

- ビア樽状胸郭 259
- ピークフロー 281
  - ——メータ 281
- ヒス束 104
- ビスホスホネート製剤 222
- 非ステロイド性抗炎症薬 218
- 非弁膜症性心房細動 127
- 鼻カニュラ 267
- 表現性失語症 161
- 標準12誘導 106
- 頻拍
  - 心室—— 117
  - 無脈性—— 117
- 頻脈
  - 徐脈——症候群 112
  - 洞(性)—— 111
  - ——性不整脈 110

ふ

- ブリッジング療法 78
- プルキンエ線維 104
- プレドニゾロン 215
- フローボリューム曲線 280
- プロピトカイン-フェリプレシン 39
- 不安定狭心症 50

不整脈 108
- 呼吸性—— 111
- 徐脈性—— 110
- 絶対性—— 114
- 洞性—— 111
- 頻脈性—— 110
- 負荷試験
  - エルゴメータ—— 53
  - トレッドミル—— 53
- 負荷心電図検査 53
- 浮腫
  - 間質性—— 90
  - 脳—— 37
  - 末梢—— 89
- 副腎クリーゼ 212
- 副腎皮質 204
  - 急性——機能不全 212
  - ——機能低下症 210
  - ——刺激ホルモン 204
  - ——放出ホルモン 204
- 副伝導路切断術 124
- 腹水 89
- 腹膜透析 234

へ

- ベインブリッジ反射 21
- ペーシング様式 121
- ペースメーカ
  - 植え込み型 121
  - 心臓—— 121
- ヘモグロビン酸素解離曲線 254
- ペルジピン® 42
- ヘルベッサー® 42
- ヘンレ係蹄 228
- ヘンレのループ 228
- 平滑筋収縮メディエータ 278
- 平均血圧 23
- 閉塞性動脈硬化症 183
- 弁口面積 140

ほ

- ボウマン嚢 228
- ホルター心電図検査 53
- 房室結節 104
- 房室接合部 104
- 房室ブロック 118
  - 第1度—— 118
  - 第2度—— 118
  - 第3度—— 119
  - ——形成術 124
- 発作性上室性頻拍 113
- 発作性心房細動 114
- 発作性夜間呼吸困難 88
- 本態性高血圧 25

ま

マスター2段階試験.................................53
末梢動脈閉塞症...................................183
末梢浮腫...89
慢性気管支炎.......................................255
慢性心不全...86
慢性腎臓病..234
慢性腎不全..231
慢性閉塞性肺疾患...............................255
　　──の病期分類.............................258

み

脈圧..23
脈拍欠損...129

む

無脈性心室頻拍...................................117

め

メイズ手術..124
メピバカイン..40

も

モニタ誘導....................................63, 129

や

夜間呼吸困難
　　発作性──....................................88
薬剤溶出性ステント.............................60

ゆ

疣贅..144
誘導
　　胸部──.....................................105
　　肢──...105
　　双極──.....................................105
　　単極──.....................................105
　　標準12──................................106

ら

ラクナ梗塞..157

り

リウマチ
　　関節──.....................................208
　　抗──薬.....................................218
　　──性疾患.................................207
　　──熱...140
リザーバ付酸素マスク........................268
リスクの層別化.....................................28
リバロキサバン............................127, 170
リラックス歯科...............................38, 99
利尿薬..32, 93
緑色レンサ球菌...................................145

れ

レニン・アンジオテンシン系..................23
連続性心室期外収縮............................116
連続性ラ音....................................259, 279
連続波ドプラ法...................................138

ろ

6分間歩行テスト.................................261
ロイコトリエン受容体拮抗薬..............284
労作狭心症..48
労作兼安静狭心症..................................48

わ

ワルファリン...75

欧文索引

A

α遮断薬...32
AAI..121
ACバイパス術......................................56
ACE阻害薬...32
ACTH...204
AERD...276
AIA..276
ARB...30
ARF..231
ASO..183
acute renal failure..............................231
Adams-Stokes発作..............................112
adrenocorticotropic hormone............204
arteriosclerosis obliterans...................183
aspirin-exacerbated respiratory disease
....276
aspirin-induced asthma......................276

asthma
　　aspirin-induced ──....................276
　　exercise induced ──..................275

B

β₂刺激薬
　　短時間作用性──.......................284
　　長時間作用性──.......................284
β₂ agonist
　　long acting ──..........................284
　　short acting ──........................284
β遮断薬...32
BNP...92
BRONJ...222
BUN...237
Bainbridge reflex..................................21
baroreceptor reflex..............................21

British Medical Research Council
　　質問表..265
butterfly shadow..................................90

C

Ca拮抗薬...30
CCSの機能分類....................................58
CKD...234
CM₅...63, 129
CO₂ナルコーシス................................268
COPD..255
　　──の病期分類...........................258
Cr..237
CRF..231
CRH...204
CS₅..63, 129
CT
　　high resolution ──....................259

chronic kidney disease 234
chronic obstructive pulmonary disease
.... 255
chronic renal failure 231
collagen disease 207

D
DDD 121

E
EF 96, 141
eGFR 237
EIA 275
EIB 275
exercise induced asthma 275
exercise induced bronchospasm 275

F
FEV 279
FEV$_1$% 279
%FEV$_1$ 280
FVC 279, 280
flow volume curve 280
forced expiratory volume 279
forced vital capacity 279

G
GFR 229

H
HbA$_1$c 188
HOT 263
HRCT 259
high resolution CT 259
home oxygen therapy 263
Hugh-Jonesの分類 265

I
ICD　123
IE　144
Implantable Cardioverter-Defibrillator
.... 123
infective endocarditis 144

J
James束 110

K
Kcnt束 110

Kerley B line 90
Kussmaul呼吸 184

L
LABA 284
LGL症候群 108
LTOT 263
LTRA 284
leukotriene receptor antagonist 284
long acting β$_2$ agonist 284
long oxygen therapy 263
Lown分類 116
Lown-Ganong-Levine症候群 108

M
METs（表） 97, 141
　4──の身体活動 97
MRC質問表 265
macroangiopathy 183
Mahaim線維 110
maze手術 124
metabolic equivalents 97
MobitzⅡ型 118, 119

N
NSAIDs 218
NYHAの心機能分類 96, 141

O
ODC 254
oxygen therapy
　home ── 263
　long ── 263
oxyhemoglobin dissociation curve ... 254

P
P波 107
PAD 183
Paf 114
PEF 281
pNDI 285
PQ間隔 107
PR間隔 107
PT-INR 77
paroxysmal atrial fibrillation 114
peak expiratory flow 281
peripheral arterial disease 183
pressurized metered-dose inhaler 285

Q
QRS群 107

QT間隔 107

R
R on T型心室性期外収縮 116
RA 207
reflex
　bainbridge ── 21
　baroreceptor ── 21
renal failure
　acute ── 231
　chronic ── 231
rheumatoid arthritis 207

S
SABA 284
SaO$_2$ 260
SpO$_2$ 260
SLE 207
SSRI 166
ST上昇 51
ST低下 51
ST部分 107
short acting β$_2$ agonist 284
short run 116
Sicilian Gambit分類 121
Swan-Ganzカテーテル 92
systemic lupus erythematosus 207

T
T波 107
t-PA 73, 163
TEI index 96
TIA 158
TXA$_2$ 74
tissue plasminogen activator 73

U
U波 107

V
VVI 121
Vaughan Williams分類 121

W
WPW症候群 120
Wenckebach型 118, 119

X
Xa因子阻害薬 127

監修者略歴

西田 百代 (にしだ・ももよ)
歯学博士

［略歴］
1967年　大阪大学歯学部卒業
1971年　大阪大学大学院修了／大阪大学歯学部助手
1978年　大阪府立身体障害者福祉センター附属病院歯科医長／大阪大学歯学部非常勤講師
1984年　大阪府立身体障害者福祉センター附属病院歯科部長
2007年〜2008年　大阪府立急性期・総合医療センター障害者歯科 主任部長

［主な訳書・著書］
Rosenstein SN（著）. 脳性麻痺者の歯科治療. 医歯薬出版, 1980（共訳）.
Lange BM, et al（著）. 障害者歯科入門. 相川書房, 1985（共訳）.
ダウン症児の育児学. 同朋舎出版, 1989（共著）. ／障害者歯科の手びき. 相川書房, 1989.
知りたいことがすぐわかる高齢者歯科医療−歯科医療につながる医学知識（共著）. 永末書店, 2008.

著者略歴

椙山 加綱 (すぎやま・かづな)
歯学博士

［略歴］
1977年　大阪大学歯学部卒業
1978年　大阪大学歯学部附属病院助手, 1982年　同 講師
1995年　鹿児島大学歯学部附属病院教授
2003年　鹿児島大学大学院医歯学総合研究科教授（現在に至る）
2003年　鹿児島大学医学部・歯学部附属病院全身管理歯科治療部長（現在に至る）

［所属学会］
日本歯科麻酔学会(理事, 評議員, 指導医, 専門医, 認定医)
日本麻酔科学会, 日本臨床麻酔学会, 日本障害者歯科学会

［主な著書］
新・歯科全身管理学. 日本歯科新聞社, 2004. ／歯科麻酔実践ガイド. 医歯薬出版, 2010（共著）.
ヒヤリ・ハット こんなときどうする?. 永末書店, 2011（共著）.
臨床歯科麻酔学. 第4版, 永末書店, 2011（共著）. ／歯科麻酔学. 第7版, 医歯薬出版, 2011（共著）.

知らなかったではすまされない！
有病高齢者歯科治療のガイドライン 改訂新版 上巻

2013年11月10日　第1版第1刷発行

監 修 者　西田 百代 (にしだ ももよ)

編　者　椙山 加綱 (すぎやま かづな)

発 行 人　佐々木 一高

発 行 所　クインテッセンス出版株式会社
　　　　　東京都文京区本郷3丁目2番6号　〒113-0033
　　　　　クイントハウスビル　電話 (03)5842-2270(代表)
　　　　　　　　　　　　　　　　(03)5842-2272(営業部)
　　　　　　　　　　　　　　　　(03)5842-2279(書籍編集部)
　　　　　web page address　http://www.quint-j.co.jp/

印刷・製本　サン美術印刷株式会社

Ⓒ2013　クインテッセンス出版株式会社　　禁無断転載・複写
Printed in Japan　　落丁本・乱丁本はお取り替えします
　　　　　　　　　ISBN978-4-7812-0340-9　C3047

定価はカバーに表示してあります